W0261239

Sistemi ACM e Imaging Diagnostico

Le immagini mediche
come Matrici Attive di Connessioni

Paolo Massimo Buscema

Sistemi ACM e Imaging Diagnostico

Le immagini mediche come Matrici Attive di Connessioni

Con i contributi di

U. Bottigli • M. Breda • L. Catzola • M. Intraligi • G. Massini • F. Perona • G.Pieri • P.L. Sacco • G. Salina • S. Terzi

Presentazione a cura di

Enzo Grossi

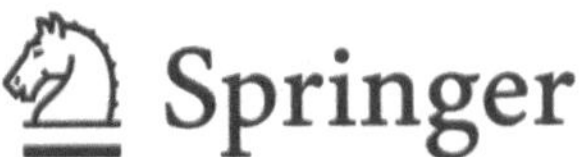

Springer

Paolo Massimo Buscema
Semeion
Centro Ricerche di Scienze della Comunicazione
Roma

Con i contributi di:
Ubaldo Bottigli – Professore Ordinario, Università di Sassari e Sezione INFN di Cagliari, Struttura Dipartimentale di Matematica e Fisica, Sassari
Marco Breda – Ricercatore associato del Semeion, Roma
Luigi Catzola – Ricercatore associato del Semeion, Roma
Marco Intraligi – Ricercatore del Semeion, Roma
Giulia Massini – Vice direttore e ricercatore del Semeion, Roma
Franco Perona – Primario U.O. Radiologia Diagnostica, Interventistica e Bio-immagini, Istituto Ortopedico Galeazzi, GSD, Milano
Giovanni Pieri – Direttore dell'Istituto Donegani, Milano
Pier Luigi Sacco – Pro-rettore alla Comunicazione e Direttore del Dipartimento di Design e Arti, Università IUAV, Venezia
Gaetano Salina – Ricercatore INFN, Sezione Roma
Stefano Terzi – Ricercatore del Semeion, Roma

Tutti i sistemi di ACM presentati in questo volume sono stati ideati da Paolo Massimo Buscema e coperti da domanda di brevetto internazionale n. WO2005/020132 a nome di Semeion Centro Ricerche.

ISBN 88-470-0387-3
ISBN 978-88-470-0387-3

Springer fa parte di Springer Science+Business Media
springer.it

Layout di copertina: Simona Colombo, Milano
Impaginazione: Marco Intraligi, Roma
Riprodotto da copia camera ready
Stampa: Printer Trento Srl, Trento

Presentazione

«Chi è addetto alla costruzione
delle scienze troverà la sua gioia
e la sua felicità nell'aver
indagato l'indagabile e
onorato l'inosservabile».

Max Planck

Questo libro è molto difficile da dimenticare. Per ragioni del tutto particolari.

L'opera contiene infatti nuove scoperte matematiche che promettono di cambiare la comprensione di fenomeni visuali complessi del mondo che ci circonda attraverso una nuova forma di computer vision e, contemporaneamente, permettono alla computer vision di apprezzarle a pieno.

Le ragioni sono tre e, da non matematico, proverò a descriverle seguendo in parte la storia della fisica moderna a cavallo tra il XIX e XX secolo.

Prima ragione: si spezzano le catene e la matematica della luce finalmente esprime a pieno la propria libera essenza.

L'elettrone fu scoperto solo poco più di cento anni fa, esattamente nel 1897. Che la scoperta fosse del tutto inattesa è illustrato da una citazione di Joseph John Thomson, il suo scopritore. Egli disse, infatti, che parecchio tempo dopo la sua lettura di presentazione della nuova scoperta, fu avvicinato da un eminente fisico che era presente all'avvenimento e che confessò di aver pensato che Thomson stesse in quel momento prendendo in giro la platea.

La storia della teoria dei quanti è, inaspettatamente, antecedente e risale esattamente al 1859. In quell'anno Gustav Kirchhoff, un fisico tedesco che aveva introdotto e sviluppato la spettroscopia, formulò un teorema a riguardo della radiazione dei corpi neri. Un corpo nero è un oggetto che assorbe tutta l'energia che lo colpisce e dal momento che non riflette alcun raggio luminoso, appare nero all'osservatore.

Un corpo nero è anche un perfetto emittente e Kirchhoff teorizzò che l'energia emessa E dipendesse solo dalla temperatura T e dalla frequenza υ dell'energia emessa secondo questa equazione: $E = J(T, \upsilon)$. La sfida, raccolta inutilmente dai fisici nei quaranta anni che seguirono, fu quella di trovare la funzione J.

Nel 1896 ad esempio Wilhelm Wien propose una soluzione che si accordava con le osservazioni sperimentali in maniera molto precisa a livello di lunghezze d'onda molto piccole, ma purtroppo cadeva miseramente a livello dell'infrarosso.

Anche Max Planck, fisico teorico dell'Università di Berlino, si trovò quasi per gioco a cimentarsi con questa sfida e riuscì in poche ore a ipotizzare la formula corretta della funzione J di Kirchhoff. La formula di Planck dimostrò inequivocabilmente di accordarsi con le evidenze sperimentali a tutte le lunghezze d'onda, infrarosso compreso.

Essendo fisico teorico, Planck si sentì costretto a tentare di derivare una teoria fondamentale che spiegasse la natura della formula, assumendo che l'energia totale fosse fatta di elementi di energia indistinguibili: i quanti.

Nasceva così la teoria dei quanti, base della meccanica quantistica che, con la teoria della relatività di Einstein, avrebbe rivoluzionato non solo la fisica del novecento ma anche l'intera concezione del mondo. La formula di Max Planck per l'energia in una cavità a temperatura fissata (ottima approssimazione di corpo nero) era uno degli anelli mancanti per completare le conoscenze dei fisici di fine ottocento.

La maggior parte dei contemporanei di Planck riteneva infatti che la fisica avesse raggiunto una sorta di "saturazione" e che nulla di profondo (se non pochi dettagli, come il corpo nero) fosse rimasto da spiegare.

Nel prevedere per la prima volta il comportamento della radiazione di corpo nero a tutte le frequenze stava la chiave dello scatto della nuova scienza. Lo scatto stava in due idee inedite: l'energia nella cavità non assume tutti i valori possibili tra uno iniziale e uno finale, ma è distribuita in "pacchetti" o quanti; la seconda idea è che l'energia di un quanto è proporzionale alla frequenza υ della radiazione e il coefficiente di tale proporzionalità deve essere una nuova costante universale, oggi nota come costante di Planck ($h = 6.63 \cdot 10^{-27}$erg s). L'energia di un quanto è quindi $E = h\upsilon$ e solo multipli interi di E sono permessi: E, $2E$, $3E$, ecc.

Fu così che il conservatore Planck divenne rivoluzionario suo malgrado. Egli era di fatto quasi convinto che il concetto di "quanto" fosse solo «*una fortunata violenza puramente matematica contro le leggi della fisica classica*».

A proposito della teoria sulla interpretazione dello spettro del corpo nero, sicuramente al di fuori della logica scientifica, nelle sue memorie si legge tra l'altro: «*L'intera vicenda fu un atto di disperazione... Sono uno studioso tranquillo, per natura contrario alle avventure piuttosto rischiose. Però... una spiegazione teorica bisognava pur darla, qualsiasi ne fosse il prezzo... Nella teoria del calore sembrò che le uniche cose da salvare fossero i due principi fondamentali (conservazione dell'energia e principio dell'entropia), per il resto ero pronto a sacrificare ogni mia precedente convinzione*».

La teoria dei quanti ci dice che una buona parte delle grandezze fisiche possono assumere soltanto valori multipli di quantità di base indivisibili, i quanti appunto. Per esempio l'energia della luce in un certo colore deve essere un multiplo di una certa piccola quantità di energia, a cui corrisponde l'energia di un singolo fotone con quel colore. Analogamente i livelli di energia di un atomo sono disposti come pioli di una scala, con gli elettroni che possono occupare solo alcune orbite discrete, corrispondenti ad un ben definito spettro di possibilità.

Inizialmente Planck non vide molto al di là della porta che egli stesso aveva aperto con la sua scoperta, considerata dapprima solo una trovata ingegnosa in grado di riprodurre fedelmente i dati osservati. Anzi, per anni cercherà invano di recuperare l'ipotesi dei quanti dalla fisica classica, dove l'energia e tutte le grandezze variano con continuità.

Il fatto che i fotoni, responsabili in ultima analisi dell'intensità della luce rappresentino se stessi per pacchetti quantici non è irrilevante.

I sistemi adottati nel moderno imaging digitale per rappresentare gli effetti della luce si basano su rappresentazioni dell'intensità luminosa che sono scalate su sistemi di numerazione del tutto arbitrari, per es. 0-255 per sistemi a 8 bit (2 elevato alla ottava = 256) o 0-4095 (2 elevato alla dodicesima = 4096) per sistemi a 12 bit. Non facciamoci impressionare dai numeri dispari 255 e 4095: purtroppo gli informatici iniziano a contare da zero.

L'imaging analogico (per es. quello della semplice fotografia su film) potrebbe anch'esso risentire dello stesso problema e lo stesso potrebbe avvenire nell'occhio umano ma su questo è necessario ancora riflettere.

È facile immaginare che, dal momento che il valore numerico del singolo quanto luminoso determinato da Planck non è un intero, la scalatura utilizzata dai sistemi informatici vigenti non è in grado di rappresentare fedelmente la realtà, portandosi dietro inevitabilmente il problema di "resti" di divisioni in cui solo il quoziente è onorato. Ne deriva che il debito accumulato crea una sorta di rumore di fondo che tende a mascherare la vera natura della luce.

Una delle grandi attrattive di questo libro risiede proprio nella descrizione dei fenomeni dinamici innescati dalle equazioni recursive originali dei sistemi ACM, che agiscono in un modo strano, come se svincolassero il valore della scala dei grigi di ogni singolo pixel dalla costrizione matematica a cui è stato sottoposto da una miope omologazione internazionale, permettendogli di assumere valori più vicini a quelli reali.

Seconda ragione: oggetti matematici cuciti addosso ai problemi da risolvere.
La prima applicazione importante non legata al corpo nero della quantizzazione dell'energia veniva effettuata nel 1905 da un altro tedesco, uno sconosciuto impiegato dell'ufficio brevetti di Berna: Albert Einstein. Il fisico tedesco spiegava dal punto di vista teorico l'effetto fotoelettrico, ma la sua idea andava ben oltre e coinvolgeva o, meglio, travolgeva tutta la fisica. Einstein applicava l'ipotesi dei quanti direttamente al campo elettromagnetico, le cui oscillazioni, nella visione classica di Maxwell, sono l'essenza delle onde elettromagnetiche.

Einstein, a differenza di Planck, era consapevole dell'enormità che stava postulando.

A una radiazione di lunghezza d'onda λ e frequenza υ sono associati anche un impulso $p = h/\lambda$ e un'energia $E = h\upsilon$. Oltre alle usuali proprietà ondulatorie, la luce possedeva quindi anche caratteristiche corpuscolari!

Dopo aver formulato la teoria della relatività speciale o ristretta nel suo anno di grazia, il 1905, Einstein, nel 1907, formulava il principio di equivalenza e gettava le basi della relatività generale, che estende il principio di relatività anche ai sistemi di riferimento non inerziali.

Appariva subito chiaro che una tale teoria doveva essere anche una teoria della gravitazione. Il prezzo concettuale da pagare era alto: si doveva abbandonare la geometria euclidea (in cui il parallelismo delle rette o il fatto che la somma degli angoli interni di un triangolo è 180° sono concetti familiari da secoli) per ammettere che la geometria dello spazio poteva essere non-euclidea, contro la concezione di spazio e tempo accumulatasi in più di 300 anni di fisica, almeno per quanto riguarda le grandi scale di distanza.

Einstein aveva già pronte le basi filosofiche e concettuali per questa rivoluzione: i primi a introdurre delle geometrie non euclidee erano stati i matematici Nikolai Ivanovich Lobachevskij e Bernhard Riemann.

Ma gli strumenti dell'analisi tensoriale, senza i quali Einstein non avrebbe potuto formalizzare la sua teoria in equazioni utili alla scienza, gli erano stati forniti da due troppo presto dimenticati matematici italiani: Gregorio Ricci Curbastro e Tullio Levi-Civita.

Nel 1901 i due matematici italiani pubblicavano *Il calcolo differenziale assoluto*, una estensione ardita della teoria dell'analisi dei tensori allo spazio Riemanniano *n* dimensionale. Le definizioni di Ricci e di Levi-Civita si dimostrarono le migliori formulazioni generali del cosiddetto tensore.

La teorizzazione non avvenne sulla base di un'influenza della teoria einsteiniana nascente, ma come a volte accade, l'oggetto matematico che si sarebbe rivelato necessario per abbracciare al meglio una nuova teoria fisica era comparso esattamente al momento giusto.

Questo excursus vuole sottolineare che l'utilità della matematica è un tratto caratterizzante dell'indagine scientifica sul mondo; anzi si identifica con essa. A partire da Galileo, attraverso Newton sino ad Einstein, l'idea che le descrizioni scientifiche del mondo non sono niente più e niente di meno che descrizioni matematiche era ormai qualcosa di assolutamente presente nella coscienza scientifica mondiale.

Come afferma Barrows nel suo affascinante libro *Perché il mondo è matematico?* «*mentre le nostre indagini si allontanano sempre di più dall'ambito dell'esperienza uma-*

na diretta, scopriamo che le descrizioni matematiche che ci servono diventano sempre più astratte ma anche più precise, più astruse ma anche più accurate; se osserviamo da vicino il rapporto tra la matematica e una scienza esatta come la fisica scopriamo che si tratta di un rapporto di simbiosi».

Esistono esempi sorprendenti di come alcuni studiosi abbiano scoperto intricate strutture matematiche senza prendere minimamente in considerazione la possibilità di applicarle praticamente nell'ambito di altre scienze, per poi scoprire che le loro creazioni corrispondevano esattamente a quello che serviva per spiegare qualche strano fenomeno che si verificava nel mondo e, in seguito, a predirne di nuovi.

Ecco di seguito alcuni altri esempi rappresentativi dell'uso di formule matematiche già pronte: l'utilizzazione fatta da Keplero della teoria di Apollonio sulla geometria dell'ellisse per descrivere il moto dei pianeti; l'uso degli spazi di Hilbert come base per la teoria dei quanti; l'uso della teoria dei gruppi nella fisica delle particelle elementari; l'applicazione di alcuni inquietanti aspetti della struttura delle *varietà complesse* allo studio delle superstringhe nell'ambito della fisica delle particelle. Questi sono alcuni esempi di come la nuova fisica sia stata resa possibile dalla pre-esistenza di una matematica appropriata.

Gli esempi della tendenza opposta sono invece più rari.

Lo sviluppo da parte di Fourier della serie omonima per lo studio dell'ottica ondulatoria e l'idea di un "attrattore strano" di tipo caotico a partire dal desiderio di comprendere la dinamica non lineare del tempo meteorologico da parte di Lorenz sono indubbiamente rimasti nella storia.

Una delle grandi novità di questo libro è che l'autore, Massimo Buscema, è stato "costretto" ad ideare equazioni originali per raggiungere lo scopo che si era prefissato: vedere l'invisibile.

Il numero di queste invenzioni è tale che se l'impatto di questi nuovi sistemi risulterà decisivo sullo sviluppo futuro della computer vision, ci troveremo di fronte ad uno dei fenomeni matematici più straordinari della storia della fisica moderna.

Terza ragione: vedere la matematica non lineare.

I rapidi sviluppi della computer science hanno aperto nuove prospettive per la visualizzazione della complessità in biologia e in medicina. Il concetto che di fatto l'imaging digitale sia la rappresentazione matematica del mondo che ci circonda ci deve far riflettere. Il sogno di Galileo si avvera: un'immagine digitale è un esempio mirabile di espressione diretta del linguaggio matematico della natura, così come recitava ne *Il Saggiatore* il nostro grande e incompreso scienziato:

«*...questo grandissimo libro che continuamente ci sta aperto innanzi a gli occhi (io dico l'universo), non si può intendere se prima non s'impara a intender la lingua, e conoscer i caratteri, ne' quali è scritto. Egli è scritto in lingua matematica, e i caratteri son triangoli, cerchi, ed altre figure geometriche, senza i quali mezzi è impossibile a intenderne umanamente parola; senza questi è un aggirarsi vanamente per un oscuro laberinto.*»
(Galileo Galilei, 1623, Opere Il Saggiatore, p. 171).

Ma se è vero che l'imaging digitale è la rappresentazione matematica del mondo, allora è vero anche il contrario e cioè che attraverso il mondo digitale che si modifica dinamicamente come risultato di equazioni non lineari ricorsive attraversanti ad ondate incessanti l'immagine, alla ricerca di uno stato stazionario nascosto, allora noi possiamo finalmente *vedere la matematica complessa.*

Il libro ovviamente non ha la possibilità di offrire al lettore questo spettacolo, essendo nella parte iconografica la rappresentazione forzatamente statica di fenomeni dinamici che andrebbero apprezzati in un filmato. Il lettore vedrà il *fermo immagine* di elaborazioni effettuate con i nuovi oggetti matematici, quasi sempre riferite allo stato stazionario conclusivo, dove la tempesta luminosa ha raggiunto un equilibrio, dopo centinaia o migliaia di escursioni.

Quelle escursioni rappresentano visivamente la straordinaria complessità di trasformazioni matematiche armoniche e disarmoniche di orde di pixels attraversati da calcoli algebrici impossibili da descrivere analiticamente e che solo le modificazioni cromatiche innescate dalle nuove reti neurali possono rendere percepibili.

Si tratta certo di un sottoprodotto rispetto all'utilità dei risultati oggettivi. Ma ripensando a tutti i grandi matematici vissuti prima dell'epoca della computer science, ci commuove l'idea che, se alcuni di loro potessero finalmente "vedere dall'alto" la matematica che solo nella loro mente si saranno ogni tanto immaginati, sicuramente ne sarebbero profondamente colpiti ed emozionati.

Perché questo libro è importante per il progresso medico nel campo dell'imaging diagnostico?

Si parlava poco fa dell'utilità pratica di queste scoperte. Direi semplicemente: enorme.

Per capire perché, dobbiamo riflettere su una cosa: *l'imaging digitale non l'aveva chiesto nessuno*. Il radiologo in prima battuta.

Avete mai visto un radiologo al lavoro, non tanto mentre esegue un esame radiologico (dal momento che la maggior parte degli esami sono effettuati dai tecnici di radiologia), ma quando esegue il "referto"?

Sino a 20-25 anni fa il radiologo aveva a disposizione le "lastre", ovvero foto in negativo dei più disparati organi ed apparati che era possibile mettere in evidenza con i mezzi tecnologici dell'epoca pre-digitale. Disponeva queste lastre sull'apposito visore, chiamato romanticamente "diafanoscopio" e osservava attentamente i dettagli dell'immagine alla ricerca di tratti suggestivi e di segni patognomonici di una certa malattia. Scriveva poi a mano il referto che veniva ribattuto a macchina dalla segretaria. La lastra veniva archiviata in polverosi armadi. Il lavoro era stato eseguito. I ritmi erano abbastanza intensi ma nulla faceva presagire cosa sarebbe successo nel giro di pochi anni con l'avvento di un infernale armamentario tecnologico: la mitica TAC.

Con la *tomografia assiale computerizzata*, cambia nettamente il paradigma: il numero di immagini aumenta notevolmente. Una TAC del torace può dare origine ad alcune decine di immagini. È necessario selezionare quelle più esemplificative, stamparle su film e assemblarle in una grande lastra in cui è possibile vedere un certo numero di fette. Il lavoro ovviamente diventa più complesso. I tempi di refertazione per singola immagine si riducono, dato che gli esami effettuati rimangono gli stessi ma le immagini aumentano. Nonostante l'introduzione del dittafono, che consente al radiologo di non dover trascrivere a mano ma semplicemente di leggere ad alta voce quello che desidera diventi il referto, i ritmi di esecuzione si fanno sempre più nevrotici.

Anche il contesto clinico tuttavia comincia a cambiare. In certi settori oncologici si scopre il valore della diagnosi precoce attraverso i cosiddetti screening di popolazioni a rischio potenziale, prima fra tutte le donne potenzialmente affette da tumore mammario.

Nei primi centri di screening il radiologo effettua anche 30-40 referti ogni giorno. Dati i tassi di incidenza del cancro mammario nella popolazione generale sottoposta a screening (all'incirca 1:1000) è possibile che in un mese di lavoro il radiologo non veda neanche un caso "positivo". Dopo 999 casi negativi è anche possibile che l'unico positivo gli possa sfuggire, semplicemente per stanchezza, o abitudine alla negatività. È possibile anche il contrario, vedere qualcosa che invece non c'è; e qui il prezzo da pagare è l'ansia o il terrore nella donna e una biopsia inutile.

Siamo arrivati agli anni novanta e progressivamente tutta la radiologia diventa digitale. Il numero di immagini cresce a dismisura, mentre i tempi di acquisizione si fanno sempre più brevi. Il paziente ringrazia; in pochi secondi può fare una TAC, in pochi minuti può fare la risonanza o una PET. Il radiologo no. È letteralmente sommerso dalle immagini. Un post-proccesing di un esame complesso come la colonscopia virtuale può richiedere anche due ore. Una mammografia per risonanza con mezzo di contrasto, se vi sono alcune lesioni sospette da segmentare a mano e caratterizzare, può richiedere facilmente 45 minuti. La visione delle immagini sullo schermo del computer è più faticosa rispetto al diafanoscopio. Alcuni dettagli possono sfuggire, altri aspetti notevoli, come un piccolo nodulo di un millimetro, possono essere non visti... sono i limiti dell'occhio umano.

È in questo scenario che dobbiamo immaginare l'avvento dei sistemi ACM. Essi funzionano come un terzo occhio, non più legato alla esperienza, alla interpretazione e alla sensibilità soggettiva dell'operatore, ma direttamente riferiti alla struttura matematica e quindi anatomica dell'immagine stessa. Sì, il terzo occhio di cui parliamo è proprio quello dell'immagine che, come per magia, interroga se stessa e si mostra al radiologo sotto una veste diversa, spesso molto più informativa.

Non è difficile immaginare che le elaborazioni potranno avvenire non solo in fase di post-processing, ma anche in diretta, in real time, durante l'esecuzione di esami delicati, come quelli della radiologia interventistica, in cui è necessario prendere decisioni rapide e possibilmente giuste; decisioni che possono cambiare la vita dell'essere umano posto sotto quel lenzuolo verde.

È questo il futuro che vediamo; è questo quello che ci auguriamo possa avvenire. Questa volta la computer science sarà utile sia per il paziente sia per il tecnico, il medico, il radiologo. Siamo certi che queste scoperte porteranno grandi vantaggi e benefici e ci auguriamo che trovino il supporto necessario al loro ulteriore sviluppo

Milano, Settembre 2005

Enzo Grossi
Direttore Medico Bracco S.p.A.
Esperto di medicina clinica

Indice

PARTE QUARTA: Contributi e approfondimenti

PARTE PRIMA

Le basi epistemologiche

Capitolo 1

Le idee alla base dei sistemi ACM

Massimo Buscema

1.1 Riduzionismo e ricostruttivismo

La definizione del concetto di *fenomeno* non può prescindere dalle dimensioni spazio-temporali in cui esso avviene: qualsiasi *fenomeno* avviene nello spazio-tempo.

Ogni *fenomeno* è la dinamica del cambiamento indotto da una asimmetria presente nello spazio-tempo. Esso perciò non può che riguardare cambiamenti di stato della materia in relazione allo spazio-tempo, e, poiché massa ed energia altro non sono che stati diversi della materia, ogni *fenomeno* è caratterizzato dal variare della massa o dell'energia in relazione allo spazio-tempo in cui tali variazioni avvengono. A qualunque variazione di massa o di energia è associabile una variazione del campo elettromagnetico laddove esso è presente nel contesto del *fenomeno* di interesse. Esso, in parte può essere assorbito e in parte può essere riflesso o emesso dalla materia coinvolta nel *fenomeno* interessato.

Ai fini del nostro studio, come sarà meglio chiarito in seguito, è la contestualità di emissione e assorbimento elettromagnetico che dà significato all'esistenza di un *fenomeno* e pertanto risulta essenziale poter misurare le frequenze elettromagnetiche assorbite e quelle emesse o riflesse.

Definiamo perciò *fenomeno* ogni variazione di energia nella porzione spazio-temporale coinvolta a cui sia associabile una perturbazione del campo elettromagnetico misurabile in termini di frequenze elettromagnetiche assorbite ed emesse o riflesse.

A qualunque perturbazione del campo elettromagnetico è associabile una banda di frequenza che è lo spettro di frequenza in cui avvengono le variazioni di energia. Ogni fenomeno risulta pertanto *visibile* in uno o più spettri di frequenza ad essi associabili. Esso può essere osservato su tutto il suo spettro o su parti di esso che sono intervalli di frequenza, sottoinsiemi dello spettro. Tali intervalli, assieme alle variazioni di energia corrispondenti, possono essere posti in corrispondenza alla geometria intrinseca di tale fenomeno, che è portatrice di informazione a noi utile per descrivere e caratterizzare il *fenomeno*.

Di conseguenza, i *fenomeni visivi* sono un sottoinsieme dell'universo dei *fenomeni*. Sottoinsieme variabile in funzione delle frequenze elettromagnetiche che si è deciso di osservare. Un *fenomeno* viene detto *visivo*, quando la sua *topologia* diventa *pertinente*, ovvero quando è descrivibile tramite la propria geometria intrinseca ricavabile dagli spettri di frequenza in cui il fenomeno è osservato e dalle corrispondenti variazioni di energia. Tali variazioni di energia diventano, pertanto, *informazione pertinente* perché esplicitazione della *topologia pertinente*.

Qualunque metodo di indagine che tenti di spiegare un *fenomeno* e i comportamenti ad esso associati, cerca di costruire un modello matematico del *fenomeno* stesso che ne approssimi i comportamenti. Un tale modello, per aspirare ad essere un reale modello valido del fenomeno di interesse, deve avere le proprietà topologiche isomorfe a quelle del *fenomeno*. Tali proprietà topologiche devono riferirsi agli elementi che compongono il *feno-*

meno e che entrano a far parte del suo modello. Questi elementi possono essere, o meno, combinazione di altri elementi non ulteriormente riducibili. Gli elementi non ulteriormente riducibili sono detti *minimi*. I modelli di nostro interesse sono tutti e soli quelli costituiti partendo dagli elementi *minimi* del *fenomeno*. È questa l'opzione metodologica corretta, specie per i fenomeni visivi.

Se ciò non fosse, gli elementi entrati a far parte del modello, si presenterebbero come rappresentativi di una ridotta informazione rispetto a quella di origine presente nel *fenomeno* considerato. Ma questo non avviene se gli elementi considerati nel modello sono tutti e solo quelli minimi. In altre parole la *topologia pertinente* del *fenomeno* è punto di partenza del modello da costruire ma anche suo punto di arrivo se gli elementi che entrano a far parte del modello sono gli *elementi minimi*. Ciò significa che il processo di riduzione può essere critico: è, infatti, possibile che l'elemento non minimo entrato a far parte del modello, ignori delle proprietà fondamentali presenti negli elementi minimi e/o nelle loro interazioni locali.

Nell'analisi dei *fenomeni visivi*, cioè a *topologia pertinente*, questo tipo di riduzionismo è grave. Infatti, indici come la media, la varianza e tutti gli altri basati sulla media non conservano le proprietà topologiche degli elementi che sintetizzano. Si pensi a come la media dei rispettivi lati di due triangoli rettangoli non crea un triangolo rettangolo, se non in poche eccezioni.

In secondo luogo, tutti i fenomeni che possiamo assumere come oggetto di conoscenza scientifica sono fenomeni la cui topologia è sempre pertinente: in uno spazio, teoricamente isotropo, qualsiasi *forma*, per il solo fatto di poter esistere esibisce con la propria *topologia* la sua specifica *pertinenza*.

Quindi, i *fenomeni* che definiamo *visivi* sono la struttura più didattica e figurativa di qualsiasi *fenomeno* passibile di conoscenza scientifica.

In linea più generale, qualsiasi modello scientifico deve mirare a far emergere da ogni *fenomeno* la propria *topologia pertinente* costruendo il proprio modello inerente, tramite l'interazione dinamica degli elementi minimi del *fenomeno* in questione.

Individuati gli *elementi minimi* di un *fenomeno*, il modello scientifico deve fornire a tali elementi le equazioni tramite le quali questi elementi interagiscono. Quando tramite queste equazioni gli elementi minimi di un fenomeno sono in grado di ricostruire il fenomeno stesso nella sua complessità morfologica e dinamica, allora quelle equazioni si dimostrano essere un buon metamodello del modello che gli *elementi minimi* hanno generato. Il modello include anche il metamodello. Senza questa prova di ricostruzione, l'attività scientifica non è validabile.

Un modello, per essere in grado di ricostruire un fenomeno noto, deve poter rappresentare come il *fenomeno* si genera, come si sostiene, e come esso decade e degenera. È evidente che ciò che genera, sostiene, e fa decadere un *fenomeno*, è un complesso di sollecitazioni rappresentative della contrattazione che l'entità (*la cosa in sé*) stabilisce col contesto in cui interagisce, diventando così *fenomeno*. Tali sollecitazioni sono espressione di tensioni, ovvero di forze, che matematicamente sono rappresentabili da equazioni.

In estrema sintesi: la conoscenza scientifica di qualsiasi *fenomeno* è connessa alla nostra capacità di:

a. conoscere le equazioni (o le forze) che generano quel fenomeno;
b. conoscere le equazioni (o le forze) che lo fanno persistere nel tempo;
c. conoscere le equazioni (o le forze) che lo possono degenerare.

1.2 Quantità e qualità

Ogni fenomeno per essere oggetto di conoscenza scientifica deve poter essere caratterizzato quantitativamente. Ciò significa che i suoi elementi minimi e i loro rapporti devono poter essere rappresentati da valori numerici. Da un punto di vista fisico questi valori numerici sintetizzano delle "forze" e/o i "risultati" delle applicazioni di forze.

L'interazione tra questi valori numerici all'interno di apposite equazioni, permette la verifica ricostruttiva di quanto il metamodello (le equazioni) genera un modello simile al *fenomeno* che si intende comprendere e rappresentare. Quindi la rappresentazione quantitativa di un *fenomeno* è il presupposto fisicamente fondato per delineare la funzione matematica che è implicita nel *fenomeno.*

L'obiettivo della conoscenza scientifica consiste nel definire le funzioni matematiche implicite in un *fenomeno.*

La formulazione di tali equazioni è sempre una manifestazione della complessità delle variabili in gioco e delle loro relazioni. Essa è espressione della contesa che l'entità (*la cosa in sé*) intraprende col contesto in cui si trova, dandosi in tal modo come *fenomeno* al dominio cognitivo dell'uomo. La dinamica di tale contesa è espressa quantitativamente da queste equazioni complesse. Il livello *quantitativo* che esprime la complessità di tale dinamica, cresce col crescere del livello di complessità dell'interagire. Quando la diversità degli elementi in gioco è tale da portare a livelli molto alti la complessità di questa dinamica di interazione, il quadro cognitivo che costruiamo del *fenomeno* che stiamo analizzando ci porta a considerare il *fenomeno* come dotato di proprietà *qualitative* non riducibili semplicemente ad espressioni *quantitative.*

È per questo che, nei casi in cui la funzione matematica implicita in un fenomeno si rivela piuttosto complessa, cioè altamente non lineare, la nostra percezione del *fenomeno* ci porta a definire quel *fenomeno* come dotato di proprietà *qualitative*, non riducibili a soli effetti *quantitativi.* Si tratta, comunque, di un semplice effetto percettivo dovuto alla complessità che caratterizza la funzione implicita in quel fenomeno.

È possibile quindi sostenere che la componente *qualitativa* di ogni *fenomeno* è l'effetto percettivo della sua complessa dinamica e alta non linearità.

Considerato che tutti i *fenomeni* presenti in natura si sviluppano con dinamiche altamente non lineari, è ovvio che la percezione di effetti *qualitativi* sia così diffusa da far pensare che la *qualità* sia insita nei *fenomeni* stessi. In realtà la *qualità* è il modo in cui la *quantità* esibisce il proprio virtuosismo.

1.3 Sistemi ACM

I sistemi ACM (Active Connections Matrix) traggono la loro idea di base da alcune considerazioni:

1. In ogni immagine digitale i pixel e le loro relazioni contengono il massimo dell'informazione disponibile per quella immagine.
2. La posizione che in una immagine ogni pixel occupa rispetto agli altri, è una informazione strategica per la comprensione del contenuto informativo di quella immagine.

Queste due considerazioni di base sono abbastanza ovvie se considerate a sé stanti, e sono alla base di qualunque elaborazione dell'immagine. Poiché ogni immagine racchiude le informazioni della dinamica di interazione tra un oggetto con la radiazione elettromagnetica che lo investe, ciascuna di esse offre all'apparato della visione umana le informazioni inerenti tale dinamica. L'elaborazione che opera l'apparato della visione umana, tiene conto della intensità luminosa dei pixel e delle reciproche posizioni di ognuno di essi.

In ogni immagine digitale, quindi, ogni pixel ha una posizione P e una luminosità L, ovvero esso è identificabile dalle sue coordinate spaziali e dal valore di luminosità L funzione di esse:

$$Pixel = L(P(x_1, x_2, \ldots\ldots, x_D)) \qquad 0 \leq L < 2^M \qquad [1.1]$$

dove 2^M= luminosità massima.

La visione umana, però, è in grado di svolgere solo una elaborazione parziale delle relazioni che ciascun pixel ha con tutti gli altri. Ciò ha come implicazione che alcune informazioni inerenti la dinamica di interazione tra oggetto e luce che lo investe, non risultino visibili all'uomo anche qualora la rilevanza di esse sia significativa.

Alle considerazioni iniziali occorre allora aggiungerne due ulteriori che sono, perciò, peculiari solo dei sistemi ACM:

3. In ogni immagine la *luminosità* di ogni pixel, la sua *posizione* nell'immagine e le sue *relazioni* con gli altri pixel dell'immagine definiscono il *contenuto informativo completo* di quell'immagine, ovvero della dinamica con cui l'oggetto e il fascio di luce interagiscono.
4. Le *relazioni* di ogni pixel con gli altri pixel della stessa immagine dipendono dalla dinamica delle *connessioni* che collegano ogni pixel con i pixel del suo intorno locale. Tale dinamica risente fortemente del modo di interagire dell'oggetto con la luce che lo investe e risulta determinante ai fini dell'evidenziare anche le informazioni che all'apparato visivo umano sfuggono quando osserva l'immagine di partenza assegnata.

1.3.1 Prime caratterizzazioni

Queste considerazioni, sotto un certo profilo ovvie, hanno implicazioni notevoli.

La prima consiste nello stabilire una differenza tra *contenuto informativo* di un'immagine e il suo *significato culturale*. Il secondo dipende dal primo, ma lo integra con altre conoscenze e abitudini di codifica non presenti nell'immagine né desumibili direttamente da queste, ma dipendenti invece dalla cultura dell'osservatore, dal contesto in cui esso è inserito e dall'uso che intende fare delle informazioni rappresentate dall'immagine. I sistemi ACM si occupano del contenuto informativo e non del suo significato culturale.

La seconda conseguenza di quanto sostenuto riguarda il processo di generazione del contenuto informativo di una immagine. Si sta sostenendo che il contenuto informativo di un'immagine è il *processo* tramite il quale i singoli pixel interagiscono localmente e in parallelo nel tempo. Si intende, cioè, dire che il contenuto informativo di un'immagine *non è nel processo, né alla fine del processo* dell'interazione locale dei suoi costituenti primi (i pixel) ma è *il processo stesso*. Ciò significa che per visualizzare il contenuto informativo di una singola immagine occorrerebbe scorrere il filmato dell'intero processo di interazione locale tra i pixel. Arrestando il filmato di tale processo si mostrerà una nuova immagine che è una parte ridotta del contenuto informativo dell'immagine di partenza. Si tratterà di definire le *condizioni* perché un qualsiasi processo di interazione locale dei pixel di un'immagine sia un processo che mostra parte (e quale parte) del contenuto informativo di quell'immagine.

In ogni immagine, quindi, l'interazione locale dei suoi pixel nel tempo, è, in certe condizioni, parte del contenuto informativo dell'immagine stessa, contenuto informativo rimasto impresso nei pixel, durante il tempo di esposizione dell'oggetto alla luce che lo ha investito, rappresentativo della loro dinamica di interazione.

La terza conseguenza delle considerazioni precedenti riguarda le connessioni locali di ciascun pixel con i pixel del suo intorno.

Ogni immagine è una rete di pixel connessi localmente. È sufficiente un intorno di raggio 1 per garantire che l'intera immagine sia una rete totalmente connessa di pixel. Questa esigenza di connettività incrementa la dimensionalità di tutti i pixel di una immagine. Se una immagine ha D dimensioni, ogni suo pixel sarà identificato da una posizione specificata da D variabili. Per connettere ogni pixel al suo intorno locale, questi sarà dotato di Q archi (quanti sono i pixel locali ai quali è connesso). Questa nuova architettura situerà ogni pixel in una spazio dimensionale D+1 specificato dalle D variabili di posizione x_1, x_2, x_3, …, x_D alle quali si aggiunge la variabile w che identifica gli archi di connessione.

1.3.2 Le ipotesi

Il nome Matrice Attiva delle Connessioni significa, quindi, che ogni immagine è considerata come una matrice (rete) connessa di elementi (pixel) che si sviluppa nel *tempo*. Trasformare ogni immagine in una matrice di elementi connessi che attivamente si trasforma nel *tempo* equivale a rendere visibile il suo contenuto informativo. In altre parole, una immagine anche se appare statica conserva entro di sé tutte le informazioni del proprio contenuto informativo. Quest'ultimo non è statico perché esprime la dinamica delle interazioni locali tra i pixel costituenti l'immagine stessa e per fare ciò ha bisogno di potersi esprimere tramite *il tempo*: è come se l'immagine di partenza nasconda nel proprio interno un filmato che per poter essere visto deve, ovviamente, scorrere nel *tempo*.

Nei sistemi ACM alle dimensioni originarie delle immagini vengono, quindi, aggiunte 2 dimensioni nuove: la *connessione locale* w e il *tempo* t.

Perciò, la luminosità L, di ogni pixel di un'immagine sarà funzione non solo delle D variabili di posizione x_1, x_2, x_3,…, x_D ma anche delle ulteriori due variabili w e t, aumentando le proprie coordinate nel modo seguente:

$$Pixel^{originale}(x_1, x_2, x_3, ..., x_D) \rightarrow Pixel^{ACM}(x_1, x_2, x_3, ..., x_D, w, t) \qquad [1.2]$$

dove: x_1, x_2, x_3,…, x_D = coordinate originarie ; w = connessioni ; t = tempo.

Nei sistemi ACM le coordinate originarie di un'immagine sono costanti e danno un contributo costante al valore di luminosità L, mentre le connessioni w nel tempo si modificano e direttamente o indirettamente modificano anche la luminosità di ogni pixel nel tempo.

In termini più pratici: data un'immagine bidimensionale di $M{\times}N$ pixel, la sua traduzione nel sistema ACM la trasforma in una matrice di $M{\times}N{\times}Q{\times}T$ pixel, dove Q è il numero delle connessioni tra ogni pixel con quelli del suo intorno e T è il numero di istanti discreti dall'inizio alla fine del processo.

Quindi, in un generico istante di tempo t ad ogni pixel originario *Pixel* sarà associato un vettore $w^{(t)}$ di Q pixel rappresentativo delle connessioni del pixel originario con quelli del suo intorno:

$$Pixel(x,y) \rightarrow w^{(t)}(x,y,z) \qquad [1.3]$$

dove z specifica che ad ogni pixel originario devono essere anche associati tanti pixel diversi quanti sono i pixel con i quali il pixel originario è connesso. Se il valore di questa connettività varia nel tempo, è evidente che in ogni istante di tempo t si potranno generare T matrici diverse di Q pixel, ciascuna delle quali renderà visibili le sole *relazioni* che esistono tra ogni pixel e ognuno dei suoi vicini.

I sistemi ACM, quindi, rimodellano un'immagine digitale qualsiasi tramite tre operazioni:

1. trasformano l'immagine originale in una *rete connessa* di pixel. Quindi aggiungono una dimensione all'immagine stessa, la dimensione w delle connessioni tra un pixel e i pixel del suo intorno;
2. applicano all'immagine trasformata delle *operazioni locali*, *deterministiche* e *iterative* che trasformano direttamente o indirettamente la luminosità originaria di pixel e/o le loro connessioni. Quindi aggiungono all'immagine originaria un'ulteriore dimensione t: il tempo;
3. terminano questo processo quando la funzione di costo sulla quale sono fondate le operazioni di trasformazione dell'immagine è soddisfatta. Quindi, considerano finito il tempo delle trasformazioni quando il processo stesso di trasformazione si stabilizza in modo autonomo.

Se le varie immagini che si succedono dipendono dalle connessioni tra i propri pixel, se le operazioni trasformative sono locali, deterministiche e iterative, e se il processo trasformativo tende autonomamente verso un'attrattore stabile, allora il processo di trasformazione dell'immagine è esso stesso parte del contenuto informativo globale di quella immagine.

La *prima ipotesi* sulla quale, quindi, si fondano i sistemi ACM è la seguente: "ogni immagine a N dimensioni, trasformata in una rete connessa di unità che si sviluppano nel tempo, tramite operazioni locali, deterministiche e iterative, può mostrare, in uno spazio dimensionale più ampio, delle *regolarità morfologiche e dinamiche* che nelle dimensioni originarie sarebbero non visibili oppure qualificabili come rumore".

Questa prima ipotesi suppone, a sua volta, un'ulteriore ipotesi. Dal punto di vista dei sistemi ACM si ritiene, infatti, che ogni immagine digitale a N dimensioni è un processo congelato. L'informazione che appare a N dimensioni, quindi, è solo una parte dell'informazione globale a N+1 dimensioni. I sistemi ACM operano una dinamicizzazione dell'immagine originale, tramite l'inserimento delle connessioni tra un pixel e i suoi vicini e la dimensione temporale. Ciò al fine di ricostruire le diverse proiezioni della geometria globale dell'immagine a N+1 dimensioni nello spazio a N dimensioni nel quale l'immagine appare. In altre parole, il modo in cui ogni pixel si trasforma nel tempo, in modo diverso a seconda del pixel vicino con cui sta interagendo, trasforma il pixel originario da unità elementare in unità composita:

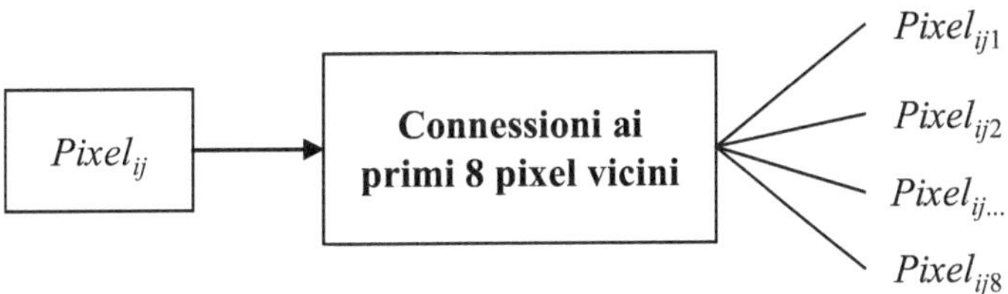

Questa analisi *intrapixel* focalizza nei sistemi ACM l'importanza delle *connessioni* e delle *leggi* tramite le quali queste nascono, si aggiustano e si stabilizzano.

Si può, a questo punto, affermare che tutte quelle *connessioni* e tutte quelle *equazioni di evoluzione delle connessioni* che nel loro sviluppo evidenziano e/o mostrano proprietà poco visibili o quasi invisibili dell'immagine, che invece sono presenti nell'oggetto dal quale l'immagine è stata generata, sono le *connessioni* e le *equazioni* che devono essere prese in considerazione perché permettono di accedere ad una parte del contenuto informativo dell'immagine dotato di uno statuto particolare:

a. questo è un contenuto informativo reale, in quanto è presente nell'oggetto da cui l'immagine è stata generata;
b. questo è un contenuto informativo tanto più pregiato quanto più è invisibile o poco visibile tramite altri strumenti di elaborazione dell'immagine stessa.

È facile dimostrare che non tutte le *connessioni* e non tutte le *equazioni di evoluzione* di queste evidenziano caratteristiche dell'immagine presenti nell'oggetto che l'ha generata. Da ciò si può dedurre che esiste un insieme non infinito di *connessioni* e di *equazioni di evoluzione* di queste che possono trasformare parte del "rumore" di un'immagine in caratteristiche reali dell'oggetto dal quale questa è stata generata.

Queste osservazioni permettono di esplicitare la *seconda ipotesi* che è alla base dei sistemi ACM: "ogni immagine contiene al suo interno le matematiche inerenti che l'hanno prodotta".

L'esplicitazione di queste matematiche interne fornisce informazioni reali sull'oggetto dal quale l'immagine è stata prodotta. In linea teorica questo potrebbe significare che anche per un'immagine che non è generata fisicamente da un oggetto reale sarebbe possibile fare ipotesi corrette sull'*oggetto virtuale* che avrebbe potuto generarla.

I sistemi ACM, quindi, propongono un rovesciamento epistemologico sul modo di concepire il processamento dell'immagine. Non più partire da una matematica esterna all'immagine per valutare quanto l'immagine stessa si adegua a quella matematica (ad esempio i vari filtri che usano varie forme di convoluzione); bensì usare una metamatematica che lasci che l'immagine si sviluppi per generare le matematiche interne che la sua rete di pixel implicitamente contiene.

Detto in modo più divulgativo, si tratta di passare da un approccio aristotelico nel quale la regola viene applicata al caso singolo, ad un approccio più socratico nel quale il caso singolo dal basso mostra le proprie regole, in modo quasi maieutico.

Si tratta, quindi, di trasformare l'immagine da *oggetto* del ricercatore in *soggetto* che evidenzia la propria oggettività.

Nei sistemi ACM il rapporto tra ricercatore e immagine dovrebbe passare dal "Penso, quindi tu esisti" al "Se mi pensi, allora io esisto".

PARTE SECONDA

La teoria

Capitolo 2

Introduzione ai sistemi ACM

Massimo Buscema, Luigi Catzola

2.1 Aspetti generali

La contrattazione che si stabilisce, nello spazio e nel tempo, tra l'entità (*la cosa in sé*) e il contesto in cui essa interagisce e che porta a definire il *fenomeno*, si esprime per il tramite di sollecitazioni, ovvero di forze, tra gli elementi minimi del fenomeno stesso.

Tali forze sono dette *finite* quando assumono valori reali finiti in qualunque intorno spaziale e temporale di un punto assunto come iniziale. Sono dette *continue* quando non esiste alcun punto di un intorno spaziale e temporale, in cui il valore della forza dipende dalla direzione cui si arriva nel punto considerato. Infine, sono dette *locali* quando la propagazione degli effetti di tali forze avviene con continuità attraverso tutti i punti spazio temporali successivi al punto assunto come iniziale.

La capacità che ha un *fenomeno* di mantenere *finite*, *locali* e *continue* le forze tra i suoi elementi minimi, è la *coesione* spazio-temporale del *fenomeno* stesso.

In ogni fenomeno con topologia pertinente, l'identità e l'unità del fenomeno stesso è garantita dalla sua coesione spazio-temporale. Il che significa che ogni elemento minimo del fenomeno è contiguo e connesso, direttamente o indirettamente, tramite specifiche forze, agli altri. Il valore quantitativo di ogni elemento minimo del fenomeno in analisi, quindi, è il risultato dell'azione di queste forze. Si può dimostrare che in un fenomeno con topologia pertinente le forze che connettono ogni elemento minimo con ogni altro nel suo intorno locale sono sufficienti a spiegare la coesione spazio-temporale dell'intero fenomeno.

Quanto detto permette di affermare che ogni fenomeno visivo è esprimibile come una *matrice di valori*, connessi localmente gli uni agli altri, da altri valori (pesi), che rappresentano le *forze di coesione* locali tra le unità minime di quel fenomeno.

Come abbiamo già anticipato nelle pagine precedenti, il *fenomeno* cui in generale ci riferiamo nel nostro studio, è relativo all'immagine che cattura la nostra sensibilità allorché un soggetto investito da luce si dà a noi, per l'appunto, come *fenomeno*. L'immagine del soggetto, catturata e resa disponibile come *fenomeno,* è rappresentabile per la sua trattazione analitica da una matrice di punti che sono i pixel dell'immagine di partenza assegnata. Il tentativo di estrarre da tale immagine, ovvero da tale *fenomeno*, ulteriori informazioni sul soggetto che lo ha prodotto e che non sono visibili nell'immagine data in partenza, ci porta a considerare la matrice dei pixel dell'immagine di partenza, come un sistema dinamico che evolve nel suo spazio delle fasi verso una matrice di configurazione finale dei pixel. Questo spazio delle fasi, non va confuso con lo spazio bidimensionale o tridimensionale dell'immagine di partenza. Infatti è alla dimensione di quest'ultimo spazio che si aggiunge l'ulteriore dimensione data dalla intensità delle forze di connessione dei pixel tra loro allorquando se ne consideri di essi la matrice dei punti e la si consideri *attiva* nel senso che dalla matrice iniziale si evolverà verso una matrice finale proprio a causa di una evoluzione dinamica di tali connessioni.

2.2 Definizioni

Un *fenomeno* con *topologia pertinente* in uno spazio a D dimensioni è rappresentabile da *unità minime* chiamate *nodi* e da *connessioni locali* tra queste. Ogni unità minima u al passo di elaborazione n è definita dalla *posizione* $x=(x_1,x_2,\cdots,x_D)$ che essa occupa all'interno del fenomeno e da un *valore* quantitativo funzione di tale posizione:

$$u^{[n]}_{x_1,x_2,\cdots,x_D}=u^{[n]}_x \qquad [2.1]$$

In pratica immaginiamo le unità minime u come *punti* posti nelle coordinate di *posizione* x ai quali è anche attribuito un *valore* detto intensità. Per ciascuna unità u, l'insieme della *posizione* x e del *valore* dell'intensità al ciclo n di elaborazione è riassunto nel termine $u^{[n]}_x$. L'immagine iniziale assegnata è da considerarsi come costituita dalle unità al ciclo "0" di elaborazione, pertanto ciascuna delle sue unità è identificata dal termine $u^{[0]}_x$. Quando non faremo riferimento al ciclo di elaborazione n, ma intendiamo una unità minima in senso generico, la indicheremo col termine u oppure u_x se vogliamo indicarne anche la *posizione*.

Consideriamo come *distanza* $dist(x,x_S)$ tra le posizioni $x=(x_1,x_2,\cdots,x_D)$ e $x_S=(x_1+k_{S1},x_2+k_{S2},\cdots,x_D+k_{SD})$ di due unità minime, il massimo tra i valori assoluti degli indici k_{Si} con $i = 1, 2,\ldots, D$ dove:

$$dist(x,x_S)=\max_{i=1,2,\ldots,D}\{|k_{Si}|\}. \qquad [2.2]$$

Data una coordinata di posizione x (nell'immagine assegnata), diciamo *intorno a raggio G* di x l'intorno I^G_x, centrato sulla posizione x, che include x e tutte le posizioni x_S la cui distanza da x sia non nulla e non superi G:

$$I^G_x=\{(x,x_S)\,|\,0<dist(x,x_S)\le G\} \qquad [2.3]$$

In pratica ciascun intorno I^G_x di x è costituito da tutti e soli i punti x_S che soddisfino la [2.3] e da x stesso. Alla *posizione* x diamo il nome di *posizione del pixel centrale* dell'intorno I^G_x. Il pedice S (che varia da 1 a D) indica la variabilità della posizione dei punti x_S dell'intorno, distinti dalla posizione centrale x.

L'insieme delle posizioni x e x_S appartenenti ai rispettivi intorni I^G_x, in quanto coordinate di posizione, saranno usate indifferentemente per indicare le posizioni dei pixel dell'immagine iniziale assegnata, delle immagini in corso di elaborazione, e di quella finale. Nel caso in cui ci riferiremo ad intorni con raggio $G = 1$, l'intorno lo indicheremo con la notazione semplificata I_x.

Ogni *connessione locale* tra due unità minime, definisce la forza esercitata da un'unità minima sull'altra e viceversa. Quindi, assegnate due unità minime per esse esistono sempre due *connessioni locali* il cui valore è in generale diverso.

La *connessione* tra un'unità minima di posizione $x=(x_1,x_2,...,x_D)$ e un'altra di posizione $x_S=(x_{S1},x_{S2},...,x_{SD})$, al passo n sarà definita dalle *posizioni* x e x_s delle unità connesse e dal *valore* quantitativo:

$$w^{[n]}_{(x_1,x_2,\cdots,x_D),(x_{S1},x_{S2},\cdots,x_{SD})}=w^{[n]}_{x,x_S} \qquad [2.4]$$

equivalente a:

$$w^{[n]}_{(x_1,x_2,\cdots,x_D),(x_1+k_{S1},x_2+k_{S2},\cdots,x_D+k_{SD})} \qquad [2.5]$$

dove si è indicata esplicitamente ciascuna coordinata sia di x che di x_S : $x_{S1}=x_1+k_{S1}$, $x_{S2}=x_2+k_{S2}$, $x_{SD}=x_D+k_{SD}$. Nella [2.4], invece, abbiamo preferito adottare una notazione più semplice in cui sinteticamente abbiamo indicato $x_S=x+k_S$, dove $k_S=(k_{S1},k_{S2},...,k_{SD})$.

In generale, pertanto, adotteremo la notazione seguente: $w^{[n]}_{x,x_S}$ per intendere il valore di ciascuna connessione tra l'unità minima u_x del pixel centrale (posto in posizione x dell'intorno) e ciascuna unità minima u_{x_S} dei pixel dell'intorno I^G_x (posti nelle posizioni x_S) al passo n di elaborazione.

Le *Matrici Attive delle Connessioni* vengono definite in relazione a un intorno di raggio G. Per ogni unità minima u_x vengono considerate le sole connessioni tra l'unità centrale in posizione x e quelle u_{x_S} del suo intorno $I^G_{x_S}$ a raggio G.

Definiamo *Matrice Attiva delle Connessioni* il sistema costituito dalle seguenti equazioni:

$$\begin{aligned} u^{[n+1]}_{x_1,x_2,\cdots,x_D} &= \qquad [2.6] \\ &= f\left(u^{[n]}_{x_1,x_2,\cdots,x_D},...,u^{[n]}_{x_1+k_{S1},x_2+k_{S2},\cdots,x_D+k_{SD}},...,w^{[n]}_{(x_1,x_2,\cdots,x_D),(x_1+k_{S1},x_2+k_{S2},\cdots,x_D+k_{SD})}\right)= \\ &= f\left(u^{[n]}_{x_1,x_2,\cdots,x_D},...,u^{[n]}_{x_{S1},x_{S2},\cdots,x_{SD}},...,w^{[n]}_{(x_1,x_2,\cdots,x_D),(x_{S1},x_{S2},\cdots,x_{SD})}\right)= \\ &= f(u^{[n]}_x,...,u^{[n]}_{x_S},...,w^{[n]}_{x,x_S}) \end{aligned}$$

e

$$\begin{aligned} w^{[n+1]}_{(x_1,x_2,\cdots,x_D),(x_1+k_1,x_2+k_2,\cdots,x_D+k_D)} &= \qquad [2.7] \\ &= g\left(u^{[n]}_{x_1,x_2,\cdots,x_D},u^{[n]}_{x_1+k_{S1},x_2+k_{S2},\cdots,x_D+k_{SD}},w^{[n]}_{(x_1,x_2,\cdots,x_D),(x_1+k_{S1},x_2+k_{S2},\cdots,x_D+k_{SD})}\right)= \\ &= g\left(u^{[n]}_{x_1,x_2,\cdots,x_D},u^{[n]}_{x_{S1},x_{S2},\cdots,x_{SD}},...,w^{[n]}_{(x_1,x_2,\cdots,x_D),(x_{S1},x_{S2},\cdots,x_{SD})}\right)= \\ &= g(u^{[n]}_x,u^{[n]}_{x_S},w^{[n]}_{x,x_S}) \end{aligned}$$

valide:

$$\forall u^{[n]}_x \; e \; \forall w^{[n]}_{x,x_S} \,\Big|\, (x,x_S)\in I^G_x=\{(x,x_S)\,|\,0<dist(x,x_S)\le G\} \qquad [2.8]$$

e con valori iniziali $u^{[0]}_{x_1,x_2,\cdots,x_D}=u^{[0]}_x$ e $w^{[0]}_{(x_1,x_2,\cdots,x_D),(x_1+k_{S1},x_2+k_{S2},\cdots,x_D+k_{SD})}=w^{[0]}_{x,x_S}$ fissati.

La prima equazione [2.6] mostra come l'evoluzione di un'unità dipenda dal valore dell'unità stessa, da tutte le unità dell'intorno, e da quello delle $(2 \cdot G+1)^D - 1$ connessioni di tutte le unità dell'intorno ipercubico a raggio *G*; mentre le $(2 \cdot G+1)^D - 1$ equazioni per le connessioni mostrano come l'evoluzione di ognuna di esse dipenda dal valore della connessione stessa e da quello delle due unità connesse.

Nel caso bidimensionale (*D*=2) le unità di un fenomeno possono essere rappresentate in una matrice che, usando più comodamente gli indici *i* e *j* al posto di x_1 e x_2 è data da:

$$
\begin{matrix}
\cdots & \cdots & \cdots & \cdots & \cdots \\
\cdots & u_{i-1,j-1} & u_{i,j-1} & u_{i+1,j-1} & \cdots \\
\cdots & u_{i-1,j} & u_{i,j} & u_{i+1,j} & \cdots \\
\cdots & u_{i-1,j+1} & u_{i,j+1} & u_{i+1,j+1} & \cdots \\
\cdots & \cdots & \cdots & \cdots & \cdots
\end{matrix}
$$

mentre le equazioni [2.6 e 2.7] si specializzano e si dettagliano nelle:

$$
\begin{aligned}
u_{i,j}^{[n+1]} = f\Big(& u_{i,j}^{[n]}, \\
& ,u_{i-1,j-1}^{[n]}, u_{i,j-1}^{[n]}, u_{i+1,j-1}^{[n]}, u_{i-1,j}^{[n]}, u_{i+1,j}^{[n]}, u_{i-1,j+1}^{[n]}, u_{i,j+1}^{[n]}, u_{i+1,j+1}^{[n]}, \\
& ,w_{(i,j),(i-1,j-1)}^{[n]}, w_{(i,j),(i,j-1)}^{[n]}, w_{(i,j),(i+1,j-1)}^{[n]}, w_{(i,j),(i-1,j)}^{[n]}, \\
& ,w_{(i,j),(i+1,j)}^{[n]}, w_{(i,j),(i-1,j+1)}^{[n]}, w_{(i,j),(i,j+1)}^{[n]}, w_{(i,j),(i+1,j+1)}^{[n]}\Big)
\end{aligned}
\qquad [2.9]
$$

$$
\begin{aligned}
w_{(i,j),(i-1,j-1)}^{[n+1]} &= g\left(u_{i,j}^{[n]}, u_{i-1,j-1}^{[n]}, w_{(i,j),(i-1,j-1)}^{[n]}\right) \\
w_{(i,j),(i,j-1)}^{[n+1]} &= g\left(u_{i,j}^{[n]}, u_{i,j-1}^{[n]}, w_{(i,j),(i,j-1)}^{[n]}\right) \\
w_{(i,j),(i+1,j-1)}^{[n+1]} &= g\left(u_{i,j}^{[n]}, u_{i+1,j-1}^{[n]}, w_{(i,j),(i+1,j-1)}^{[n]}\right) \\
w_{(i,j),(i-1,j)}^{[n+1]} &= g\left(u_{i,j}^{[n]}, u_{i-1,j}^{[n]}, w_{(i,j),(i-1,j)}^{[n]}\right) \\
w_{(i,j),(i+1,j)}^{[n+1]} &= g\left(u_{i,j}^{[n]}, u_{i+1,j}^{[n]}, w_{(i,j),(i+1,j)}^{[n]}\right) \\
w_{(i,j),(i-1,j+1)}^{[n+1]} &= g\left(u_{i,j}^{[n]}, u_{i-1,j+1}^{[n]}, w_{(i,j),(i-1,j+1)}^{[n]}\right) \\
w_{(i,j),(i,j+1)}^{[n+1]} &= g\left(u_{i,j}^{[n]}, u_{i,j+1}^{[n]}, w_{(i,j),(i,j+1)}^{[n]}\right) \\
w_{(i,j),(i+1,j+1)}^{[n+1]} &= g\left(u_{i,j}^{[n]}, u_{i+1,j+1}^{[n]}, w_{(i,j),(i+1,j+1)}^{[n]}\right)
\end{aligned}
\qquad [2.10]
$$

Nel caso generale di un fenomeno con topologia pertinente in uno spazio a *D* dimensioni e con elementi minimi connessi a raggio *G*, si può facilmente osservare come una variazione di un'unità al passo *n*, determini al passo *n*+1 una propagazione dell'effetto fino alle unità distanti $g(n+1)$ posizioni, con:

$$g(n+1) = (n+1) \cdot G \qquad [2.11]$$

e che quindi, sempre al passo *n+1*, il numero $r(n+1)$ di unità impattate dalla variazione nell'intorno, unità centrale esclusa, sia pari a:

$$r(n+1)=(2\cdot(n+1)\cdot G+1)^D-1 \qquad [2.12]$$

Analogamente, è possibile inoltre osservare come il numero di passi di ritardo Δn con cui due unità u_x e u_{x_S} si influenzano reciprocamente sia pari a:

$$\Delta n=\max_{1\le S\le D}\left(0,\left\lceil\frac{|x_S-x|}{G}\right\rceil-1\right) \qquad [2.13]$$

Sulla base di tali considerazioni si vede quindi come le equazioni [2.6 e 2.7] possano facilmente ricondursi alle seguenti:

$$u^{[n+1]}_{x_1,x_2,\cdots,x_D}= \qquad [2.14]$$

$$=f^{[n]}\left(u^{[0]}_{x_1,x_2,\cdots,x_D},\ldots,u^{[0]}_{x_1+k_{S1},x_2+k_{S2},\cdots,x_D+k_{SD}},\ldots,w^{[0]}_{(x_1,x_2,\cdots,x_D),(x_1+k_{S1},x_2+k_{S2},\cdots,x_D+k_{SD})},\ldots\right)=$$

$$=f^{[n]}\left(u^{[0]}_{x_1,x_2,\cdots,x_D},\ldots,u^{[0]}_{x_{S1},x_{S2},\cdots,x_{SD}},\ldots,w^{[0]}_{(x_1,x_2,\cdots,x_D),(x_{S1},x_{S2},\cdots,x_{SD})}\right)$$

$$=f^{[n]}(u^{[0]}_x,\ldots,u^{[0]}_{x_S},\ldots,w^{[0]}_{x,x_S})$$

e

$$w^{[n+1]}_{(x_1,x_2,\cdots,x_D),(x_1+k_1,x_2+k_2,\cdots,x_D+k_D)} \qquad [2.15]$$

$$=g^{[n]}\left(u^{[0]}_{x_1,x_2,\cdots,x_D},u^{[0]}_{x_1+k_{S1},x_2+k_{S2},\cdots,x_D+k_{SD}},w^{[0]}_{(x_1,x_2,\cdots,x_D),(x_1+k_{S1},x_2+k_{S2},\cdots,x_D+k_{SD})}\right)=$$

$$=g^{[n]}\left(u^{[0]}_{x_1,x_2,\cdots,x_D},u^{[0]}_{x_{S1},x_{S2},\cdots,x_{SD}},\ldots,w^{[0]}_{(x_1,x_2,\cdots,x_D),(x_{S1},x_{S2},\cdots,x_{SD})}\right)$$

$$=g^{[n]}(u^{[0]}_x,u^{[0]}_{x_S},w^{[0]}_{x,x_S})$$

valide:

$$\forall u^{[0]}_x\ e\ \forall w^{[0]}_{x,x_S}\ \Big|\ (x,x_S)\in I_x^{(n+1)G} \qquad [2.16]$$

Con esse si può evidenziare come la traiettoria descritta dal sistema dinamico, costituito dalla matrice del fenomeno (ovvero dei pixel dell'immagine di partenza), durante l'evoluzione dipenda dai valori iniziali delle unità e delle connessioni comprese in un intorno che si espande ad ogni passo. La dipendenza delle unità e delle connessioni dai valori iniziali è rappresentata dalla successione di funzioni $f^{[n]}$ e $g^{[n]}$: la prima composta di funzioni con un numero di argomenti crescente con *n* e pari a:

$$2\cdot(2\cdot(n+1)\cdot G+1)^D-1 \qquad [2.17]$$

mentre la seconda ha funzioni con stesso numero di argomenti.

La [2.6] e la [2.7] indicano l'evoluzione delle unità e delle connessioni di un fenomeno con topologia pertinente verso un attrattore che rappresenta l'insieme delle sue soluzioni. Entrambe possono presentarsi in due modi degeneri che richiedono una particolare attenzione.

Il primo di essi considera le *connessioni fisse*. In questo caso, infatti, le connessioni restano fisse al loro valore iniziale, mentre per le unità abbiamo:

$$u_{x_1,x_2,\cdots,x_D}^{[n+1]} = \qquad [2.18]$$
$$= f\left(u_{x_1,x_2,\cdots,x_D}^{[n]},\ldots,u_{x_1+k_{S1},x_2+k_{S2},\cdots,x_D+k_{SD}}^{[n]},\ldots,w_{(x_1,x_2,\cdots,x_D),(x_1+k_{S1},x_2+k_{S2},\cdots,x_D+k_{SD})}^{[0]}\right)=$$
$$= f\left(u_{x_1,x_2,\cdots,x_D}^{[n]},\ldots,u_{x_{S1},x_{S2},\cdots,x_{SD}}^{[n]},\ldots,w_{(x_1,x_2,\cdots,x_D),(x_{S1},x_{S2},\cdots,x_{SD})}^{[0]}\right)$$
$$= f(u_x^{[n]},\ldots,u_{x_S}^{[n]},\ldots,w_{x,x_S}^{[0]})$$

valide:

$$\forall u_x^{[n]}\ e\ \forall w_{x,x_S}^{[0]} \,\Big|\, (x,x_S)\in I_x^{(n+1)G} \qquad [2.19]$$

e con valori iniziali $u_{x_1,x_2,\cdots,x_D}^{[0]} = u_x^{[0]}$ e $w_{(x_1,x_2,\cdots,x_D),(x_1+k_{S1},x_2+k_{S2},\cdots,x_D+k_{SD})}^{[0]} = w_{x,x_S}^{[0]}$ fissati.

In questo caso le connessioni del fenomeno agiscono unicamente come impulso del processo e come vincolo all'evoluzione delle unità che avviene nello spazio delle unità stesso.

Il secondo caso degenere è simmetrico rispetto al primo in termini di unità e connessioni. In questo caso vengono considerate *unità fisse* al loro valore iniziale, agenti unicamente da impulso del processo. Per tale tipo di sistema valgono le seguenti equazioni:

$$w_{(x_1,x_2,\cdots,x_D),(x_1+k_{S1},x_2+k_{S2},\cdots,x_D+k_{SD})}^{[n+1]} = w_{x,x_S}^{[n+1]} \qquad [2.20]$$
$$= g\left(u_{x_1,x_2,\cdots,x_D}^{[0]},u_{x_1+k_{S1},x_2+k_{S2},\cdots,x_D+k_{SD}}^{[0]},w_{(x_1,x_2,\cdots,x_D),(x_1+k_{S1},x_2+k_{S2},\cdots,x_D+k_{SD})}^{[n]}\right)=$$
$$= g\left(u_{x_1,x_2,\cdots,x_D}^{0},u_{x_{S1},x_{S2},\cdots,x_{SD}}^{[0]},w_{(x_1,x_2,\cdots,x_D),(x_{S1},x_{S2},\cdots,x_{SD})}^{[n]}\right)$$
$$= g(u_x^{[0]},u_{x_S}^{[0]},w_{x,x_S}^{[n]})$$

valide:

$$\forall u_x^{[0]}\ e\ \forall w_{x,x_S}^{[n]} \,\Big|\, (x,x_S)\in I_x^{(n+1)G} \qquad [2.21]$$

e con valori iniziali $u_{x_1,x_2,\cdots,x_D}^{[0]} = u_x^{[0]}$ e $w_{(x_1,x_2,\cdots,x_D),(x_1+k_{S1},x_2+k_{S2},\cdots,x_D+k_{SD})}^{[0]} = w_{x,x_S}^{[0]}$ fissati.

La particolarità di questa evoluzione consiste nel fatto che il processo che regola l'evoluzione delle connessioni avviene nello spazio delle connessioni. È in questo spazio che vengono trovate le soluzioni all'evoluzione dell'unità.

In questo processo, quindi, i valori originari delle unità agiscono come semplice vincolo all'evoluzione delle connessioni. Queste ultime forniscono dinamicamente il valore delle unità stesse e, quindi, l'attrattore di un tale processo sarà la ridefinizione di ogni unità come elemento unicamente relazionale, generato dal negoziato dinamico tra il suo valore iniziale e quello iniziale delle altre unità ad esse adiacenti.

Nel seguito, inizieremo la trattazione esemplificando il caso di immagini bidimensionali in cui gli indici i, j rappresentano le due dimensioni di una immagine piana. Poi, procederemo con la trattazione descrivendo i diversi sistemi ACM nel caso generale di D dimensioni. Allo scopo di rendere più agevole la lettura faremo uso della notazione sintetica appena descritta. Sostituiremo all'insieme degli indici rappresentativi delle coordinate delle unità coinvolte, i punti x e x_s dell'intorno I_x^G. Come abbiamo già detto, essendo le coordinate di posizione uguali per tutte le immagini, porremo l'intorno centrato nel punto centrale x, in esso assumeremo essere posizionata l'unità u_x che useremo come riferimento e, rispetto a tale posizione, faremo variare le posizioni delle altre unità u_{x_S} che cadono nell'intorno I_x^G:

$$x_S = x + k_S \text{, con } I_x^G = \{(x, x_S) | \, 0 < dist(x, x_S) \leq G\}. \qquad [2.22]$$

In Figura 2.1 mostriamo uno schema generale dei sistemi ACM che verranno descritti nei prossimi capitoli.

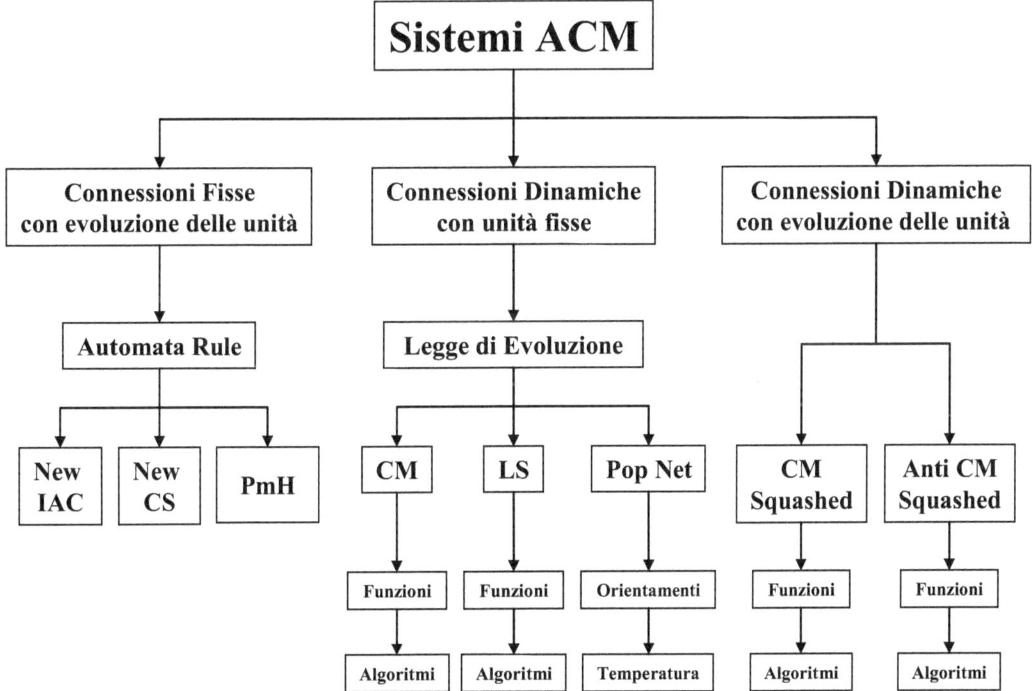

Fig. 2.1. Schema generale dei sistemi ACM

Capitolo 3

Sistemi ACM a connessioni fisse

Massimo Buscema, Luigi Catzola, Marco Breda

Questa sotto-famiglia di sistemi ACM considera la situazione degenere del primo tipo e vengono distinti vari casi a seconda della regola con cui vengono calcolate le connessioni iniziali e di come vengono fatte evolvere le unità.

Le *unità* si aggiornano ad ogni ciclo di elaborazione sulla base dei valori che avevano al ciclo precedente usando i valori della matrice delle connessioni precalcolate a parte e tenute fisse:

$$u^{[n+1]}_{x_1,x_2,\cdots,x_D} = u^{[n+1]}_{x} = f(u^{[n]}_{x},\ldots,u^{[n]}_{x_S},\ldots,w^{[0]}_{x,x_S}) \qquad [3.1]$$

Da ora e nel seguito, poiché le unità minime $u^{[0]}_{x}$ dell'immagine iniziale assegnata, saranno usate per determinare i valori di intensità $u^{[n]}_{x}$ rappresentativi dei nuovi valori di luminosità elaborati con i sistemi ACM, parleremo indifferentemente di unità o pixel, o anche di unità-pixel.

3.1 Automata Rule: definizione delle connessioni iniziali

L'*Automata Rule* (AR) definisce un criterio specifico con cui calcolare i valori iniziali per le *connessioni* tra unità a partire dai valori iniziali $u^{[0]}_{x}$ delle unità stesse.

Le connessioni tra ogni unità-pixel con ogni altra vengono definite come una trasformazione non lineare della loro diversa luminosità. Nel caso di intorno di raggio uno, ogni unità-pixel, è connessa con otto pesi che sono simmetrici per come sarà scelta la trasformazione, alle unità-pixel che si situano nel suo intorno *I*:

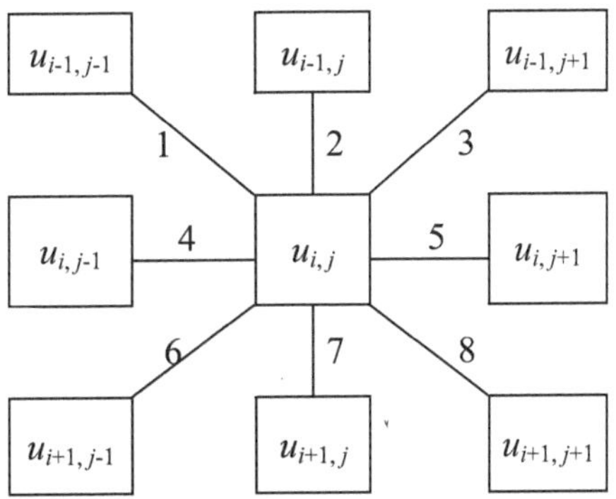

con i seguenti pesi simmetrici:

$1 = w_{(i,j),(i-1,j-1)}$	$2 = w_{(i,j),(i-1,j)}$	$3 = w_{(i,j),(i-1,j+1)}$
$4 = w_{(i,j),(i,j-1)}$		$5 = w_{(i,j),(i,j+1)}$
$6 = w_{(i,j),(i+1,j-1)}$	$7 = w_{(i,j),(i+1,j)}$	$8 = w_{(i,j),(i+1,j+1)}$

Ogni immagine bidimensionale, quindi, diventa una matrice A di R righe e C colonne, nella quale ogni cella è una unità autonoma $u_{i,j} = u_{i,j}^{[0]} = u_x^{[0]}$, connessa alle 8 del suo intorno da un peso simmetrico $w_{(i,j),(i+k,j+z)}^{[0]} = w_{x,x_S}^{[0]} \quad \forall u_x, \forall u_{x_S} \big| \ (x, x_S) \in I_x^G$, avendo posto $x = (i, j)$ e $x_S = (i+k, j+z)$.

Ogni immagine bidimensionale sarà costituita da uno specifico numero di unità, N_u, e da un numero specifico, complessivo, di connessioni simmetriche e distinte, N_w, tra ognuna di queste e il suo intorno, essendo:

$$N_u = R \cdot C \qquad [3.2]$$

$$N_w = 4R \cdot C - 3R - 3C + 2 \qquad [3.3]$$

Le equazioni tramite le quali dal valore di intensità luminosa di ogni unità si passa al valore delle connessioni $w_{x,x_S}^{[0]}$ sono date di seguito.

Considerato [0,1] come intervallo di valori possibili per ogni unità, definiamo con σ un parametro che serve a modulare la forze delle connessioni (ad esempio $\sigma = 20$):

$$0 \le \sigma \le 2^N \qquad [3.4]$$

essendo 2^N il numero discreto di livelli di luminosità che ogni unità può assumere nell'intervallo di valori dato (ad esempio 2^8).

Definiamo:

$$R_{(i,j),(i+k,j+z)} = e^{-(\sigma \cdot u_{i,j} - \sigma \cdot u_{i+k,j+z})^2} \qquad [3.5]$$

il valore della trasformazione gaussiana relativa alla differenza tra i nodi unità centrale $u_{i,j}$ e unità periferica $u_{i+k,j+z}$ dell'intorno *I*, differenza rappresentativa della differenza tra i valori di luminosità dei pixel adiacenti.

Definito poi con:

$$\varepsilon = e^{-\sigma^2} \qquad [3.6]$$

il minimo valore assumibile da $R_{(i,j),(i+k,j+z)}$ possiamo opportunamente scalare e sommare ad una costante il valore di tale proiezione in modo che assuma un valore nell'intervallo [-*c*, *c*] (ad esempio *c* =5) agevolandone i calcoli e ottenendo così:

$$R'_{(i,j),(i+k,j+z)} = \frac{c}{1-\varepsilon}\left(2 \cdot R_{(i,j),(i+k,j+z)} - \varepsilon - 1\right) \qquad [3.7]$$

Il valore delle connessioni viene a questo punto definito mediante una tangente iperbolica:

$$w^{[0]}_{(i,j),(i+k,j+z)} = w^{[0]}_{x,x_S} = HyperbolicTangent\left(R'_{(i,j),(i+k,j+z)}\right) \qquad [3.8]$$

Tali equazioni mostrano come l'*Automata Rule* tenda a definire connessioni tanto più prossime a uno quanto più i valori di luminosità delle unità connesse sono simili e tanto più prossime a meno uno quanto più non lo sono. L'attribuzione del valore alla forza delle connessioni è indipendente dai livelli assoluti di attivazione delle unità mentre dipende solo dalla loro differenza relativa, ed è inoltre doppiamente non lineare rispetto a tale differenza (per l'introduzione dapprima della gaussiana e poi della tangente iperbolica).

I valori iniziali delle connessioni, stabiliti tramite queste equazioni, costituiscono i vincoli tramite i quali l'immagine, intesa come una matrice attiva delle connessioni, può far evolvere nel tempo il valore iniziale di ogni sua unità, fino a raggiungere il suo attrattore naturale. L'evoluzione delle unità avviene sulla base di diversi specifici tipi di equazioni che caratterizzano i particolari sistemi della famiglia ACM che analizzeremo uno ad uno.

Nelle figure che seguono (Figg. 3.1 3.3) mostriamo alcuni esempi con $(\sigma = 20)$.

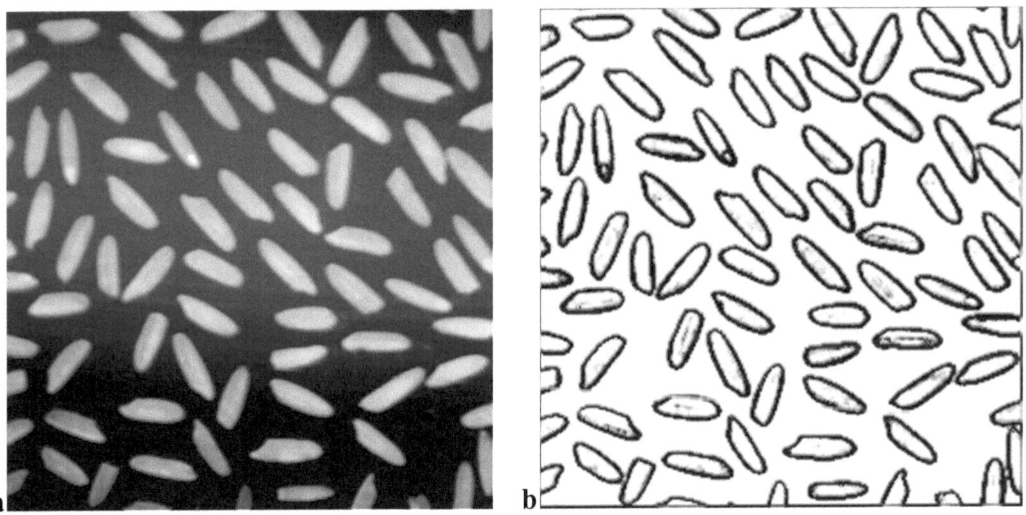

Fig. 3.1a-b. Chicchi di riso. **a** Immagine sorgente; **b** Automata Rule (media pesi)

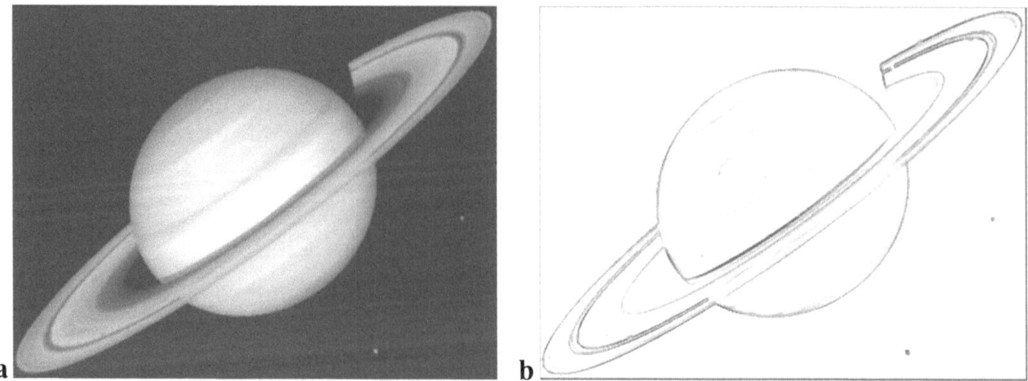

Fig. 3.2a-b. Saturno. **a** Immagine sorgente; **b** Automata Rule (media pesi)

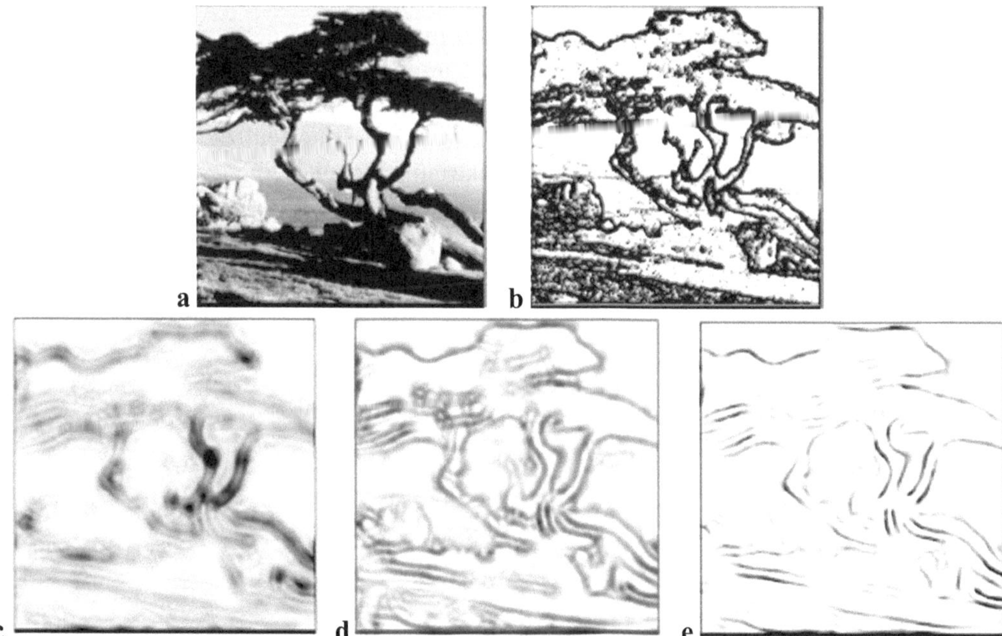

Fig. 3.3a-e. Albero. Tratto da Hansen T, Neumann H (2004) A simple cell model with dominating opponent inhibition for robust image processing. Neural Networks 17: 647-662. **a** Immagine sorgente; **b** Automata Rule (media pesi), **c** Quasi-linear; **d** Nonlinear; **e** Nonlinear with DOI

3.2 Il sistema New IAC: l'evoluzione delle unità

Una prima idea di una Interactive Activation and Competition Network (IAC) si trova in [Rumelhart DE, McClelland JL (eds.) (1986) Parallel Distributed Processing. MIT Press, Cambridge (MA)]. Si trattava di un sistema di memoria ad indirizzamento per contenuto (CAM: Content Addressable Memory) piuttosto primitivo ed elementare. Come si può osservare in [McClelland JL, Rumelhart DE (1988) Explorations in Parallel Distributed Processing. MIT Press, Cambridge (MA)], il sistema IAC era anche piuttosto instabile ed estremamente sensibile ai parametri di avviamento iniziali.

Il sistema New IAC che qui presentiamo è completamente diverso e appartiene alla famiglia dei sistemi ACM. Tuttavia, mantiene l'ispirazione della precedente versione e ne conserva per correttezza scientifica parte del nome.

Come per gli altri sistemi ACM, l'idea centrale di New IAC consiste nel considerare ogni pixel dell'immagine un agente, connesso agli altri agenti che costituiscono il suo intorno (di 8 unità nel caso di una immagine a 2D) da apposite connessioni (pesi). Tali connessioni vengono in precedenza calcolate dalla *Automata Rule* e agiscono come vincoli nella dinamica di sviluppo di ogni agente. Infatti, come abbiamo già detto, in questo caso le connessioni restano fisse al loro valore iniziale (stabilito dalla *Automata Rule*): esse agiscono unicamente come impulso del processo e come vincolo all'evoluzione degli agenti che avviene nello spazio delle unità stesso. L'azione che ogni agente può eseguire consiste nel modificare nel tempo la propria luminosità.

Grazie ai pesi che connettono ogni agente ad un altro, l'intensità luminosa di ogni agente sarà il risultato del complesso negoziato tra ogni agente e il suo intorno pesato. Ogni agente, infatti, riceverà in ogni istante di tempo, impulsi eccitatori e inibitori dal proprio intorno. I primi tenderanno ad aumentare la sua intensità luminosa; i secondi tenderanno, al contrario, a ridurla. Inoltre, ogni impulso tenderà a smorzare la propria forza nel tempo e quindi ogni agente tenderà verso una condizione di bassa intensità luminosa se non eccitato opportunamente in modo continuo dal proprio intorno.

In breve, New IAC è una Matrice Attiva di Connessioni all'interno della quale ogni pixel è un agente che riceve dinamicamente eccitazioni ed inibizioni dagli altri e modifica di conseguenza il proprio stato. Il sistema converge quando il delta di cambiamento di ogni agente tende a zero e quindi quando ciascuna unità (ovvero pixel) si assesta su un valore che non muta con l'incrementare dei passi temporali.

Le equazioni della dinamica delle unità sono date di seguito.

Consideriamo:

- $[0,1]$ l'intervallo di valori possibili per ogni unità u_x, essi corrispondono anche ai valori di luminosità;
- 2^M il numero discreto di livelli di luminosità (ad esempio 2^8) che ogni unità può assumere nell'intervallo dei valori possibili compresi in [0,1];
- σ il parametro che serve a modulare la forze delle connessioni $0 \le \sigma \le 2^M$ (ad esempio $\sigma = 20$);
- α e β i parametri per pesare le eccitazioni e le inibizioni (ad esempio $\alpha = \beta = \frac{\sigma}{2^M}$);
- *Max* il valore massimo di riferimento per l'unità in aggiornamento (ad es. *Max* = 1);
- *Min* il valore minimo di riferimento per l'unità in aggiornamento (ad es. *Min* = 0);
- *Rest* il valore di riposo di riferimento per l'unità in aggiornamento (ad es. *Rest* = 0.1);
- *Decay* il valore di decadimento di riferimento per l'unità in aggiornamento (ad es. *Decay* = 0.1).

Definiamo quindi l'eccitazione e l'inibizione alla generica unità u_x al passo *n*:

$$ecc_x^{[n]} = \sum_{I_x} u_{x_S}^{[n]} \cdot w_{x,x_S}^{[0]} \cdot True\left(w_{x,x_S}^{[0]} > 0\right) \qquad [3.9]$$

$$ini_x^{[n]} = \sum_{I_x} u_{x_S}^{[n]} \cdot w_{x,x_S}^{[0]} \cdot True\left(w_{x,x_S}^{[0]} < 0\right) \qquad [3.10]$$

dove la funzione *True(condition)* vale 1 in caso di condizione logica verificata e 0 in caso contrario.

Definiamo poi: $Net_x^{[n]}$ il valore di input netto all'unità u_x all'n.mo passo; $Act_x^{[n]}$ il valore di attivazione dell'unità u_x all'n.mo passo; così come specificato dalle seguenti equazioni:

$$Net_x^{[n]} = \alpha \cdot ecc_x^{[n]} + \beta \cdot ini_x^{[n]} \qquad [3.11]$$

$$Act_x^{[n]} = tgh\left(Net_x^{[n]}\right) = \frac{e^{Net_x^{[n]}} - e^{-Net_x^{[n]}}}{e^{Net_x^{[n]}} + e^{-Net_x^{[n]}}} \qquad [3.12]$$

Definiamo la variazione $\Delta_x^{[n]}$ da usare per correggere ad ogni passo $n+1$ l'unità u_x:

$$\begin{aligned}\Delta_x^{[n]} = & \left(\left(Max - u_x^{[n]}\right)\cdot Act_x^{[n]} - decay \cdot \left(u_x^{[n]} - rest\right)\right)\cdot True\left(Act_x^{[n]} \geq 0\right) + \\ & \left(\left(u_x^{[n]} - Min\right)\cdot Act_x^{[n]} - decay \cdot \left(u_x^{[n]} - rest\right)\right)\cdot True\left(Act_x^{[n]} < 0\right)\end{aligned} \qquad [3.13]$$

e poniamo infine:

$$u_x^{[n+1]} = u_x^{[n]} + tgh\left(\Delta_x^{[n]}\right) = u_x^{[n]} + \frac{e^{\Delta_x^{[n]}} - e^{-\Delta_x^{[n]}}}{e^{\Delta_x^{[n]}} + e^{-\Delta_x^{[n]}}} \qquad [3.14]$$

I punti di equilibrio per l'equazione [3.14] sono i punti di convergenza per cui ulteriori passi successivi ad n lasciano immutato il valore dell'unita $u_x^{[n]}$. Questi punti sono quelli per i quali la variazione $\Delta_x^{[n]}$ è nulla e possono, in modo semplificato, essere così rispettivamente rappresentati:

per $\Delta u_x^{[n]} = 0$ e $Act_x^{[n]} > 0$

$$\begin{aligned}& Max \cdot Act_x^{[n]} - u_x^{[n]} \cdot (Act_x^{[n]} + decay) + decay \cdot rest = 0; \\ & u_x^{[n+1]} = \frac{Act_x^{[n]}}{Act_x^{[n]} + decay}; \quad \text{per } Max = 1.0 \text{ e } rest = 0.0;\end{aligned} \qquad [3.15]$$

Il che significa che in questo caso l'unità u_x tende ad 1 al crescere dell'eccitazione se il decay è trascurabile rispetto all'unità.

Mentre per $\Delta u_x^{[n]} = 0$ e $Act_x^{[n]} < 0$

$$\begin{aligned}& -Min \cdot Act_x^{[n]} - u_x^{[n]} \cdot (decay - Act_x^{[n]}) + decay \cdot rest = 0; \\ & u_x^{[n+1]} = \frac{decay \cdot rest}{decay - Act_x^{[n]}}; \quad \text{per } Min = 0.0;\end{aligned} \qquad [3.16]$$

Il che significa che in questo caso l'unità tende a 0, al crescere della inibizione se il decay è trascurabile rispetto all'unità.

Più in dettaglio, per come è stata costruita la *Automata Rule* e per come risulta definita dalle equazioni [3.9 e 3.10] un'unità risulterà tanto più eccitata quanto più il suo valore di luminosità risulta simile a quello delle unità del suo intorno e quanto più quelle simili hanno alta luminosità. Il massimo livello di luminosità pesata dell'intorno, pari a 8 perché 8 sono le unità dell'intorno, si ha quando l'unità e il suo intorno sono tutte al massimo livello di luminosità (bianco). Al contrario, per l'*Automata Rule* un'unità risulterà tanto più inibita quanto più il suo valore di luminosità risulta diverso da quello delle unità del suo intorno, e per la [3.5], quanto più quelle diverse hanno ancora alta luminosità. Il minimo livello di luminosità pesata dell'intorno, pari a –8, si ha quando l'unità è al minimo livello di luminosità (nero) e il suo intorno al massimo (bianco). Eccitazione e inibizione risultano tanto più prossime allo zero quanto più le unità dell'intorno hanno basso livello di luminosità.

Il valore di input netto è il risultato di una somma pesata di eccitazioni e inibizioni e quindi può assumere un valore limitato inferiormente e superiormente:

$$-8 \cdot \beta \leq Net_x^{[n]} \leq 8 \cdot \alpha \qquad [3.17]$$

Il suo valore è tanto più prossimo allo zero quanto più inibizione e eccitazione si compensano o hanno entrambe valori prossimi allo zero, mentre è sbilanciato verso valori negativi in caso di inibizione e verso valori positivi in caso di eccitazione.

Il valore di attivazione $Act_x^{[n]}$ dell'unità u_x è invece una trasformazione non lineare tra –1 e +1 di tipo *tangente iperbolica* dell'input netto. Sarà quindi lo spostamento lungo questa scala a dare indicazioni per il calcolo del valore definitivo $\Delta_x^{[n]}$ dell'entità inibitoria, nulla o eccitatoria della risultante dell'intorno dell'unità u_x. Di tale valore inibitorio, eccitatorio, o nullo, una ulteriore trasformazione non lineare (sempre di tipo *tangente iperbolica*) produce la variazione effettiva con cui correggere l'unità u_x (assunta come agente di riferimento) fino a che il sistema converge.

Per quanto riguarda la variazione $\Delta_x^{[n]}$, una prima considerazione può essere fatta senza considerare il decadimento (*decay*), ovvero considerando per esso un valore nullo. In tal caso, quando la risultante dell'intorno è eccitatoria, la variazione risulta positiva e tanto più grande rispetto allo zero quanto più forte è l'eccitazione e quanto più la luminosità dell'unità è lontana dal valore massimo di riferimento *Max*, per il quale la variazione si annulla. Al contrario, quando la risultante dell'intorno è inibitoria, la variazione risulta negativa e tanto più piccola rispetto allo zero quanto più forte è l'inibizione $Act_x^{[n]}$ e quanto più la luminosità dell'unità è lontana dal valore minimo di riferimento *Min*, per il quale la variazione si annulla. Come già anticipato, l'equazione [3.14] mostra come la variazione viene usata per correggere l'unità attraverso una trasformazione tra –1 e +1 di tipo *tangente iperbolica*. Una variazione positiva tende quindi ad aumentare il valore di luminosità. Se questo avviene anche per le unità dell'intorno, ciò comporta un aumento dell'attività dell'unità e, iterativamente, una variazione ancora positiva fino a che il valore di luminosità non raggiunge il punto di equilibrio dato dal valore massimo che corrisponde al bianco:

$$u_x^{[\infty]} = Max \qquad [3.18]$$

Una situazione in cui per l'unità centrale e per quella dell'intorno si determinano uguali variazioni è quella in cui i pixel dell'immagine hanno uno stesso tono di grigio. In tal caso quindi l'evoluzione determina uno spostamento verso il bianco.

L'introduzione del valore di decadimento consiste nel considerare, ai fini del calcolo della variazione, una quantità che assume piccoli valori negativi per valori di luminosità superiori a quello di riposo (*rest*). Nella situazione descritta sopra di variazione positiva, ciò comporta uno spostamento dell'equilibrio, per l'unità, verso un valore diverso dal precedente:

$$u_x^{[\infty]} = \frac{decay \cdot rest + Max \cdot Act_x^{[\infty]}}{decay + Act_x^{[\infty]}} \qquad [3.19]$$

che, tenendo conto della [3.13] e [3.14] può essere calcolato dalla seguente equazione:

$$tgh\left(\alpha \cdot 8 \cdot u_x^{[\infty]}\right) = decay \cdot \frac{u_x^{[\infty]} - rest}{1 - u_x^{[\infty]}} \qquad [3.20]$$

Per i valori di α, *Max*, *rest* e *decay* dati sopra come esempio, l'equazione dà un valore approssimato:

$$u_x^{[\infty]} = 0.846$$

che su una scala di 255 livelli corrisponde a 215. Con tali valori di parametri, quindi, un'immagine con pixel aventi stesso tono di grigio si evolve verso il tono corrispondente al valore 215.

Più in generale, come evidenziato nella sezione delle sperimentazioni, si può osservare come la New IAC sia un sistema collettivo di auto-coordinamento tra i pixel-agenti. Le connessioni fisse tra ogni pixel-agente e il suo intorno agiscono come vincoli che modulano la loro comunicazione, costituita di "messaggi" eccitatori ed inibitori. L'evoluzione descritta dalla [3.14] produce una trasformazione per passi discreti della immagine originale, nella quale le aree dell'immagine con luminosità simili (eccitatorie) sono spinte verso il bianco o il grigio chiaro, mentre i pixel-agenti che si trovano in situazioni di cambio repentino della luminosità (aree inibitorie) restano isolati e vengono spinti verso valori di luminosità bassa. L'intero sistema, in questo modo, mette in evidenza i bordi presenti in una immagine, senza seguire una funzione di costo esplicita per questo scopo: dove i pixel-agenti competono sorgono dei "muri", che noi spesso percepiamo come bordi tra figure diverse.

Il vantaggio di New IAC consiste nel fatto che questa operazione di individuazione dei bordi avviene per auto-coordinamento locale dal basso verso l'alto dei pixel-agenti, per questo, New IAC si comporta come un filtro a soglia adattiva. Infine, New IAC "disegna" per ogni bordo uno spessore proporzionale alle differenze di luminosità locale che l'immagine presenta in ogni zona.

Nelle figure che seguono (Figg. 3.4-3.8), mostriamo alcuni esempi di elaborazioni effettuate con New IAC.

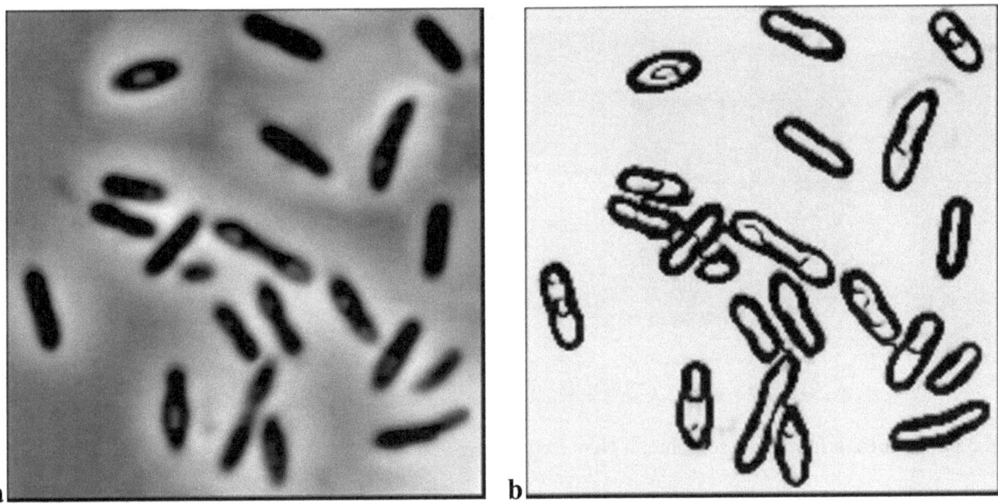

Fig. 3.4a-b. Batteri. **a** Immagine sorgente; **b** New IAC. Notare in New IAC come lo spessore dei contorni sia in funzione del contrasto di luminosità

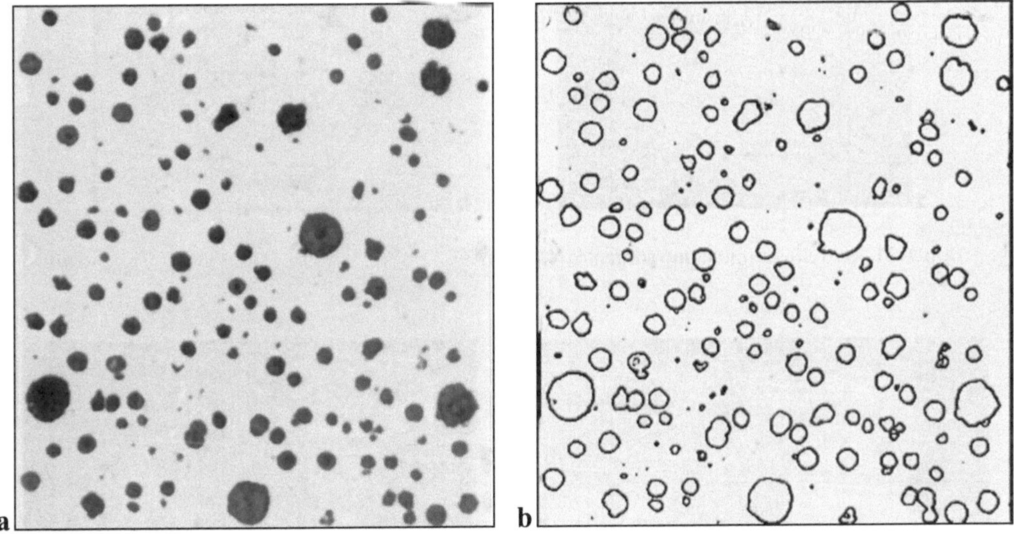

Fig. 3.5a-b. Noduli. **a** Immagine sorgente; **b** New IAC. Notare in New IAC come tutti i dettagli vengono colti nelle loro forme più plausibili

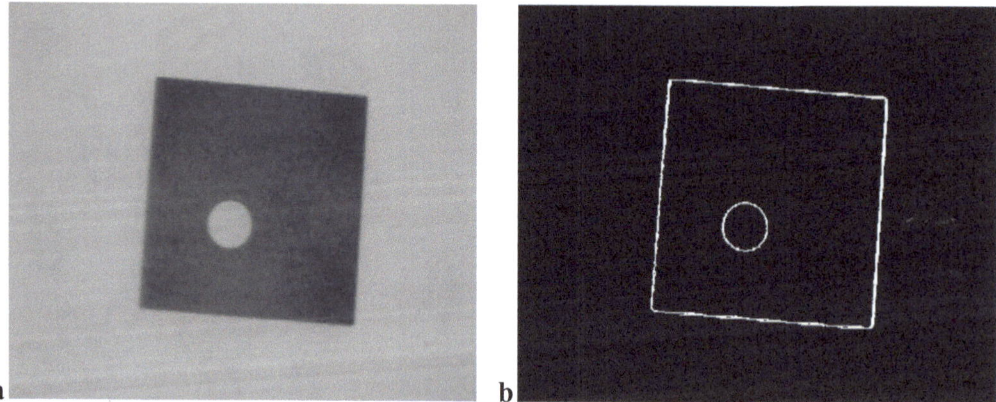

Fig. 3.6a-b. Buco. a Immagine sorgente; **b** New IAC

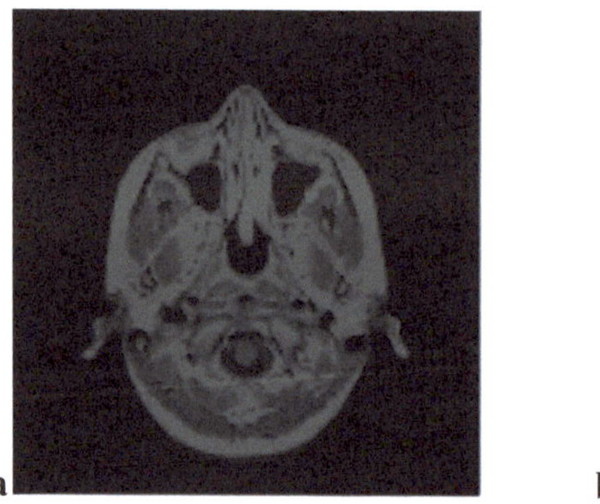

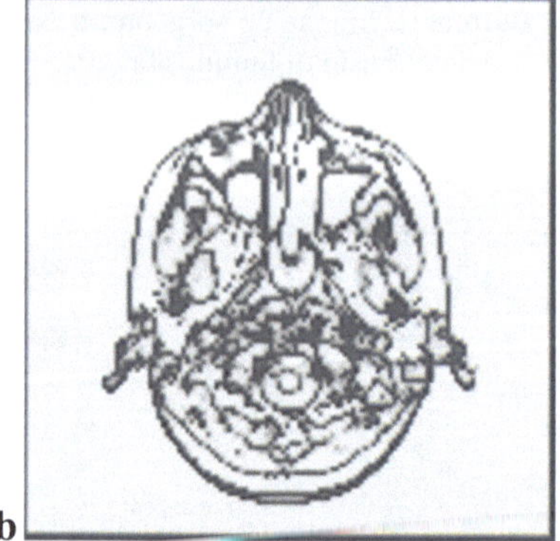

Fig. 3.7a-b. RM - cervello. a Immagine sorgente; **b** New IAC

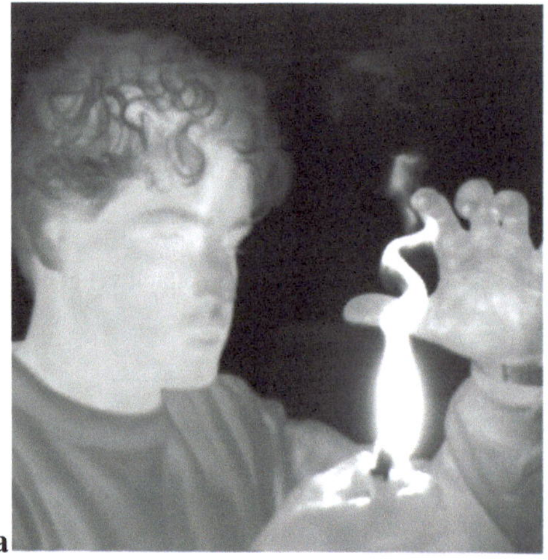

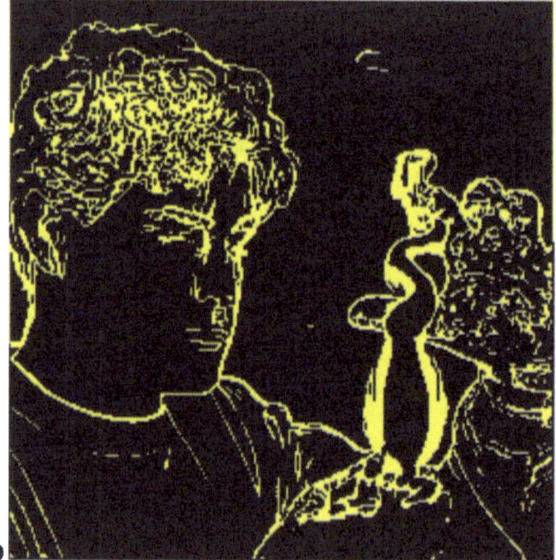

Fig. 3.8a-b. Accendino. a Immagine sorgente; **b** New IAC

3.3 Il sistema PmH: l'evoluzione delle unità

Il sistema Pixel mexican Hat (PmH) si basa su una idea analoga al sistema New IAC. La somma delle eccitazioni e quella delle inibizioni afferenti ad ogni pixel-agente, questa volta entrano in due funzioni a *cappello messicano*, ciascuna delle quali, al posto della varianza ha, al denominatore, una funzione della inibizione o della eccitazione dell'altra:

$MaxPixelRange = 2^M$; $u_x \in [0,1]$; (dove M è la massima luminosità disponibile nei pixel dell'immagine)

$Max = 1; Min = 0; rest = 0.1; decay = 0.1;$

$$ecc_x^{[n]} = \sum_{I_x} \left(u_x^{[n]} - u_{x_S}^{[n]} \cdot w_{x,x_S}^{[0]}\right)^2; \quad w_{x,x_S}^{[0]} > 0 \tag{3.21}$$

$$ini_x^{[n]} = \sum_{I_x} \left(u_x^{[n]} - u_{x_S}^{[n]} \cdot w_{x,x_S}^{[0]}\right)^2; \quad w_{x,x_S}^{[0]} < 0 \tag{3.22}$$

$$Net_x^{[n]} = \left(\left(1 - \frac{ecc_x^{[n]}}{1 + ini_x^{[n]}}\right) \cdot e^{-\frac{ecc_x^{[n]}}{1+ini_x^{[n]}}}\right) - \left(\left(1 - \frac{ini_x^{[n]}}{1 + ecc_x^{[n]}}\right) \cdot e^{-\frac{ini_x^{[n]}}{1+ecc_x^{[n]}}}\right) \tag{3.23}$$

$$Act_x^{[n]} = \frac{e^{Net_x^{[n]}} - e^{-Net_x^{[n]}}}{e^{Net_x^{[n]}} + e^{-Net_x^{[n]}}} \tag{3.24}$$

$$\Delta_x^{[n]} = (Max - u_x^{[n]}) \cdot Act_x^{[n]} - decay \cdot (u_x^{[n]} - rest); \qquad Act_x > 0 \tag{3.25}$$

$$\Delta_x^{[n]} = (u_x^{[n]} - Min) \cdot Act_x^{[n]} - decay \cdot (u_x^{[n]} - rest); \qquad Act_x < 0 \tag{3.26}$$

$$u_x^{[n+1]} = u_x^{[n]} + \frac{e^{\Delta_x^{[n]}} - e^{-\Delta_x^{[n]}}}{e^{\Delta_x^{[n]}} + e^{-\Delta_x^{[n]}}} \tag{3.27}$$

Da notare che in questo caso la [3.21] e la [3.22] non sono le somme degli input eccitatori ed inibitori pesati, ma il quadrato delle distanze eccitatorie ed inibitorie pesate, rispetto al pixel-agente di riferimento.

Di ulteriore interesse il fatto che nel sistema PmH l'input netto ad ogni pixel-agente [3.23] è generato dalla differenza tra due "cappelli messicani" le cui bande sono dipendenti dai reciproci valori di picco eccitatorio ed inibitorio.

Se le condizioni di equilibrio del sistema PmH sono analoghe a quelle di New IAC, la dinamica complessiva è, invece, molto diversa.

Il sistema PmH lavora come una lente di ingrandimento a soglia locale e adattiva: enfatizza quelle zone di luminosità regolare e persistente dove i pixel-agenti sono al centro di un conflitto minimo. Quindi, usando parole del senso comune, illumina quei bordi e quei tratti spesso invisibili ad occhio nudo.

Nelle figure che seguono (Figg. 3.9-3.11), mostriamo alcuni esempi di elaborazioni effettuate con il sistema PmH.

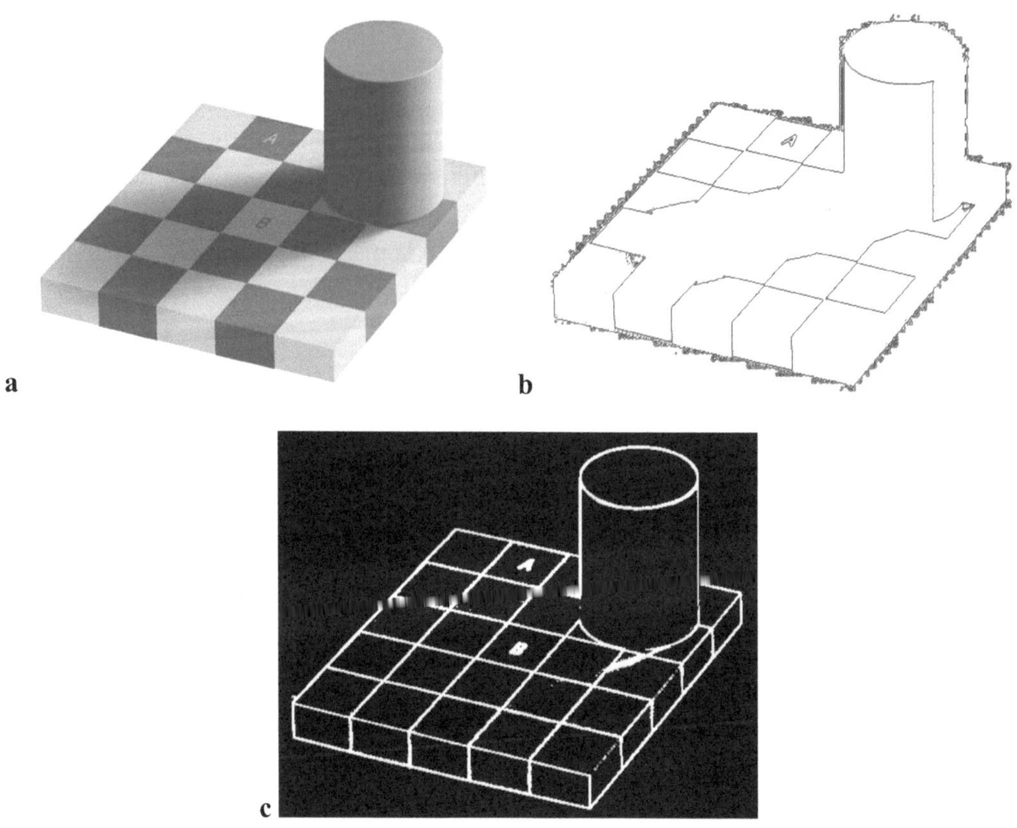

Fig. 3.9a-c. Scacchiera. a Immagine sorgente; **b** risultati ottenuti con Adobe PhotoShop ver. 7.0; **c** risultati di PmH

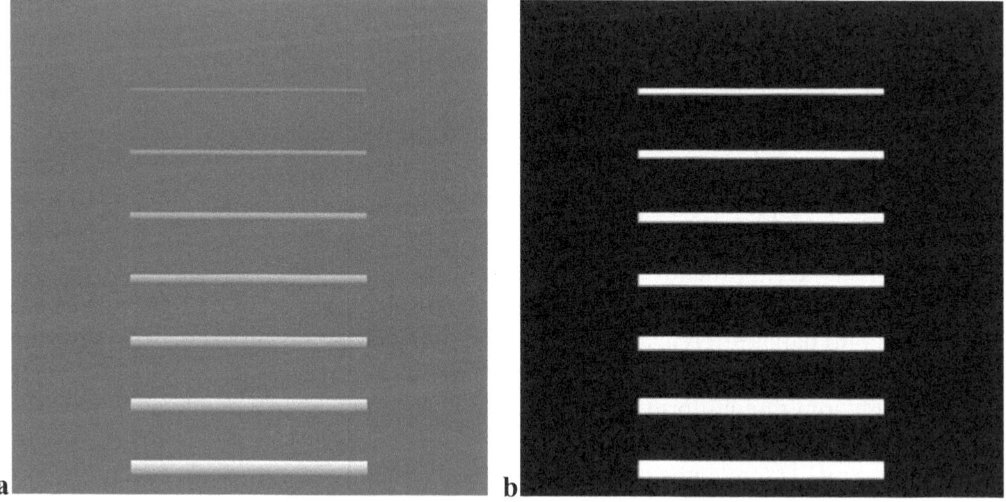

Fig. 3.10a-b. Barre orizzontali. a Sorgente; **b** PmH

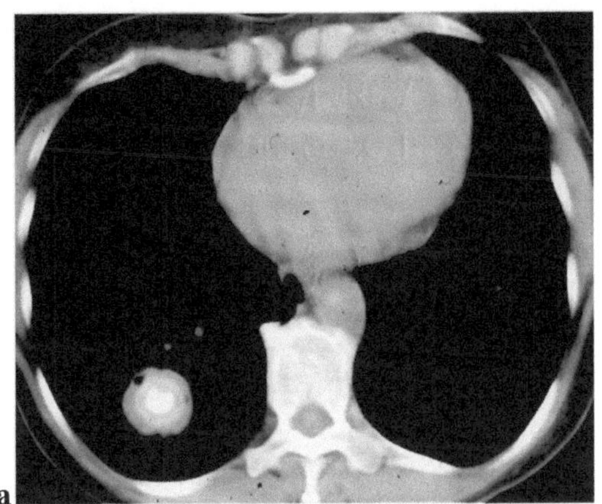
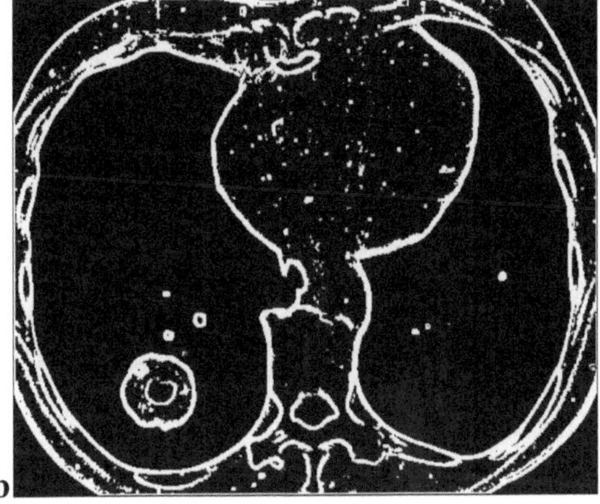

Fig. 3.11a-b. TAC ai polmoni con tumore benigno (per gentile concessione del Prof. D. Caramella, Università di Pisa). **a** Immagine sorgente; **b** risultati ottenuti con PmH. Notare l'apparire di molti dettagli non visibili nell'immagine sorgente

3.4 Il sistema New CS: l'evoluzione delle unità

Il sistema New CS trae ispirazione dalla Constraint Satisfaction Networks ideata a suo tempo da Hinton [McClelland JL, Rumelhart DE (1988) Constraint Satisfaction in PDP Systems. In: Explorations in Parallel Distributed Processing. MIT Press, Cambridge (MA)].

L'architettura e le equazioni del sistema sono però mutate, giustificando appieno il nome New CS.

L'idea centrale di New CS consiste nel considerare ogni pixel-agente della matrice una "ipotesi", che può essere gradualmente "vera" o "falsa", in rapporto al valore di luminosità di ogni pixel-agente.

Anche il sistema New CS eredita le connessioni locali tra ogni pixel-agente e il suo intorno calcolate tramite la *Automata Rule*. Tali connessioni funzionano da condizioni di vincolo durante l'evoluzione della Matrice Attiva delle Connessioni.

La funzione di costo del sistema New CS consiste nel tentare di "rendere vera" ogni ipotesi della matrice. E, quindi, di portare al massimo la luminosità di ogni pixel-agente. Durante questo processo le connessioni precedentemente calcolate funzioneranno da vincoli:

$$Max\, f(Pixel)\ :$$

$$f(Pixel) = \frac{1}{2} \cdot \sum_{x} \sum_{I_x} u_x \cdot u_{x_S} \cdot w_{x,x_S} \qquad [3.28]$$

dove: $Pixel$ = tutti i pixel dell'immagine; x = posizione corrente di ciascun pixel-agente; I_x = intorno del pixel-agente x ; u_x = valore del pixel-agente $u \in [0,1]$; w_{x,x_S} = valore della connessione tra x e x_S.

Nel sistema New CS la regola di ottimizzazione di ogni pixel-agente è basata sulla funzione booleana NOT(XOR):

$$(u_x u_{x_S}) + (\overline{u}_x \overline{u}_{x_S}) = State\,; \qquad [3.29]$$

In forma tabellare:

Center	*Neighbors*	*State*
1	1	1
1	0	0
0	1	0
0	0	1

Questo significa che New CS tende ad enfatizzare la luminosità tra pixel simili e a ridurla nei pixel diversi.

Le equazioni di base del sistema New CS, quindi, prendono la seguente forma.

Parametri strutturali: $MaxPixelRange = 2^M$; $u_x \in [0,1]$; N = numero degli elementi dell'intorno I_x; $\alpha = 1.0$;

$$Net_x^{[n]} = \sum_{I_x} u_{x_S}^{[n]} w_{x,x_S}^{[0]}; \quad x_s \in I_x \qquad [3.30]$$

$$\begin{aligned} \Delta_x^{[n]} &= Net_x^{[n]} \cdot (1 - u_x^{[n]}) \cdot \alpha & Net_x^{[n]} > 0 \\ \Delta_x^{[n]} &= Net_x^{[n]} \cdot u_x^{[n]} \cdot \alpha & Net_x^{[n]} < 0 \end{aligned} \qquad [3.31]$$

$$u_x^{[n+1]} = u_x^{[n]} + \Delta_x^{[n]} \qquad [3.32]$$

In pratica, dalla [3.30] si evince che l'input netto ad ogni pixel-agente è in funzione dell'input pesato del suo intorno.

A livello esemplificativo si possono mostrare il comportamento dei pixel-agenti in alcuni casi limite:

Valore	pixel centrale	pixel intorno	connessioni	evoluzione
a.	alto	alto	+	cresce veloce
b.	alto	basso	–	decresce lento
c.	basso	alto	–	decresce veloce
d.	basso	basso	+	cresce lento

Di seguito mostriamo alcune elaborazioni del sistema New CS (Figg. 3.12, 3.13).

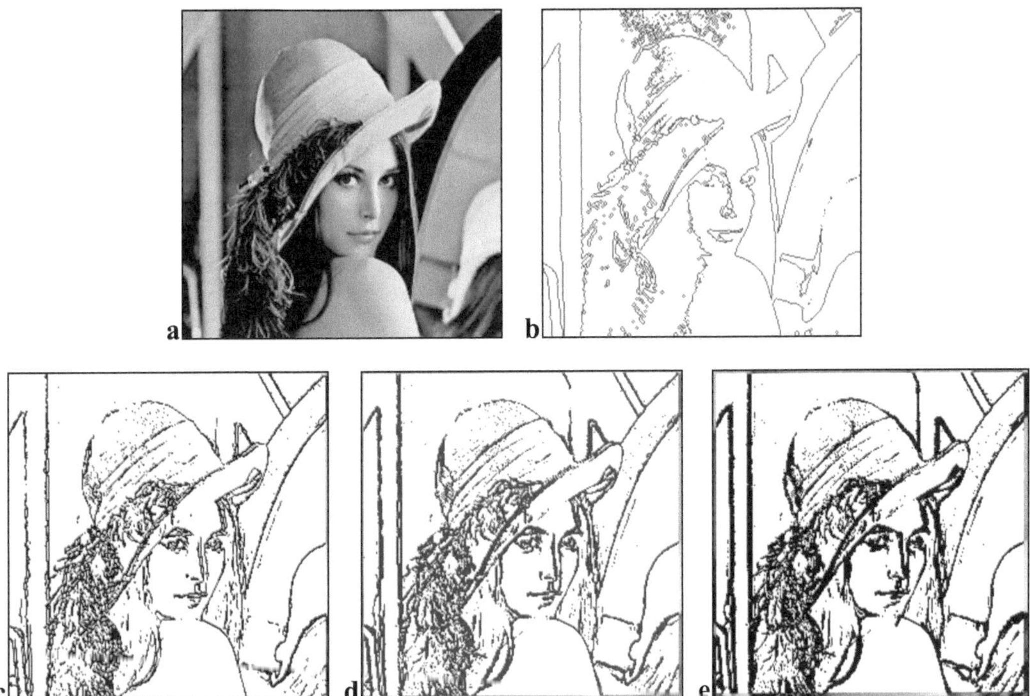

Fig. 3.12a-e. Immagine di una ragazza. **a** Immagine sorgente; **b** elaborata con Adobe PhotoShop ver 7.0; **c** elaborata con New CS (G = 1-Intorno = 8 pixel); **d** New CS (G = 2-Intorno = 24 pixel); **e** New CS (G = 3-Intorno = 48 pixel)

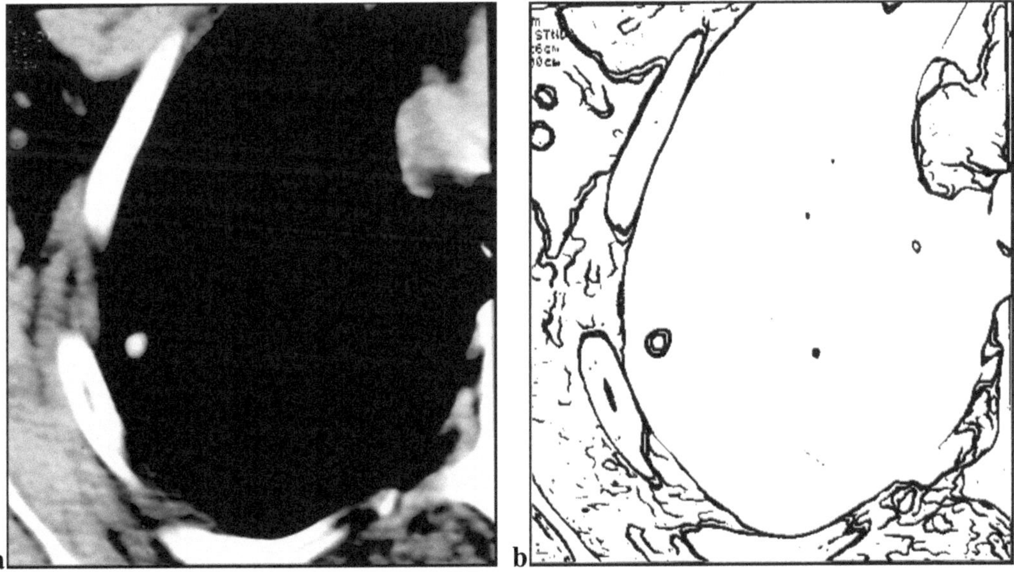

Fig. 3.13a-b. TAC ai polmoni con tumore benigno (per gentile concessione del Prof. D. Caramella, Università di Pisa). **a** Immagine sorgente; **b** risultati ottenuti con New CS. Notare l'apparire di dettagli non visibili nell'immagine sorgente

Capitolo 4

Sistemi ACM a connessioni dinamiche

Massimo Buscema, Luigi Catzola, Stefano Terzi

Questa sotto-famiglia di sistemi ACM considera la situazione degenere del secondo tipo: i pixel dell'immagine da elaborare, sono *unità fisse* al loro valore iniziale $u_x^{[0]}$. Essi agiscono unicamente da impulso del processo, mentre le *connessioni* tra ciascuno di tali pixel con i pixel del proprio intorno I_x si evolvono. La matrice delle *connessioni* tra un pixel con quelli del suo intorno viene inizializzata con valori prossimi allo zero. Essa viene aggiornata ad ogni ciclo usando le unità fisse e i valori dei pesi del ciclo precedente. Nel seguito useremo indifferentemente il termine "matrice dei pesi" e "matrice delle connessioni" per indicare la matrice con i valori dei pesi delle *connessioni* tra i pixel dell'immagine assegnata.

Ad ogni ciclo, come abbiamo detto, si utilizzano i pixel dell'immagine iniziale per correggere la matrice dei pesi delle *connessioni* e, con questa, si modifica anche la matrice dei pixel della nuova immagine. Essa, perciò, evolve come un filmato che parte dall'immagine iniziale assegnata. Il processo si reitera fin quando il sistema dinamico non raggiunge il proprio attrattore.

Nei sistemi ACM a connessioni dinamiche, quindi, i pixel dell'immagine sorgente restano fissi e funzionano come un impulso costante del sistema. Sono invece le connessioni che evolvono e che, tramite opportune equazioni, determinano i valori dei pixel delle nuove immagini che genera il sistema.

Possiamo dire che ogni pixel (*unità fissa*), ad ogni ciclo di evoluzione n, o svolge il ruolo di pixel centrale $u_x^{[0]}$ e quindi di pixel-agente, oppure ha il ruolo di pixel $u_{x_S}^{[0]}$ dell'intorno di I_x, e contribuisce perciò tramite il peso $w_{x,x_S}^{[n-1]}$ della connessione associata, a generare i nuovi valori dei pesi che formeranno poi i nuovi valori dei pixel.

Da ciò, appare allora evidente che i pixel dell'immagine iniziale, la matrice dei pesi delle connessioni (di dimensione maggiore della matrice dei pixel dell'immagine assegnata), e l'immagine formatasi all'equilibrio (costituita dalla matrice dei valori finali dei pixel), costituiscono tre entità tra loro *connesse.*

Si intende, quindi, sottolineare che la matrice delle connessioni in questi sistemi opera come una "lastra matematica", impressionata ad ogni ciclo evolutivo dalle differenze tra i pixel dell'immagine iniziale.

Distinguiamo vari casi a seconda della regola con cui le *connessioni* iniziali vengono fatte evolvere, mantenendo le *unità* fisse al loro valore iniziale $u_x^{[0]}$ e generando, poi, la nuova matrice di pixel P_x in funzione dell'evoluzione dei pesi.

4.1 Le Mappe Contrattive Locali

Le *mappe contrattive locali* (in breve *CM Local Contractive Maps*) sono un nuovo insieme di algoritmi per elaborare un'immagine attraverso l'evoluzione delle *connessioni* locali tra i suoi pixel-agenti.

Le CM partono dal valore $u_x^{[0]}$ di ogni pixel dell'immagine iniziale e lo lasciano invariato. L'evoluzione, infatti, avviene sulle connessioni e, ad ogni ciclo evolutivo, ogni nuovo pixel prende il suo nuovo valore di luminosità in funzione dei pesi che lo caratterizzano in quell'istante.

In tal modo si va formando una nuova immagine risultato del processo elaborativo che si arresterà una volta che il sistema dinamico di tale del processo elaborativo abbia raggiunto un suo attrattore. Ma, tale immagine non partecipa al processo di feedback per correggere la matrice dei pesi.

Nei sistemi CM le connessioni tra i pixel-agenti (le *unità fisse*) e i loro intorni sono bidirezionali: ogni pixel-agente ha una specifica connessione con cui comunicare con un altro pixel e una seconda per ricevere comunicazioni da questo.

In questi sistemi si deve distinguere:

a. la *legge di evoluzione* dei pesi (le *connessioni* w_{x,x_S}),
b. le *funzioni* da usare per la traduzione dei pesi w_{x,x_S} (di ogni intorno I_x) nel pixel P_x della nuova immagine che, via via, va formandosi;
c. gli *algoritmi* che, sulla base di tali funzioni, permettono la determinazione della luminosità di ogni nuovo pixel P_x.

4.1.1 La legge di evoluzione

La legge di evoluzione delle connessioni dei sistemi CM è deterministica e suppone tutti i pesi inizializzati ad uno stesso valore, prossimo allo zero.

- $u_x^{[0]} \in [0,1]$ luminosità di ogni unità (pixel in posizione x o pixel centrale) dall'immagine iniziale;
- $P_x \in [0,1]$ luminosità del pixel (in posizione x) dell'immagine nuova che va formandosi in funzione dei pesi;
- C = Numero dei pixel di ciascun intorno I_x;
- $w_{x,x_S}^{[0]} = 0.0001$ inizializzazione dei pesi di ogni intorno I_x di ciascuna unità fissa $u_x^{[0]}$ dell'immagine iniziale.

Le quantità $\Delta w_{x,x_S}$, con cui correggere ciascun peso w_{x,x_S} di ogni intorno I_x centrato in x, usano un fattore contrattivo che è funzione del peso stesso rapportato al numero e ai valori dei pixel dell'intorno stesso.

$$\Delta w_{x,x_S}^{[n]} = \left(1 - \frac{w_{x,x_S}^{[n]}}{C}\right) \cdot u_{x_S}^{[0]} \cdot \left(1 - u_{x_S}^{[0]} \cdot w_{x,x_S}^{[n]}\right) \qquad [4.1]$$

$$w_{x,x_S}^{[n+1]} = w_{x,x_S}^{[n]} + \Delta w_{x,x_S}^{[n]} \qquad [4.2]$$

La [4.1] può essere espressa anche nel modo seguente:

$$Net_x^{[n]} = u_{x_S}^{[0]} \cdot \left(1 - \frac{w_{x,x_S}^{[n]}}{C}\right) \qquad [4.3]$$

$$AntiNet_x^{[n]} = \left(u_{x_S}^{[0]}\right)^2 \cdot w_{x,x_S}^{[n]} \cdot \left(1 - \frac{w_{x,x_S}^{[n]}}{C}\right) \qquad [4.4]$$

$$\Delta w_{x,x_S}^{[n]} = Net_x^{[n]} - AntiNet_x^{[n]} \qquad [4.5]$$

Espressa in questo modo la [4.5] indica una quantità di evoluzione dei pesi del pixel centrale $u_x^{[0]}$ pari alla differenza tra il valore del pixel vicino $u_{x_S}^{[0]}$ contratto e la contrazione pesata del quadrato dello stesso pixel.

La condizione di equilibrio di questo processo è elementare:

$$\Delta w_{x,x_S}^{[n]} = 0 \qquad [4.6]$$

Ciò può avvenire in 3 distinte situazioni che sono tre distinti stati di equilibrio:

$$w_{x,x_S}^{[n]} = C \qquad [4.7]$$

$$u_{x_S}^{[0]} = 0 \qquad [4.8]$$

$$w_{x,x_S}^{[n]} = \frac{1}{u_{x_S}^{[0]}} \qquad [4.9]$$

Da questi tre possibili stati di equilibrio possiamo derivare i tre possibili comportamenti della mappa [4.2] che rappresenta l'evoluzione dinamica dei pesi della CM.

Il caso più semplice è il [4.8]: non c'è nessuna modifica del peso nel caso in cui l'attivazione del pixel $u_{x_S}^{[0]}$ dell'intorno I_x ha valore nullo.

La condizione [4.7] implica una maggiore influenza del termine contrattivo $\left(1 - {w_{x,x_S}^{[n]}}/{C}\right)$ durante l'evoluzione dei pesi e quindi un comportamento asintotico dei pesi verso il valore $w_{x,x_S}^{[n]} = C$.

La condizione [4.9] implica una dominanza del termine $\left(1 - u_{x_S}^{[0]} \cdot w_{x,x_S}^{[n]}\right)$ nell'evoluzione dei pesi e la convergenza al valore di equilibrio $w_{x,x_S}^{[n]} = \frac{1}{u_{x_S}^{[0]}}$.

Il tipo di evoluzione dominante dipende dal valore di attivazione $u_{x_S}^{[0]}$. Il limite di transizione da un comportamento all'altro è il valore $u_{x_S}^{[0]} = \frac{1}{C}$. A sinistra di questo, $u_{x_S}^{[0]} < 1/C$, domina il comportamento del fattore contrattivo $\left(1 - w_{x,x_S}^{[n]}/C\right)$, che più rapidamente tende a zero, e lo stato di equilibrio che si raggiungerà è dettato dal comportamento asintotico dei pesi che tendono al valore $w_{x,x_S}^{[n]} = C$. A destra, $u_{x_S}^{[0]} > 1/C$, domina il fattore $\left(1 - u_{x_S}^{[0]} \cdot w_{x,x_S}^{[n]}\right)$ e lo stato di equilibrio è quindi dettato da $w_{x,x_S}^{[n]} = \frac{1}{u_{x_S}^{[0]}}$, così come rappresentato nella Figura 4.1, in cui sull'asse delle ascisse è rappresentato il valore di attivazione $u_{x_S}^{[0]}$ e su quello delle ordinate il corrispondente valore di $w_{x,x_S}^{[n]}$ al termine dell'evoluzione.

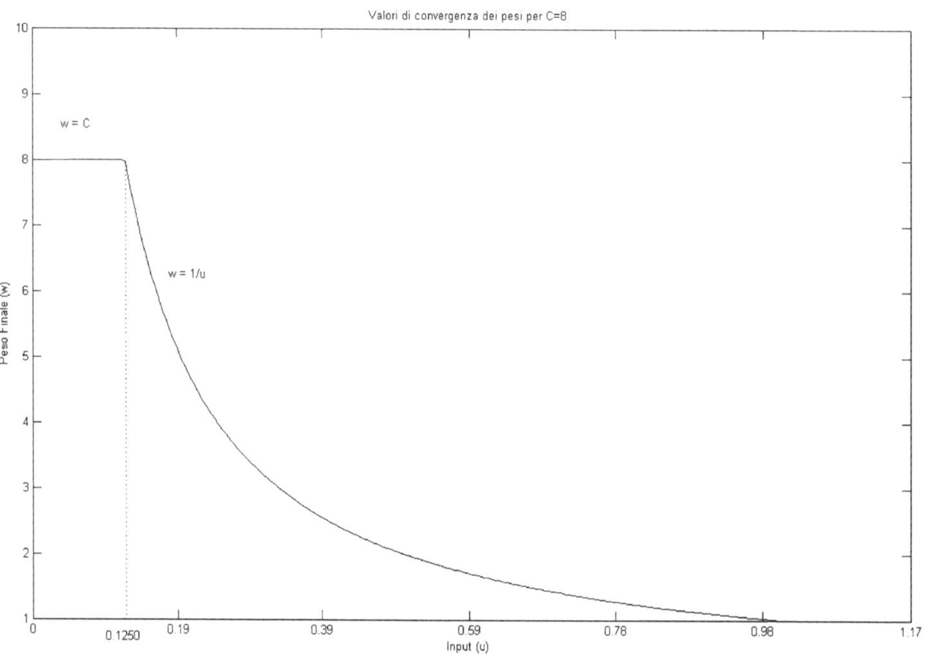

Fig. 4.1. Valore di convergenza dei pesi per C=8

Una ulteriore analisi grafica, riportata nelle Figure 4.2 e 4.3, ci permette di valutare più in dettaglio i due comportamenti della CM durante la definizione dei pesi.

In Figura 4.2 si riporta l'evoluzione temporale di un peso del sistema CM, con valore di attivazione del pixel dell'intorno I_x pari a $u_{x_S}^{[0]} = 0.55$. Si nota che l'elemento che domina il prodotto $\left(1 - \frac{w_{x,x_S}^{[n]}}{C}\right)\left(1 - u_{x_S}^{[0]} \cdot w_{x,x_S}^{[n]}\right)$ è evidentemente il secondo termine.

Nel caso della Figura 4.3, il valore di attivazione dello stesso pixel è $u_{x_S}^{[0]} = 0.1$: il termine dominante è il primo anche se non in maniera così decisa come nel caso precedente.

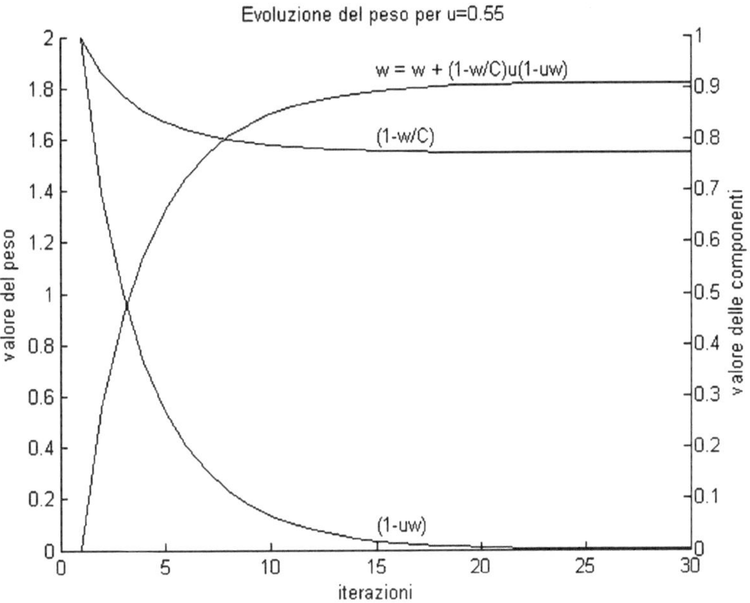

Fig. 4.2. Evoluzione temporale di un peso del sistema CM per u=0.55

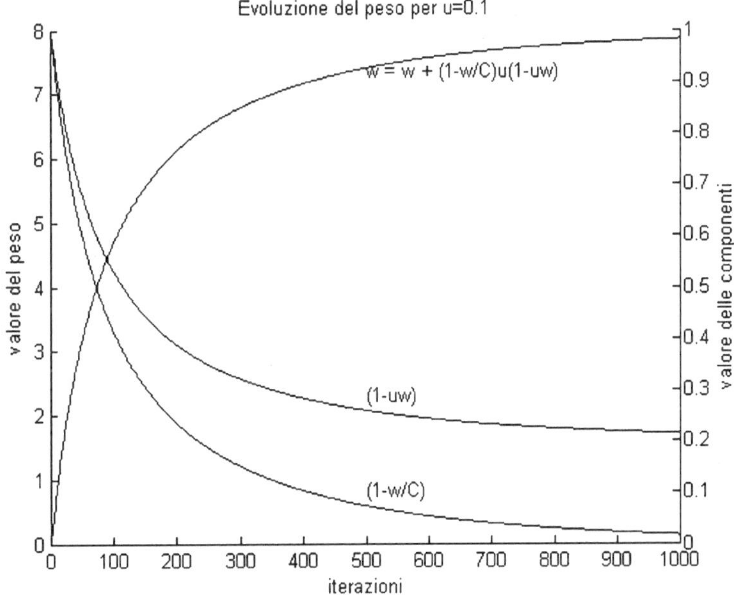

Fig. 4.3. Evoluzione temporale di un peso del sistema CM per u=0.1

È importante sottolineare che l'evoluzione dinamica del peso muta comportamento in modo sfumato da una tipologia all'altra, rispetto al valore $u_{x_S}^{[0]} = 1/C$, dove le due componenti che determinano la correzione dei pesi sono identiche. Questo suggerisce che una analisi importante delle CM deve essere svolta considerando non solo i valori dell'immagine processata alla fine dell'evoluzione ma anche gli stadi intermedi dell'evoluzione.

L'immagine che si forma via via ad ogni ciclo di evoluzione è un filmato della *geometria implicita* nella immagine statica assegnata. Essa è rappresentativa della dinamica del *fenomeno* che sottende l'interazione oggetto-energia radiante. In altre parole è la dinamica nascosta del soggetto irradiato.

Una rappresentazione grafica molto semplificata di questa evoluzione dei pesi può rendere chiara la sua complessa dinamica non lineare (Fig. 4.4a-d).

Si supponga che C sia uguale a 8, che w sia inizializzato con un valore prossimo allo zero, che u sia il valore del pixel vicino al pixel di riferimento e che la simulazione lo incrementi in modo lineare da 0 a 1 per intervalli discreti.

I grafici in Figura 4.4 mostrano una rappresentazione campionata e quindi semplificata della legge di evoluzione. Tuttavia, la complessa relazione tra le variabili in gioco è evidente.

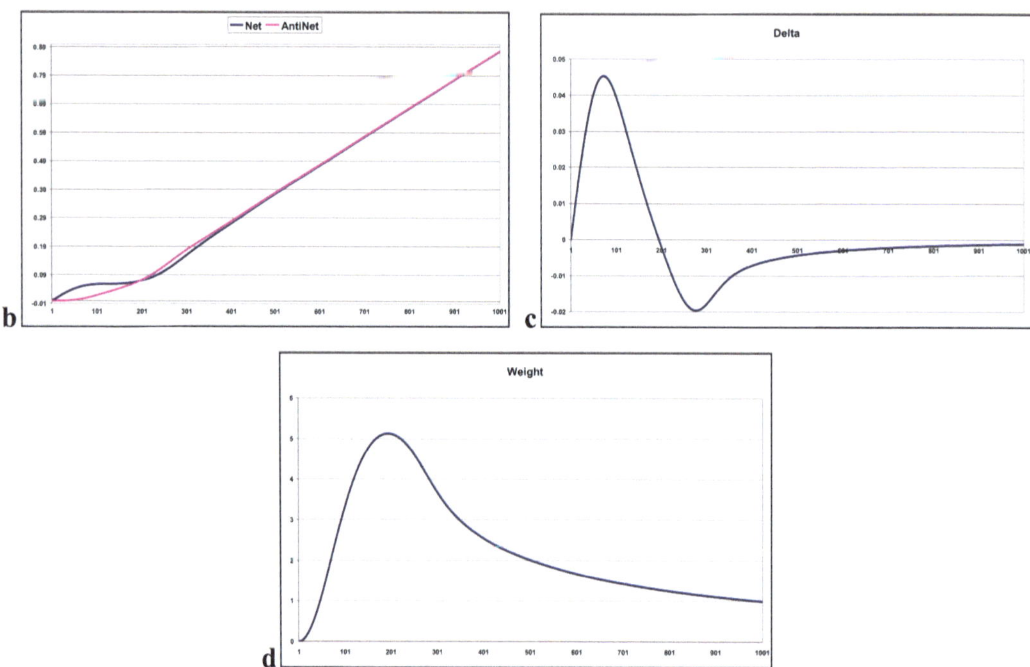

Codice "C" della simulazione:

```
float Incr;
float C,Net,AntiNet;
float u,w,Delta;
float min,max;
Incr=0.001;C=8; max=1.0; min=0.0; w=0.000001;
for(u=min;u<=max;u+=Incr)
  {
    Net=u*(1-w/C); AntiNet=u*u*w*(1-w/C);
    Delta=Net-AntiNet;
    w+=Delta;
  }
```


Fig. 4.4a-d. Rappresentazione campionata della legge di evoluzione. **a** Codice "C" della simulazione; **b** simulazione della funzione che calcola Net e AntiNet (eq. 4.3 e 4.4); **c** evoluzione del Delta; **d** evoluzione dei pesi.

4.1.2 Le funzioni

In questi sistemi il valore di luminosità dei pixel dell'immagine, che scaturisce dall'evoluzione del sistema dinamico che tende al suo attrattore, viene ridefinito nello spazio dei pesi.

Detto P_x il valore di luminosità del pixel (in posizione x) dell'immagine al termine dell'elaborazione in modalità CM, abbiamo:

$$P_x = f(w_{x,x_S}) \qquad [4.10]$$

I sistemi CM prevedono diversi tipi di funzioni per effettuare questa traduzione, ($C = 8$ nel caso di fenomeni bidimensionali con intorni di raggio 1). Detti $w_{x,x_S}^{[n]}$ i pesi della matrice delle *connessioni* mentre evolve verso il suo l'attrattore, le seguenti funzioni possono essere adoperate per la determinazione di ciascun pixel della immagine:

$$P_x^{[n]} = f_1\left(w_{x,x_S}^{[n]}\right) = \frac{\sum_{I_x} w_{x,x_S}^{[n]}}{C}; \qquad \{\text{media}\} \qquad [4.11]$$

$$P_x^{[n]} = f_2\left(w_{x,x_S}^{[n]}\right) = \sqrt{\frac{\left(\frac{\sum_{I_x} w_{x,x_S}^{[n]}}{C} - w_{x,x_S}^{[n]}\right)^2}{C}}; \qquad \{\text{varianza}\} \qquad [4.12]$$

$$P_x^{[n]} = f_3\left(w_{x,x_S}^{[n]}\right) = Max\left(w_{x,x_S}^{[n]}\right); \qquad \{\text{massimo}\} \qquad [4.13]$$

$$P_x^{[n]} = f_4\left(w_{x,x_S}^{[n]}\right) = Min\left(w_{x,x_S}^{[n]}\right); \qquad \{\text{minimo}\} \qquad [4.14]$$

$$P_x^{[n]} = f_5\left(w_{x,x_S}^{[n]}\right) = \sqrt[2]{(x^2 + y^2)}; \qquad \{\text{modulo}\} \qquad [4.15]$$

$$P_x^{[n]} = f_6\left(w_{x,x_S}^{[n]}\right) = \arctan\left(\frac{y}{x}\right); \qquad \{\text{fase}\} \qquad [4.16]$$

$$\begin{aligned} x &= \left(-w_{i-1,j-1} + w_{i-1,j+1} - w_{i+1,j-1} + w_{i+1,j+1}\right)\cdot\frac{\sqrt[2]{2}}{2} - w_{i,j-1} + w_{i,j+1}\ ; \\ y &= \left(w_{i-1,j-1} + w_{i-1,j+1} - w_{i+1,j-1} - w_{i+1,j+1}\right)\cdot\frac{\sqrt[2]{2}}{2} + w_{i-1,j} - w_{i+1,j} \end{aligned} \qquad [4.17]$$

$$P_x^{[n]} = f_7\left(w_{x,x_S}^{[n]}\right) = Q\left(1 - \frac{DW_{x,x_S}^{[n]}}{f_1(w_{x,x_S}^{[n]})}\right); \qquad \{\text{polar}\} \qquad [4.18]$$

$$DW_{x,x_S}^{[n]} = \frac{\frac{1}{2} \cdot \sum_{(i \neq x) \in I_x} \sum_{(j \neq x) \in I_x} (w_{x,i}^{[n]} - w_{x,j}^{[n]})^2}{Q}; \quad [4.19]$$

$$Q = \frac{C(C-1)}{2} \quad [4.20]$$

Ciascuna di queste funzioni esplicita le diverse proprietà che i pixel $u_{x_S}^{[0]}$, dell'intorno I_x nell'immagine assegnata, attribuiscono ad ogni pixel $P_x^{[n]}$ che è posizionato nel loro centro x.

Infatti, ogni peso rappresenta il modo nel quale ogni pixel dell'intorno I_x ha dinamicamente affinato il proprio modo di agire sul pixel centrale dell'immagine assegnata. L'insieme, quindi, dei pesi che lega ogni pixel-agente a quelli del proprio intorno è il modo in cui quel pixel-agente è "percepito" da ciascuno dei pixel del suo stesso intorno.

La [4.11] evidenzia la "percezione media" che i pixel dell'intorno hanno del pixel centrale.

La [4.12] mostra la varianza di tale percezione; il che significa che, quando questa è alta, ogni pixel dell'intorno tende a "percepire" il pixel centrale in modo diverso. Questo succederà quando il pixel centrale si trova nei punti critici del fenomeno visivo (bordi, discontinuità, ecc.).

Le [4.15-16] considerano l'intorno I_x come un campo di forze in cui ogni peso che insiste sul pixel centrale è un vettore, la cui direzione, verso e modulo definiscono una forza di tale campo. La risultante delle forze dell'intorno descrive l'orientamento e la forza di quel pixel centrale all'interno del fenomeno visivo al quale appartiene.

La [4.18] considera utili, ai fini della determinazione del nuovo pixel centrale, le differenze del secondo ordine tra i pesi dell'intorno I_x. È come se la determinazione del valore del pixel della nuova immagine dipendesse da quanto la distanza media quadratica tra i pesi di uno stesso intorno nell'immagine assegnata, è prossima o lontana dalla percezione media che i pixel dell'intorno hanno del proprio pixel centrale.

Queste funzioni, quindi, permettono di "riscrivere" dinamicamente il valore di luminosità di ogni pixel solo in rapporto al modo in cui il proprio contesto locale (l'intorno I_x) lo sta percependo e conseguentemente sta operando su di esso.

4.1.3 Gli algoritmi

Definire la luminosità di ogni pixel in funzione dei pesi significa definire una funzione $h(\cdot)$ che traduca ogni set di C pesi ($C = 8$ nel caso di immagini a 2 dimensioni con intorni di raggio 1) in un valore intero che definirà la luminosità del pixel centrale di quei C pesi.

Si possono immaginare due casi:

a. $h(\cdot)$ è una funzione semplice
b. $h(\cdot)$ è una funzione composta.

Nel primo caso la funzione $f(w)$, vista in precedenza, a meno di una costante, corrisponde già al valore di luminosità del pixel, per cui:

$$P_x = P_x^{[n]} = h(f(w_{x,x_S}^{[n]})) = c \cdot f(w_{x,x_S}^{[n]}) \qquad [4.21]$$

dove c è uno scalare che proporziona il valore della funzione alla gamma delle luminosità disponibili.

La [4.21] esprime la luminosità di ogni pixel P_x come una funzione lineare, h, della funzione dei pesi $f(w)$. Definiamo, quindi, la [4.21] come *Algoritmo di Base.*

Nel secondo caso $h(\cdot)$ è una funzione composta del tipo:

$$P_x = P_x^{[n]} = h\left(f(w_{x,x_S}^{[n]})\right) = \mathrm{mod}\left(f(w_{x,x_S}^{[n]}) \cdot 2^M, 2^M\right) \qquad [4.22]$$

dove 2^M = massima luminosità disponibile nei pixel dell'immagine.

La funzione "modulo", genera però due valori. Quindi, la [4.22] va riscritta come segue:

$$P_x(Quot, Rem) = \mathrm{mod}\left(f(w_{x,x_S}^{[n]}) \cdot 2^M, 2^M\right) \qquad [4.23]$$

Questo modo di procedere va, comunque, spiegato.

Dalla [4.3] sappiamo che ogni peso w non può superare il valore C. Possiamo, quindi, dedurre che i valori di $P_x(Quot)$ sono un insieme chiuso di interi compresi tra 0 e C-1.

$$P_x(Quot) \in \{0, C-1\} \qquad [4.24]$$

Di conseguenza sappiamo anche che i valori di $P_x(Rem)$ sono sempre un insieme chiuso di interi compresi tra 0 e $2^M - 1$:

$$P_x(Rem) \in \{0, 2^M - 1\} \qquad [4.25]$$

È semplice, con opportune operazioni, fare in modo che i due insiemi abbiano gli stessi estremi dell'intervallo:

$$P'_x(Quot) \in \{0, 2^M - 1\} \qquad P'_x(Quot) = c \cdot P_i(Quot) \qquad c = \frac{2^M - 1}{C - 1} \qquad [4.26]$$

È evidente che nel caso 2D, l'eventuale scelta dell'intorno di raggio G = 1 impone un valore del numero di pixel nell'intorno I_x pari a C = 8. Quindi, scalare gli 8 valori di $P_x(Quot)$ per portarli agli stessi valori della massima luminosità 2^M dei pixel dell'immagine, significa associare a ciascuno di questi valori un intervallo di indifferenza di ciascun pixel $P_x(Quot)$ pari a $2^M/8 = 2^8/2^3 = 2^5 = 32$.

A titolo puramente esemplificativo, se con $f(w_{x,x_S})$ intendessimo il contributo di energia che il pixel centrale riceve dal suo intorno, allora l'insieme $P_x(Quot)$ rappresenterebbe le quantità intere alle quali quel pixel sarebbe sensibile e che perciò sarebbe in grado di emettere (energia emessa), mentre $P_x(Rem)$ rappresenterebbe i *resti* inutilizzabili di tale energia, ciò che sarebbe incapace di emettere e che perciò trattiene (energia assorbita).

È come se ogni pixel fosse una cella popolata da un insieme di prigionieri la cui cauzione è sempre un multiplo di un numero intero "n". La particolarità è che il pixel non ha la possibilità di dare il resto quando riceve questi pagamenti. La quantità $f(w_{x,x_S})$ è la quantità di denaro che viene pagata dall'intorno per liberare i prigionieri del pixel x-esimo. In questo senso, $P_x(Quot)$ è il numero di prigionieri liberati in quel pixel, che l'equazione [4.24] esprime sotto forma di luminosità emessa da quel pixel, aggiustata alla gamma di luminosità disponibili in quel contesto [equazione 4.26].

Al contrario, $P_x(Rem)$ è la quantità di denaro che viene trattenuta dal pixel, in quanto eccedente. È il *resto* che non viene restituito e che quindi il pixel assorbe.

L'equazione [4.23] permette, quindi, di conoscere ad ogni instante la quantità $P_x(Rem)$ di energia assorbita da ogni pixel.

L'analogia fisica è evidente; ad esempio: dobbiamo processare una immagine 2D generata da energia di diversa frequenza (ad esempio per $C = M = 8$, con valori da 0 a 255). Tale immagine nei propri pixel conserva uno dei 256 valori compresi tra 0 e 255. Questi valori, elaborati in modalità CM, permettono di conservare nei pixel $P_x(Rem)$ i resti (compresi tra 0 e 255), e nei pixel $P_x(Quot)$ i valori quantizzati solo per quantità intere di 1/32 $(2^8/2^3 = 2^5)$ della frequenza massima. Questo significa che per un pixel dell'immagine che riceve una frequenza crescente da 0 a 255, un pixel $P_x(Quot)$ rifletterà la propria luminosità con una scala di 8 tipi di luminosità nel modo seguente (Fig. 4.5):

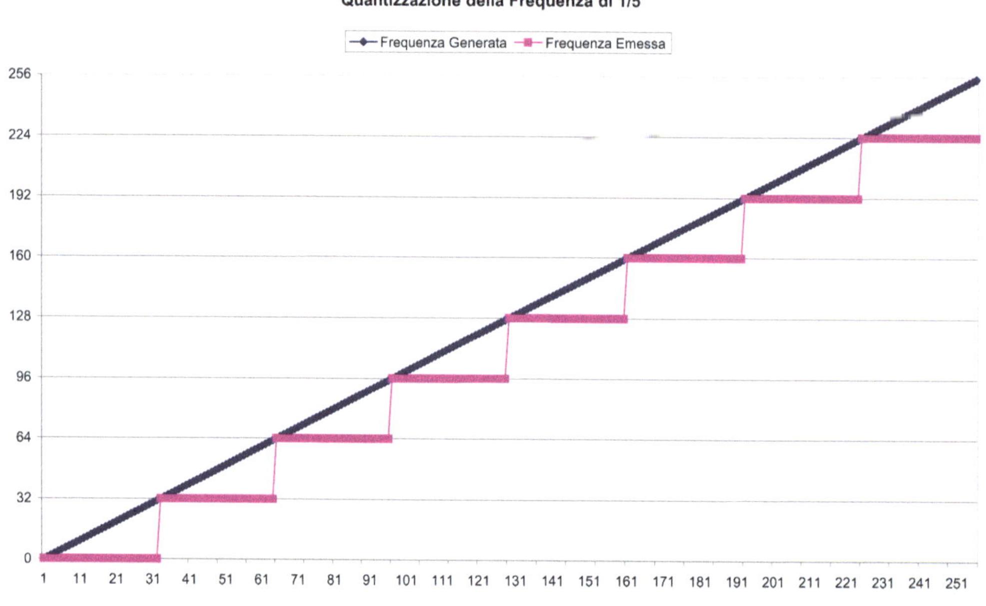

Fig. 4.5. Quantizzazione della frequenza

Se il modo in cui la quantità di luce che impressiona il pixel dell'immagine è frutto anche di quanta luce viene assorbita dal soggetto della foto, possiamo ipotizzare che in modo analogo il pixel dell'immagine trattenga (assorba) parte della intensità luminosa e che tale informazione si conservi nei pesi del suo intorno. Pesi che utilizziamo per generare i pixel $P_x(Quot)$ e $P_x(Rem)$.

La nostra ipotesi è che tale energia assorbita, opportunamente scalata tra 0 e 255, costituirà una *matrice dei resti* e che essa stessa sia una seconda immagine.

Se questa seconda immagine contiene informazioni presenti nella immagine di partenza, magari poco visibili ad occhio nudo, questo potrebbe già significare che la matrice dei resti fa parte del contenuto informativo della immagine stessa. Se, inoltre, questa seconda immagine contiene delle informazioni che sono presenti nel soggetto 3D dal quale l'immagine è stata prodotta, ma non visibili affatto nell'immagine stessa, ciò potrebbe significare che:

1. la *matrice dei resti* ci rivela parti del contenuto informativo del soggetto 3D generato dall'immagine, informazioni presenti nell'immagine stessa che, però, potrebbero essere sotto forma di rumore;
2. che la quantizzazione a grana grossa, che abbiamo simulato sull'immagine 2D, contiene nella matrice dei resti delle *invarianti* delle informazioni perse durante il processo fisico di digitalizzazione dell'immagine del soggetto reale 3D che il sistema dinamico di elaborazione CM, è capace di catturare e rendere disponibile nella *matrice dei resti.*

Se queste ipotesi fossero confermate dalle sperimentazioni, la *matrice dei resti* prodotta dai sistemi CM acquisirebbe un significato fisico importante.

La *matrice dei resti* dei sistemi CM può essere analizzata in modo ancora più sottile. Se consideriamo l'intorno del pixel *x*-esimo, allora è possibile misurare la somma delle differenze di *resto* del pixel con i resti del suo intorno I_x :

$$P(Harmonic)_x = P(Harmonic)_x^{[n]} = c \cdot \sum_{x_S \in I_x} (P(Rem)_x^{[n]} - P(Rem)_{x_S}^{[n]}); \qquad [4.27]$$

La [4.27] potrebbe permettere di capire la distribuzione differenziale dell'energia assorbita di un fenomeno visivo. Quindi le sue proprietà *armoniche.*

Le due nuove equazioni [4.23] e [4.27] esprimono un'idea: l'energia $P_x(Quot)$, che ogni pixel *emette*, a partire dalla energia ricevuta dal suo intorno, e quella $P_x(Rem)$ che *assorbe* definiscono le proprietà salienti di un fenomeno visivo, quali bordi e qualità dei tessuti. In pratica, è come se ogni immagine nascondesse al suo interno altre due immagini non visibili nell'immagine assegnata se non, probabilmente, come rumore. La CM le riesce ad estrarre e a renderle visibili.

Definiamo, pertanto, queste due nuove equazioni *Algoritmi Evoluti* del sistema CM.

Una delle idee di base che ha portato a determinare questa famiglia di algoritmi è stata quella di ipotizzare che ciascun pixel dell'immagine avesse un rumore simile e prossimo a quello che inseriamo nei pixel $P_x(Quot)$ quando si opera la scalatura. Si suppone, cioè, che parte dell'informazione della luce incidente e riflessa dell'oggetto fotografato, che va persa nella quantizzazione dell'immagine, sia recuperabile.

In pratica, alla base degli algoritmi c'è un processo elaborativo che si comporta come se esistesse un isomorfismo tra il modo col quale il pixel quantizza l'energia del fascio che su di esso incide e il modo in cui il sistema CM quantizza il contributo dell'energia dei pesi del pixel stesso. Detto in estrema sintesi, è come se valesse una proporzione aurea del tipo:

$$\begin{bmatrix} \text{luce riflessa} \\ \text{che impressiona} \\ \text{il pixel} \end{bmatrix} : \begin{bmatrix} \text{luminosità espressa} \\ \text{dal pixel} \\ \text{dell'immagine} \end{bmatrix} = \begin{bmatrix} \text{luminosità espressa} \\ \text{dal pixel} \\ \text{dell'immagine} \end{bmatrix} : \begin{bmatrix} \text{luminosità espressa} \\ \text{dal pixel} \\ P_{x_S}(Quot) \end{bmatrix}$$

Di seguito mostriamo alcune elaborazioni del sistema CM (Figg. 4.6 - 4.12).

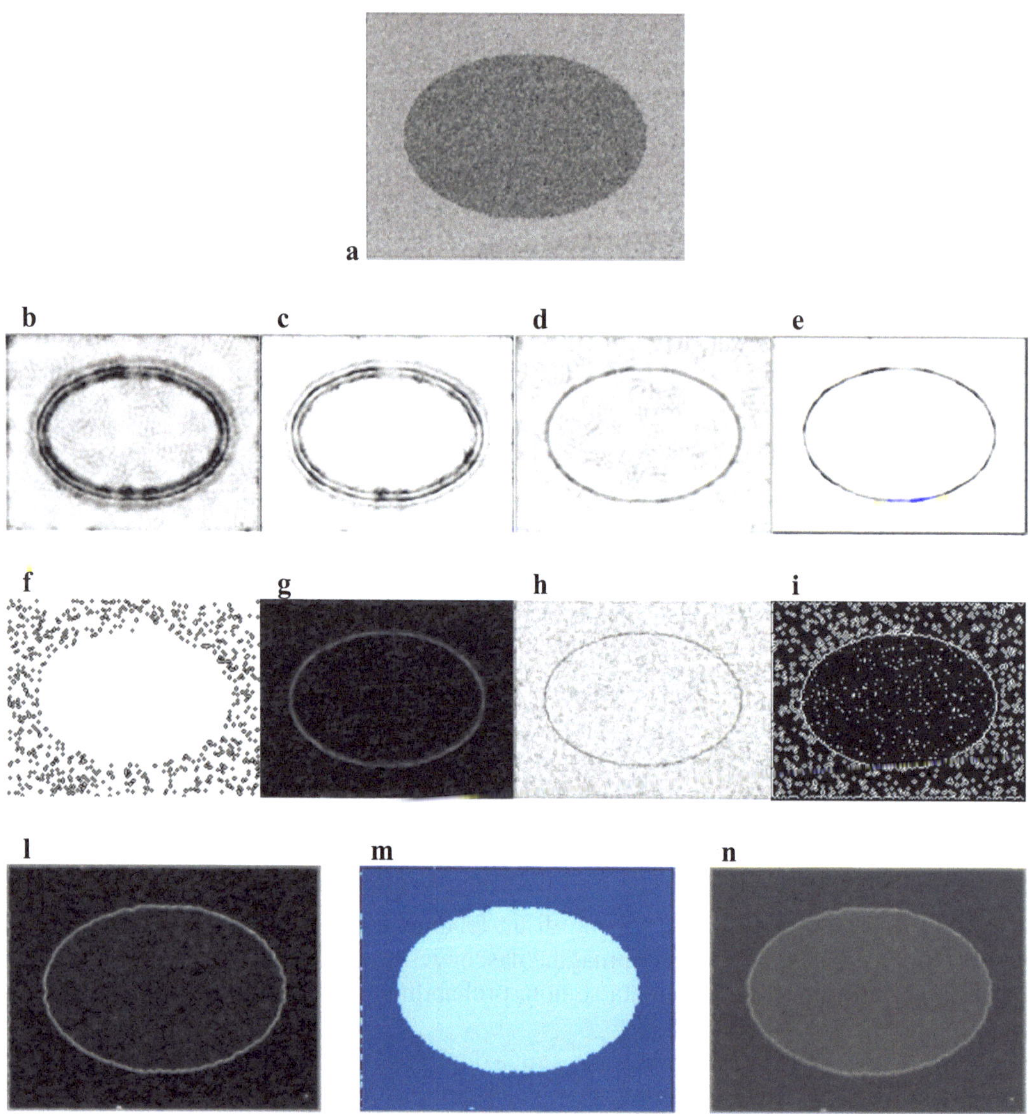

Fig. 4.6a-n. Ellissi (da Hansen T, Neumann H (2004) A simple cell model with dominatine opponent inhibition for robust image processing. Neural Networks 17:647-662). **a** Sorgente; **b** quasi-linear; **c** quasi-linear with DOI; **d** non-linear; **e** non-linear with DOI; **f–i** diversi tentativi di filtraggio con PhotoShop 7.0 e PhotoStudio 5.0; **l** elaborazione con CM Harmonic (contorni); **m** CM Quot (segmentazione); **n** CM Quot & Harmonic

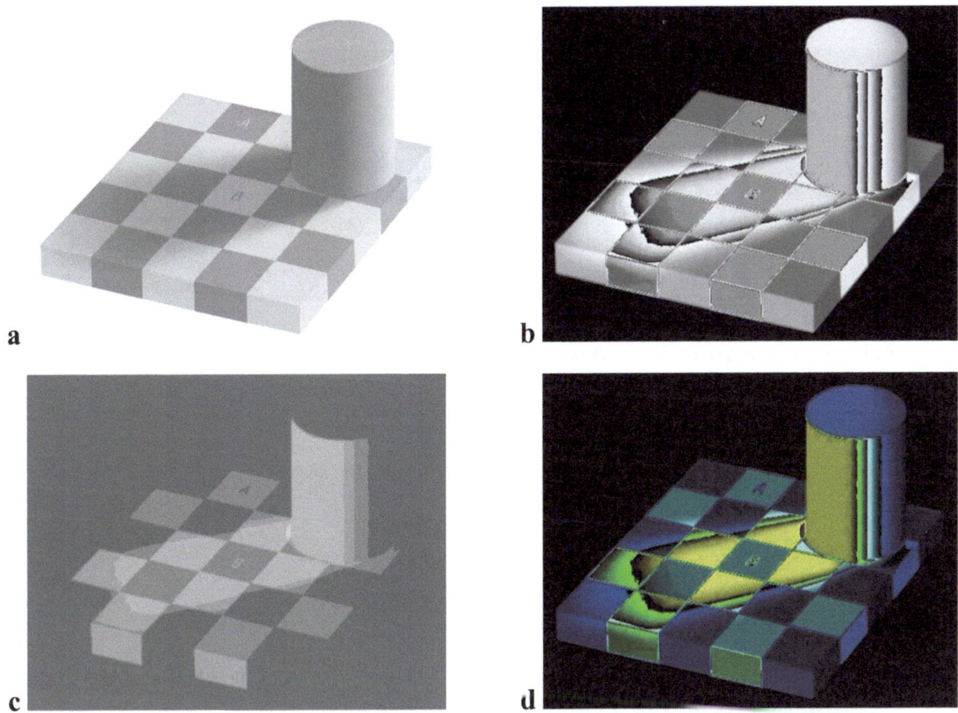

Fig. 4.7a-d. Scacchi. a Sorgente; **b** CM Rem; **c** CM Quot; **d** CM Rem&Quot. Notare in CM Rem la scomparsa dell'illusione cromatica e il contorno dell'ombra

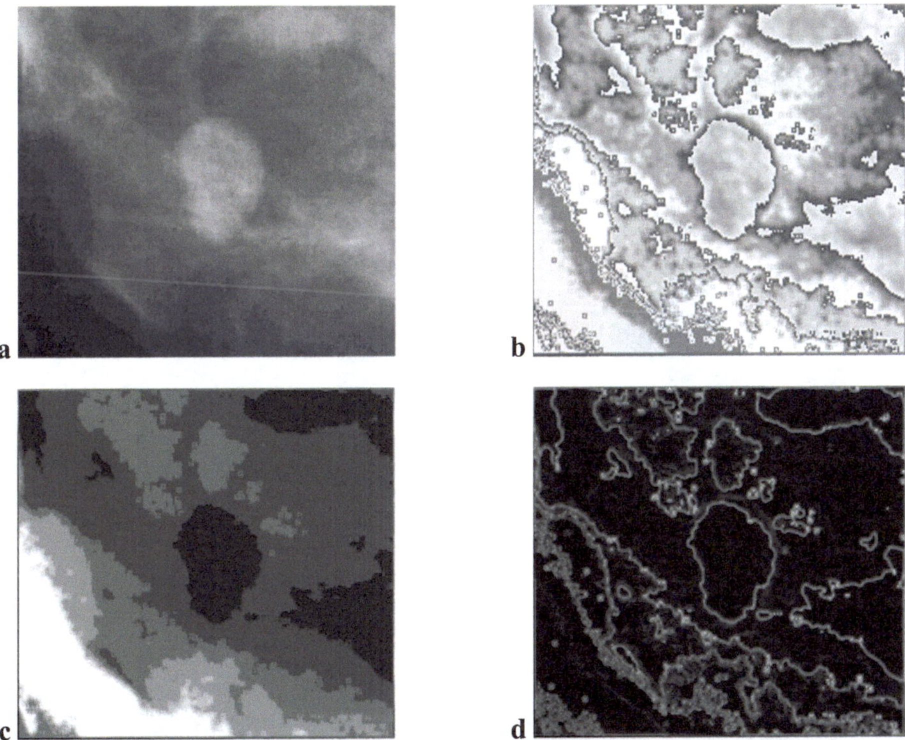

Fig. 4.8a-d. Raggi X: tumore benigno al seno. a Sorgente; **b** CM Rem; **c** CM Quot; **d** CM Harmonic. Notare in CM Quot e Harmonic la precisa definizione della forma tumorale e, in CM Rem, della sua struttura interna

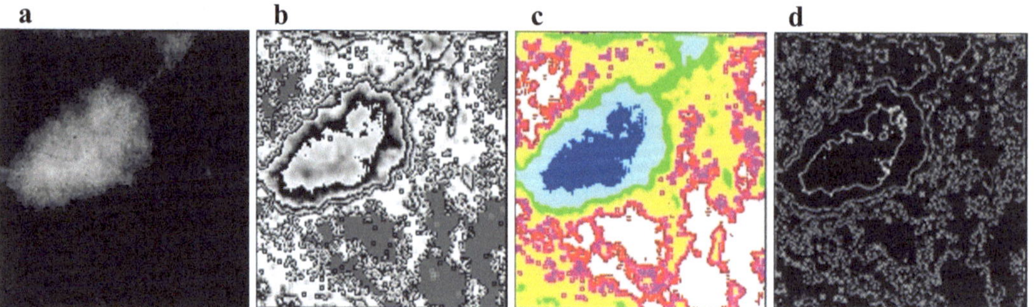

Fig. 4.9a-d. Raggi X: tumore maligno al seno. **a** Sorgente; **b** CM Rem; **c** CM Quot; **d** CM Harmonic. Notare il dettaglio della forma irregolare del tumore e della zona infiammatoria intorno ad esso

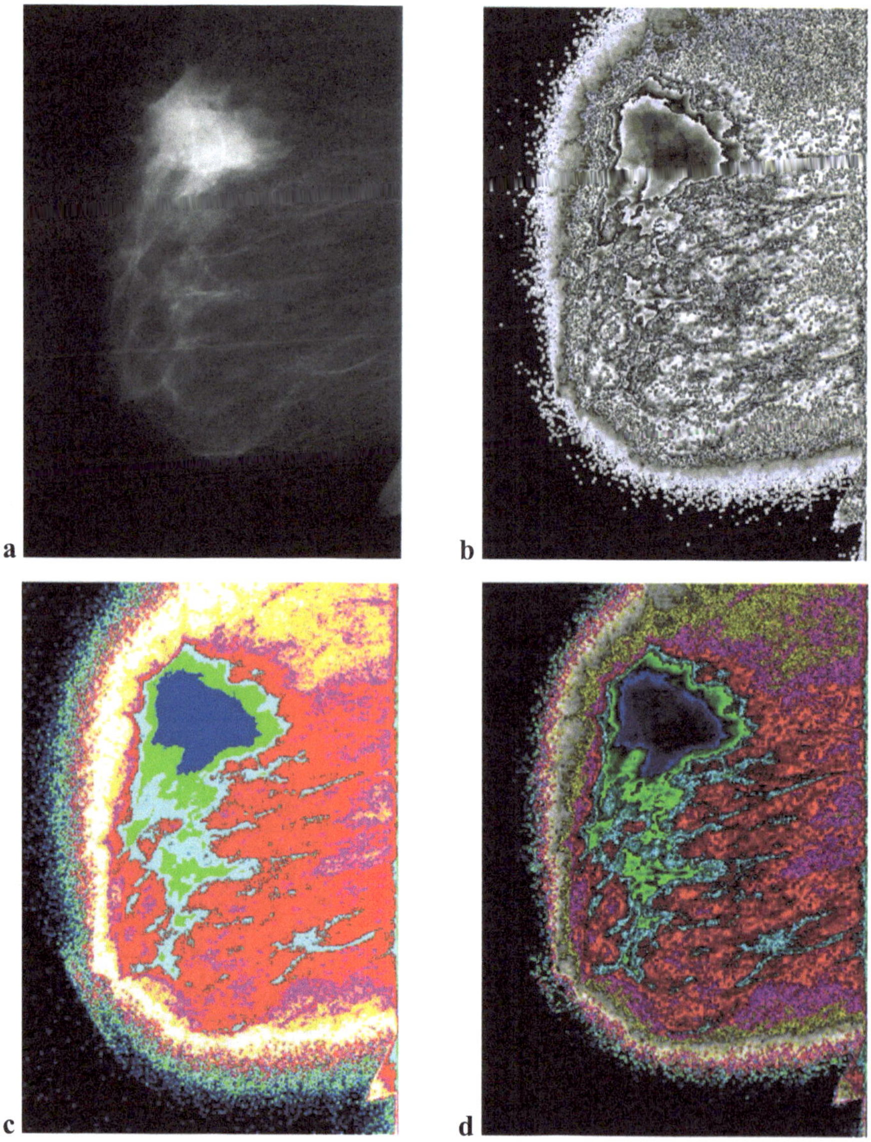

Fig. 4.10a-d. Raggi X: masse tumorali (Progetto Calma, Istituto Nazionale di Fisica Nucleare). **a** Sorgente; **b** CM Rem; **c** CM Quot; **d** CM Rem & Quot

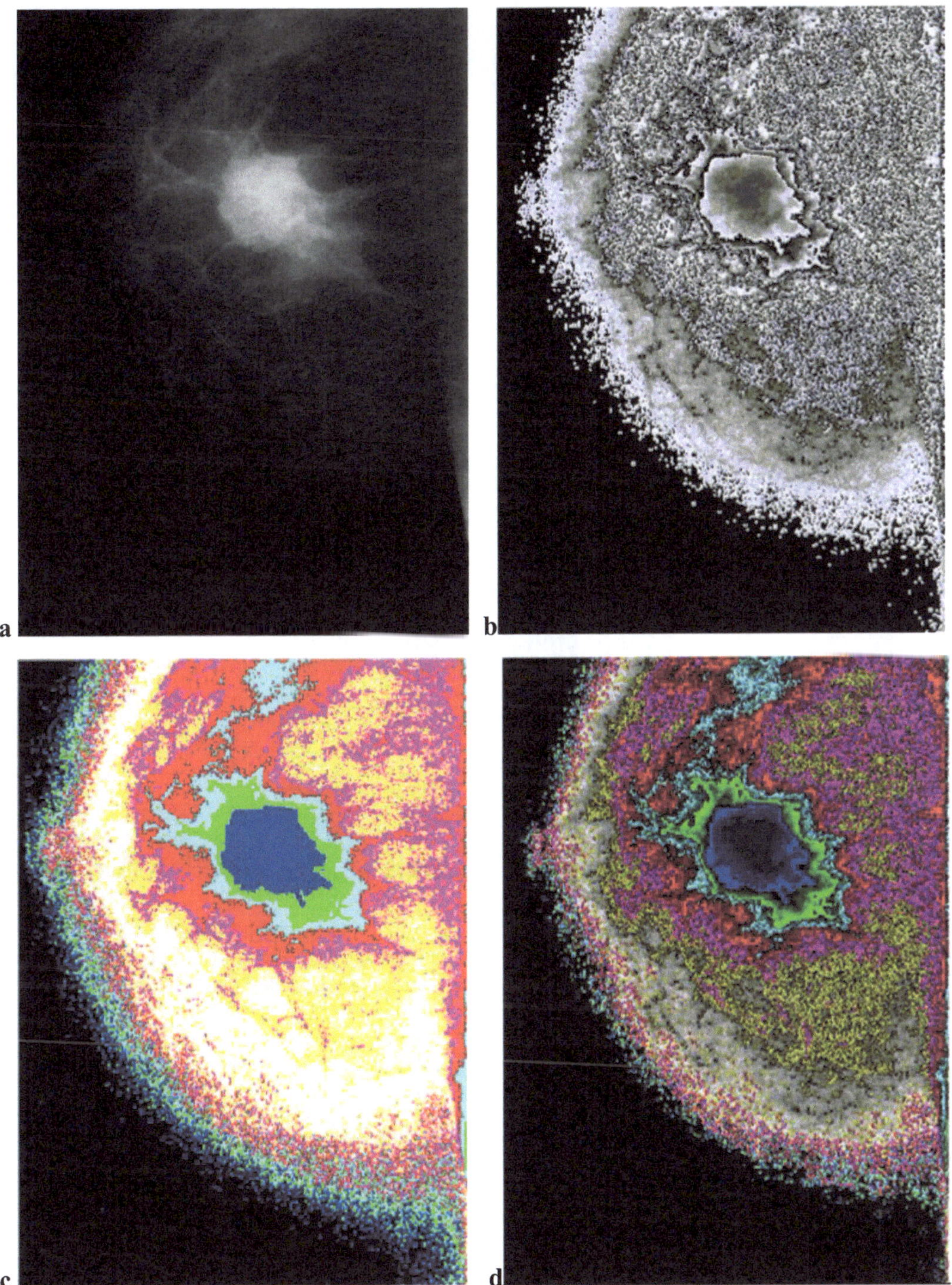

Fig. 4.11a-d. Raggi X: masse tumorali (Progetto Calma, Istituto Nazionale di Fisica Nucleare). **a** Sorgente; **b** CM Rem; **c** CM Quot; **d** CM Rem & Quot

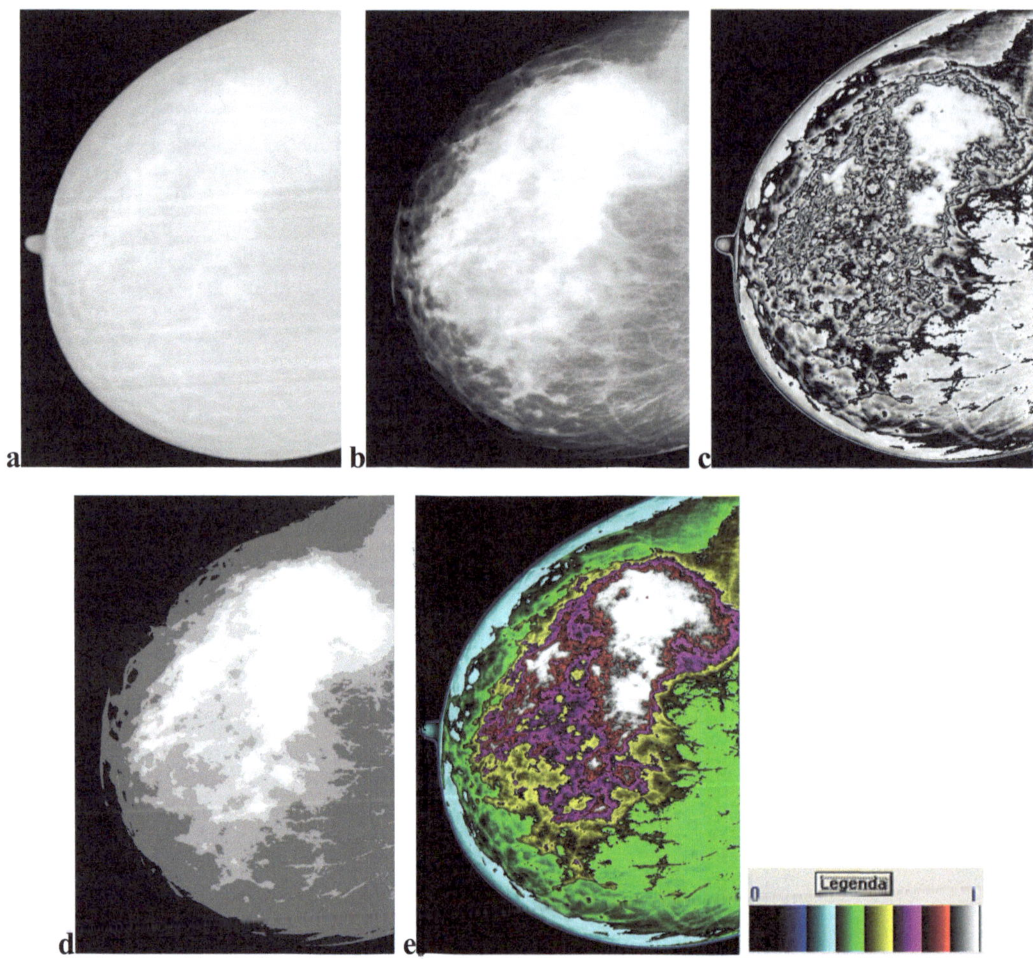

Fig. 4.12a-e. Raggi X digitali: masse tumorali (Progetto Calma, Istituto Nazionale di Fisica Nucleare). **a** Sorgente; **b** equalizzata con Adobe PhotoShop ver 7.0; **c** CM Rem; **d** CM Quot; **e** CM Rem & Quot. Notare in CM Rem&Quot la segmentazione dei tessuti e il miglioramento della qualità dell'immagine (per i colori vedi legenda)

4.2 La Local Sine

Come per le CM anche per le *Local Sine*, partendo dalle unità fisse (pixel) $u_x^{[0]}$ dell'immagine assegnata, si genera ad ogni ciclo di evoluzione una nuova immagine i cui pixel non partecipano alla determinazione delle correzioni dei pesi. I pixel dell'immagine assegnata restano *fissi* ai loro valori iniziali $u_x^{[0]}$ e sono usati, per correggere la matrice dei pesi inizializzata ad un valore prossimo a zero.

Ad ogni ciclo, sulla base dei valori dei pixel dell'immagine iniziale e dei relativi intorni, si corregge la matrice dei pesi e, con questa, si modifica anche l'immagine che si va formando. Si prosegue nei cicli successivi usando la matrice dei pesi aggiornata e la matrice delle *unità fisse*. Si aggiornano sia la matrice dei pesi che la matrice dei pixel della nuova immagine. Così si prosegue fin quando il sistema dinamico *Local Sine* non raggiunge il proprio attrattore e il filmato della nuova immagine si arresta su una configurazione definitiva.

I pixel dell'immagine elaborata si ottengono con lo stesso criterio metodologico adottato per le CM. In pratica, applicando ai pesi di ciascun intorno una delle funzioni non lineari [4.10-20] e, successivamente, uno degli algoritmi [4.21-27] visti.

L'idea che ha spinto a disegnare gli organismi *Local Sine* è stata il considerare i diversi pixel di una immagine come tanti oscillatori indipendenti il cui obiettivo è sincronizzarsi.

Il valore di luminosità di ogni pixel viene assunto come la frequenza fissa di quel pixel, mentre le *connessioni* che arrivano e che escono da quello stesso pixel possono venire assunte come le nuove frequenze che devono permettere a quel pixel di sincronizzare la propria luminosità con quella che riceve e invia ai pixel vicini del proprio intorno.

Diciamo $P_x^{[0]} = u_x^{[0]}$ il pixel in posizione x dell'immagine assegnata e $P_{x_S}^{[0]} = u_{x_S}^{[0]}$ i pixel del suo intorno I_x^G di raggio G. Diremo, in modo del tutto analogo, $P_x = P_x^{[\infty]} = P_x^{[n]}$ il pixel (nella stessa posizione x) dell'immagine al termine dell'elaborazione in modalità *Local Sine* se l'attrattore è raggiunto dopo n cicli.

$$\sin\left(u_x^{[0]}\right) \text{ e } \sin\left(u_x^{[0]} \cdot \frac{w_{x_S,x}^{[n]} + w_{x,x_S}^{[n]}}{2} \right) \; ; \forall (x, x_S) \in I_x^G \qquad [4.28]$$

sono le oscillazioni che il sistema dinamico *Local Sine* deve sincronizzare, dove: x è la posizione del pixel centrale di intorno I_x^G; $u_x^{[0]} \in [0,1]$, come detto, è il pixel centrale dell'immagine assegnata – unità fissa.

Le due oscillazioni tenderanno a sincronizzarsi man mano che il sistema evolverà verso il proprio attrattore facendo in modo che il tutto sia riconducibile ad una equazione del tipo:

$$\sin u = \sin ku \qquad [4.29]$$

quindi:

$$\sin\left(u_x^{[0]}\right) = \sin\left(u_x^{[0]} \cdot \frac{w_{x_S,x}^{[n]} + w_{x,x_S}^{[n]}}{2} \right) \; ; \forall (x, x_S) \in I_x^G \qquad [4.30]$$

Il baricentro dei pesi k sarà la nuova pulsazione da sincronizzare, se si considera la lunghezza $u_x^{[0]}$ (luminosità del pixel dell'immagine assegnata) la dimensione lungo cui viaggia l'onda che va a sincronizzarsi con l'onda di pulsazione unitaria.

Da un punto di vista concettuale la [4.30] afferma che la frequenza di ogni pixel dell'immagine assegnata deve armonizzarsi con la frequenza di ciò che quel pixel *fa* e *riceve* dai suoi vicini. È come dire: quello che dai e che ricevi è quello che sei.

La *Local Sine*, quindi, è un sistema ACM la cui funzione obiettivo E da minimizzare, per immagini 2D, è la seguente:

$$E = \frac{1}{2} \cdot \sum_{x \in \{I_x^G\}} \sum_{x_S \in I_x^G} \left(\sin\left(u_x^{[0]}\right) - \sin\left(u_x^{[0]} \cdot \frac{1}{2} \cdot \left(w_{x_S,x}^{[n]} + w_{x,x_S}^{[n]} \right) \right) \right) \quad \forall x \in \{I_x^G\}, \forall x_S \in I_x^G \qquad [4.31]$$

dove: x è la posizione centrale dell'intorno I_x^G; $\{ I_x^G \}$ sono tutti gli intorni a raggio G, delle varie coordinate possibili di x (assunte come posizioni dei pixel dell'immagine assegnata). La notazione $x \in \{I_x^G\}$, usata come pedice della prima sommatoria, intende dire che l'indice variabile è la posizione centrale di ciascun intorno che ad ogni ciclo si sposta fino ad aver completato il ricoprimento dell'immagine assegnata. La notazione $x_S \in I_x^G$ indica le posizioni dei pixel dell'intorno di x, escluso x stesso.

La *Local Sine* suppone, quindi, un sistema di equazioni ricorsive basato sulla tecnica del "gradiente discendente" che, applicato ad ogni pixel dell'immagine, per calcolare il valore di correzione dei pesi, prende la seguente forma:

$$Net_{x,x_S}^{[n]} = u_x^{[0]} \cdot \frac{1}{2} \cdot \left(w_{x_S,x}^{[n]} + w_{x,x_S}^{[n]} \right) \quad \forall (x, x_S) \in I_x^G \qquad [4.32]$$

$$S_{x,x_S}^{[n]} = \sin\left(Net_{x,x_S}^{[n]}\right) - \sin\left(u_x^{[0]}\right) \qquad [4.33]$$

$$\Delta w_{x,x_S}^{[n]} = -S_{x,x_S}^{[n]} \cdot \cos\left(S_{x,x_S}^{[n]}\right) \cdot u_x^{[0]} \qquad [4.34]$$

$$w_{x,x_S}^{[n+1]} = w_{x,x_S}^{[n]} + \Delta w_{x,x_S}^{[n]} . \qquad [4.35]$$

Le equazioni descritte [4.32-35] definiscono la *legge di evoluzione* dei pesi della *Local Sine*.

Come per i sistemi a connessioni dinamiche visti in precedenza (vedi "Le mappe contrattive locali - CM"), nel caso di immagini a due dimensioni, con $G = 1$, gli 8 pesi di ogni pixel possono essere riproiettati nello spazio dei pixel stessi tramite le funzioni descritte nelle equazioni [4.10-20] e, successivamente, ogni pixel ridefinito tramite uno specifico algoritmo più o meno complesso [vedi equazioni 4.21-27]. Per semplificare l'analisi del comportamento della *Local Sine* possiamo limitarci ad esaminare il comportamento di due nodi u e v con le rispettive connessioni (Fig. 4.13). Il primo, posto nella posizione centrale x, e il secondo, in una qualunque delle 8 posizioni x_S restanti nell'intorno I_x.

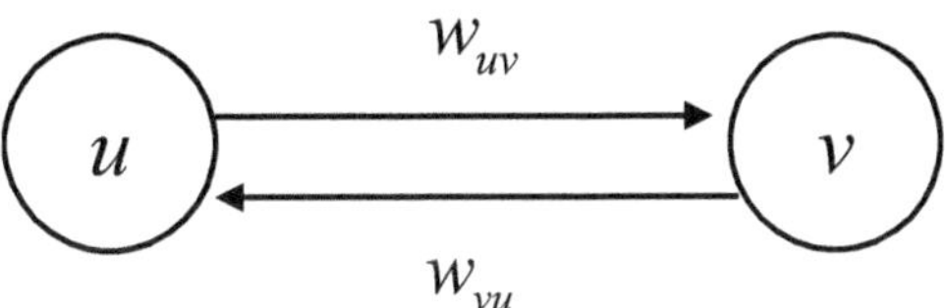

Fig. 4.13. Due nodi e rispettive connessioni

Ponendo, per semplicità di notazione, $u = u_x^{[0]}$ come pixel in posizione centrale x e $v = v_{x_S}^{[0]}$ per i pixel rimanenti del suo intorno I_x, possiamo anche porre $w_{uv}^{[n]} = w_{x,x_S}^{[n]}$ e $w_{vu}^{[n]} = w_{x_S,x}^{[n]}$, e riscrivere le equazioni [4.32-35]:

$$Net_{uv}^{[n]} = \frac{1}{2} u^{[0]} \left(w_{uv}^{[n]} + w_{vu}^{[n]} \right); \quad \forall (x, x_S) \in I_x \qquad [4.36]$$

$$S_{uv}^{[n]} = \sin\left(Net_{uv}^{[n]}\right) - \sin(u^{[0]}) \qquad [4.37]$$

$$\Delta w_{uv}^{[n]} = -S_{uv}^{[n]} \cdot \cos\left(S_{uv}^{[n]}\right) \cdot u; \quad \forall (x, x_S) \in I_x \qquad [4.38]$$

$$w_{uv}^{[n+1]} = w_{uv}^{[n]} + \Delta w_{uv}^{[n]} \qquad [4.39]$$

La condizione di convergenza della [4.39], $\Delta w_{uv}^{[n]} = 0$, implica 3 possibili stati di equilibrio:

$S_{uv}^{[n]} = \frac{\pi}{2} \pm k\pi$, per k intero.

Oppure: $S_{uv}^{[n]} = 0$, che include anche la terza possibilità $u = 0$.

Segue che:

$$\sin\left(\frac{1}{2} u \left(w_{uv}^{[n]} + w_{vu}^{[n]} \right) \right) = \sin(u)$$

- per $u \neq v \neq 0$, segue $w_{uv}^{[n]} + w_{vu}^{[n]} = 2 \pm \frac{4k\pi}{u}$, per k intero;
- per $u = 0, v \neq 0$, segue $w_{uv}^{[n]} = w_{uv}^{[1]} = w_{uv}^{[0]}$, ovvero tale peso resta al valore di inizializzazione, mentre $w_{vu}^{[n]}$ resta al valore $w_{vu}^{[n]} = w_{vu}^{[1]} = 2 \pm \frac{4k\pi}{v} - w_{uv}^{[0]}$ calcolato quando l'unità v era nella posizione centrale dell'intorno;
- per $u \neq 0, v = 0$, segue $w_{uv}^{[n]} = w_{uv}^{[1]} = 2 \pm \frac{4k\pi}{u^{[0]}} - w_{vu}^{[0]}$, perché w_{vu} resta al valore di inizializzazione $w_{vu}^{[n]} = w_{vu}^{[1]} = w_{vu}^{[0]}$, ad esempio $w_{vu}^{[0]} = 0.01$.

Per $u \neq 0, v \neq 0$, la situazione è più complessa ed è descritta da un equazione in u e v di cui riportiamo il grafico (Fig. 4.14) ottenuto campionando lo spazio bidimensionale con i campioni: $U \times V$ con $U(u = 0,0.01,...,1)$ e $V(v = 0,0.01,...1)$.

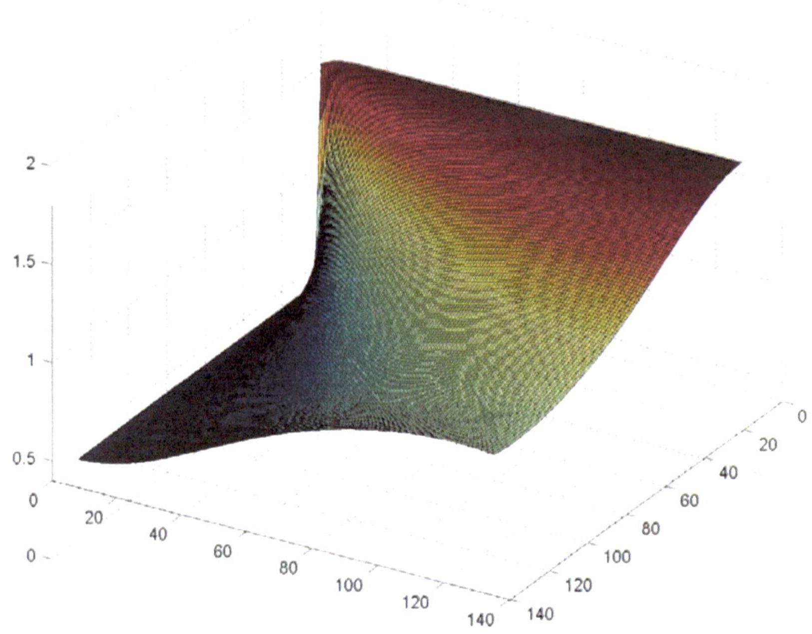

Fig. 4.14.

Di seguito mostriamo alcune immagini elaborate con il sistema Local Sine (Fig. 4.15-4.17).

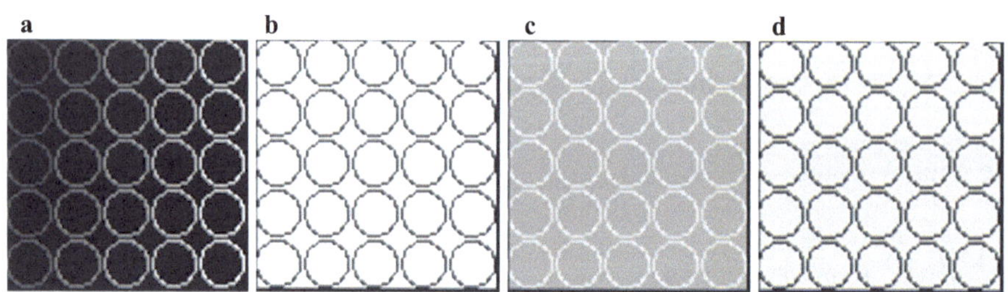

Fig. 4.15a-d. Cerchi vuoti. **a** Sorgente; **b** elaborazione con Local Sine Base (media dei pesi); **c** Local Sine Base (varianza dei pesi); **d** Local Sine Quot (media dei pesi)

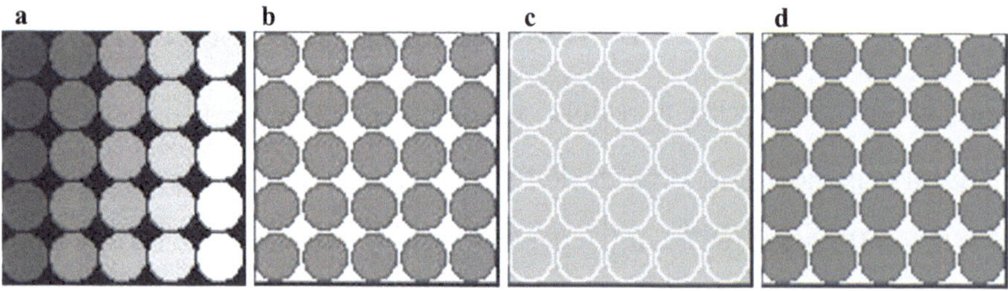

Fig. 4.16a-d. Cerchi pieni. **a** Sorgente; **b** elaborazione con Local Sine Base (media dei pesi); **c** Local Sine Base (varianza dei pesi); **d** Local Sine Quot (media dei pesi)

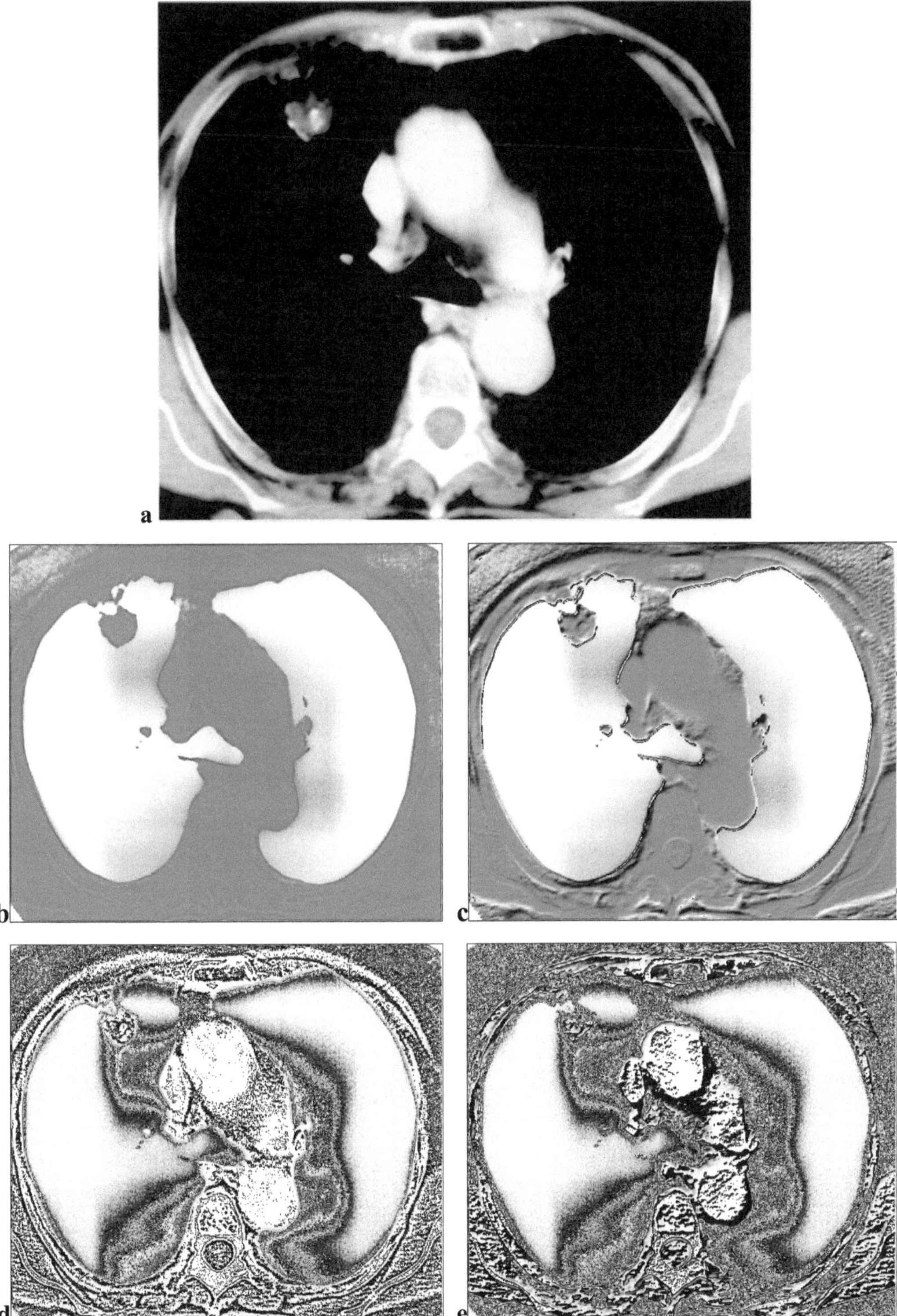

Fig. 4.17a-i. TC – Tumore maligno al polmone (per gentile concessione del Prof. D. Caramella, Università di Pisa). **a** Sorgente; **b-c** Local Sine Base (media e modulo dei pesi), notare l'apparire di informazioni invisibili nell'immagine sorgente; **d-e** Local Sine Rem (media e modulo dei pesi), notare le deformazioni del tessuto polmonare dovute, forse, al tumore; **continua a pag. 58** →

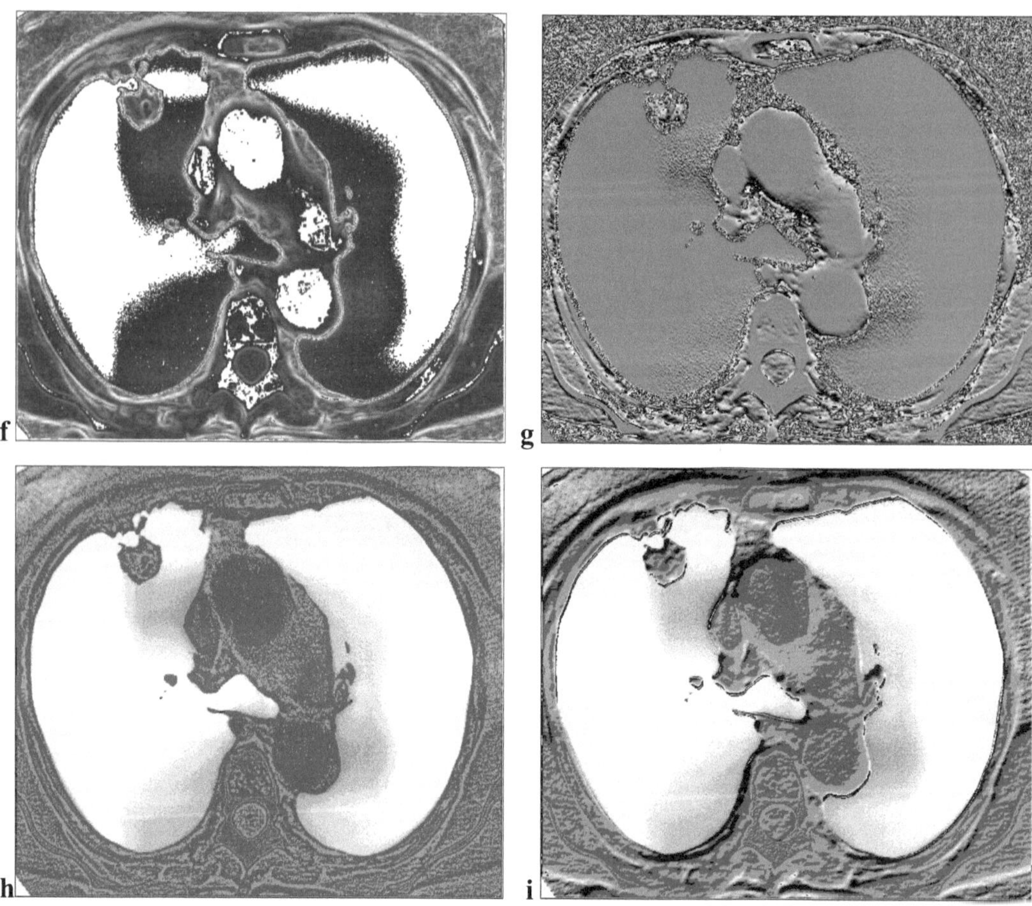

Fig. 4.17a-l. **cont. da pag. 57.** **f-g** Local Sine Rem (varianza e fase dei pesi); **h-i** Local Sine Quot (media e modulo dei pesi); in queste 4 figure notare la segmentazione spontanea del tessuto in due aree e il cambio di *texture* dell'immagine nelle zone di possibile sofferenza (**g**)

4.3 La Pop Net

I sistemi ACM finora esaminati considerano il pixel come l'unità discriminante più piccola di una immagine.

Il sistema che ora introduciamo spacca, dal punto di vista matematico, il pixel e lo trasforma in un organismo reticolare composto da una "rete di elementi adattivi". Questa trasformazione di ogni pixel in una rete trasforma a sua volta l'intera immagine in una popolazione di reti (da cui il nome *Pop Net*).

Perché ogni pixel sia realmente articolato in più sotto-unità sono necessarie 3 condizioni:

a. che ogni pixel si possa trasformare in un vettore di componenti maggiori di 1;
b. che le varie componenti interagiscano solo tra di loro e non con le altre componenti di altri pixel della stessa immagine;
c. che tra ogni pixel di partenza e il suo pixel-vettore di arrivo esista una relazione biunivoca.

Nella *Pop Net* ogni pixel in posizione x di una immagine assegnata, viene trasformato in un vettore composto da esso stesso e dai suoi pixel vicini, ovvero da tutti quelli appartenenti all'intorno I_x^G di raggio G della propria posizione x. Nel caso di una immagine 2D e di un intorno di raggio $G = 1$, dette i e j le coordinate della posizione x del pixel assegnato, il vettore che ad esso si associa è composto dalle 9 componenti pixel giacenti nell'intorno I_x^G:

$$P_x^{[0]} = Pixel_{i,j} \Rightarrow \begin{Bmatrix} Pixel_{i-1,j-1}, Pixel_{i-1,j}, Pixel_{i-1,j+1}, Pixel_{i,j-1}, Pixel_{i,j}, \\ Pixel_{i,j+1}, Pixel_{i+1,j-1}, Pixel_{i+1,j}, Pixel_{i+1,j+1} \end{Bmatrix} \quad [4.40]$$

In generale, nella *Pop Net* ogni pixel sarà trasformato in una rete il cui input è costituito dai pixel posizionati in I_x^G, ovvero dai pixel del vettore sopra definito. Tale input avrà una cardinalità pari a N:

$$N = NumInput = (2 \cdot G + 1)^D \quad [4.41]$$

dove G = raggio dell'intorno e D = numero di dimensioni dell'immagine; N è in pratica il numero di punti (o posizioni) contenuti nell'intorno I_x^G.

L'obiettivo della *Pop Net* consiste nel costringere ogni pixel dell'immagine a rappresentarsi il modo in cui questo *vede* i suoi pixel vicini e il modo in cui questo *crede* che i pixel a lui vicini *vedano* gli altri del suo intorno.

A tale scopo la *Pop Net* è fondata su un tipo di rete particolare che abbiamo definito *Auto Associative Contractive Map* (*Auto CM*). La *Pop Net* è, per quanto detto, formata da tante *Auto CM* quanti sono i pixel dell'immagine assegnata.

La rete *AutoCM* ha la proprietà di poter rappresentare, nei pesi di un suo strato interno di nodi, le informazioni di relazione tra i nodi vicini che, nel caso ACM, sono proprio i pixel. Raggruppate opportunamente queste informazioni rappresentano il *prototipo* delle relazioni locali tra i pixel di uno stesso intorno e sono chiamate *codebook*.

Nella *Pop Net* ogni pixel dell'immagine diventa una *Auto CM* che in modo indipendente da ogni altra si rilassa sul proprio attrattore secondo specifiche equazioni.

In pratica, per ogni pixel dell'immagine assegnata calcoliamo i valori dei nodi e dei pesi della *Auto CM* ad esso associata e infine gli N valori dei *codebook* F_i (i = 1, 2, ..., N).

Questi rappresentano le N viste che è possibile considerare per generare ciascun pixel della nuova immagine partendo da ciascun pixel dell'immagine iniziale valutato col rispettivo intorno I_x^G.

La rete *Auto CM* è un nuovo tipo di rete non supervisionata, in grado di apprendere e generalizzare in modo inedito i dati che riceve in input. Questa rete è stata ideata da Massimo Buscema durante gli anni novanta [Buscema M (2000) Squashing Theory and Contractive Map Network. TP 23, Semeion, Roma] ed è stata opportunamente sviluppata nel 2004. Date le potenzialità di questo nuovo modello ne forniamo una specifica trattazione.

4.3.1 Apprendimento di una Auto Associative Contractive Map

La *Auto CM* ha una architettura a tre strati: uno strato di input, dove il segnale viene catturato dall'ambiente, uno strato hidden, dove il segnale viene modulato all'interno della *Auto CM*, ed uno strato di output, tramite il quale la *Auto CM* agisce sull'ambiente in relazione agli stimoli in precedenza ricevuti (Fig. 4.18). Detto N il numero di input, ogni strato è composto di N unità. La *Auto CM* è composta, quindi, di $3N$ unità.

Le connessioni tra lo strato di input e lo strato hidden sono monodedicate, mentre quelle tra lo strato hidden e quello di output sono a totale connettività (detto anche a gradiente massimo). Quindi, rispetto alle unità il numero delle connessioni, Cn, è dato da: $Cn = N(N + 1)$.

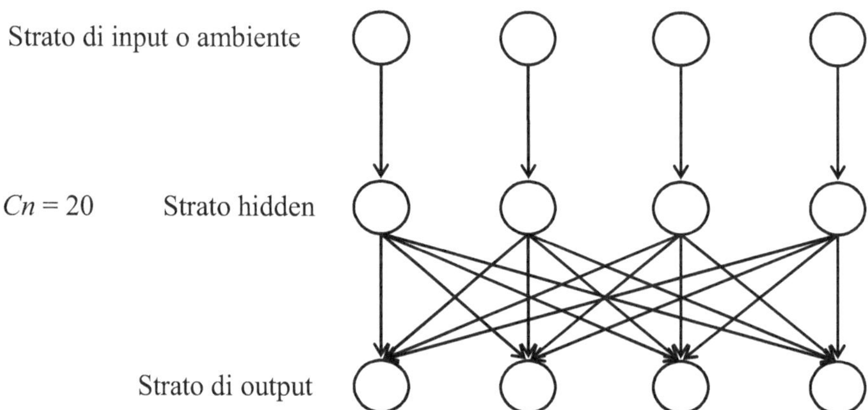

Fig. 4.18. In figura mostriamo un esempio di Auto CM con $N = 4$

Tutte le connessioni della *Auto CM* possono essere inizializzate sia con valori uguali che con valori random.

L'algoritmo evolutivo della *Auto CM* può essere sintetizzato in quattro passi ordinati:

1. trasferimento del segnale dall'input allo strato hidden;
2. aggiustamento del valore delle *connessioni* tra input e strato hidden;*
3. trasferimento del segnale dallo strato hidden all'output;*
4. aggiustamento del valore delle *connessioni* tra strato hidden e output.

(*) i passi 2 e 3 possono anche avvenire in parallelo.

Indicheremo le unità dello strato di input con *mip*, quelle dello strato hidden con *mhid* e quelle dello strato di output con *mout*. Mentre, defineremo con *wh* i pesi delle connessioni input-hidden e con *wo* i pesi delle connessioni hidden-output. L'aggiunta dell'apice $[n]$ indica il valore assunto dal nodo o dall'unità all'*n-mo* ciclo di elaborazione.

Le equazioni di trasferimento forward del segnale e quelle di apprendimento sono quattro, detti *i* e *j* gli indici che variano da 1 al numero di input *N*, esse sono:

a. Trasferimento del segnale dall'input all'hidden:

$$mhid_i^{[n]} = mip_i^{I[n]} \cdot \left(1 - \frac{wh_{ii}^{[n]}}{N}\right) \qquad [4.42]$$

dove *C* è una costante positiva che chiamiamo *fattore di coesione strutturale* e può, ad esempio, essere pari al numero *N* degli input, anzi, per la *Pop Net* assumerà proprio tale valore.

b. Modifica delle connessioni wh_{ii}:

$$\Delta wh_{ii}^{[n]} = \left(mip_i^{[n]} - mhid_i^{[n]}\right) \cdot \left(1 - \frac{wh_{ii}^{[n]}}{N}\right) mip_i^{[n]} \qquad [4.43]$$

$$wh_{ii}^{[n+1]} = wh_{ii}^{[n]} + \Delta wh_{ii}^{[n]} \qquad [4.44]$$

c. Trasferimento del segnale dall'hidden all'output:

$$mout_i^{[n]} = mhid_i^{[n]} \cdot \left(1 - \frac{\sum_j^N mhid_j^{[n]} \cdot (1 - \frac{wo_{ij}^{[n]}}{N})}{N}\right) \qquad [4.45]$$

d. Modifica delle connessioni wo_{ij}:

$$\Delta wo_{ij}^{[n]} = \left(mhid_i^{[n]} - mout_i^{[n]}\right) \cdot \left(1 - \frac{wo_{ij}^{[n]}}{N}\right) \cdot mhid_j^{[n]} \qquad [4.46]$$

$$wo_{ij}^{[n+1]} = wo_{ij}^{[n]} + \Delta wo_{ij}^{[n]} \qquad [4.47]$$

4.3.2 Sperimentazioni sulla Auto Associative Contractive Map

Lo scopo di questo paragrafo consiste nel valutare le prestazioni della *Auto CM*:

a. come si comporta di fronte ad un insieme di input;
b. come e se stabilizza il proprio output;
c. come si stabilizzano le sue connessioni.

A tale scopo abbiamo scelto come input 9 modelli, formati da 121 nodi ciascuno, che figurativamente schematizzano nove facce umane in nove differenti atteggiamenti (Fig. 4.19):

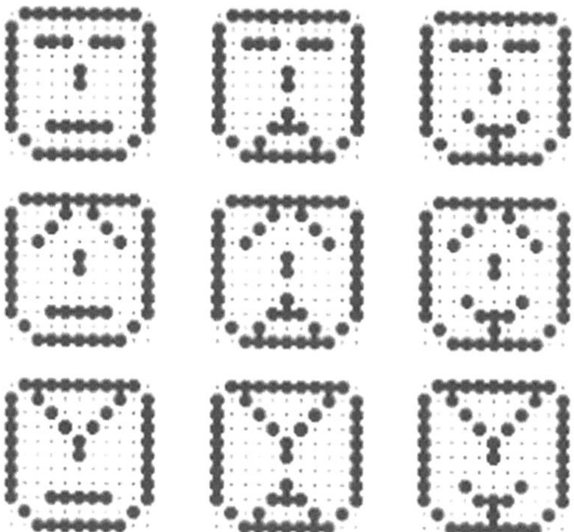

Fig. 4.19. Ogni faccia è disegnata in una matrice $\|X\|$ di valori uno e zero, ma questa disposizione spaziale è completamente ignota alla *Auto CM*

Data la struttura dell'input, la *Auto CM* è stata così configurata:

- 121 nodi di input
- 121 nodi hidden
- 121 nodi di output
- 121 connessioni tra l'input e le hidden
- 14641 connessioni tra le unità hidden e quelle di output.

Tutte le 14762 connessioni sono state inizializzate con lo stesso valore (0.01) e la costante C è stata fissata sul valore 30 (C^2 = 900). Le equazioni di trasferimento del segnale e di apprendimento usate sono quelle già descritte. L'apprendimento è stato condotto in modo sequenziale. Abbiamo usato il concetto di *epoca* in modo classico: 1 *epoca* = una presentazione completa alla *Auto CM* di tutti i modelli di training.

Il comportamento della *Auto CM* durante il training è stato il seguente:

a. alla fine della prima epoca, l'errore quadratico medio (RMSE) tra input e output era di circa 190. La varianza dell'output, comunque, era maggiore di quella dell'input in ciascuno dei nove modelli. Ciò vuol dire che quei nodi di input che avevano lo stesso valore, potevano essere rappresentati in output da due valori diversi. I nodi hidden, invece, riproducevano specularmente i corrispettivi nodi di input.
b. Alla fine della seconda epoca, l'output di tutti e nove i modelli era fissato sul valore "1" per tutti i nodi di input che appartenevano al sottoinsieme comune di tutti i modelli e sul valore "0" per tutti gli altri; esempio di output (Fig. 4.20).
c. Alla fine della sesta epoca, ogni modello di input era abbastanza fedelmente riprodotto in output. L'errore quadratico medio (RMSE) era di circa 0.04.
d. Alla fine della nona epoca, la mappa dell'input in output era piuttosto precisa per ognuno dei nove modelli (RMSE $\cong$ 0.02) e la matrice delle 14762 connessioni tendeva a non mostrare più aggiustamenti.

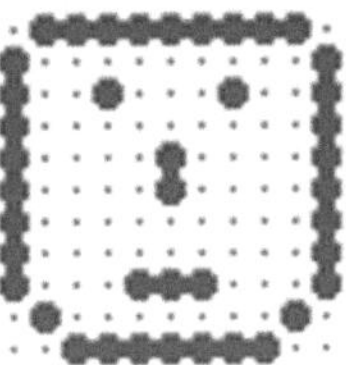

Fig. 4.20. Output comune ai nove modelli presentati alla Auto CM (Fig. 4.19) dopo due epoche

Ma la caratteristica più saliente della *Auto CM* si scopre analizzando la struttura delle 14641 connessioni che si sono stabilizzate tra il livello hidden e quello di output.

Queste connessioni, infatti, rappresentano una proiezione frattale dello spazio N dimensionale dell'input in uno spazio di N^2 dimensioni, rappresentato dalla matrice dei pesi della *Auto CM* (Fig.4.21).

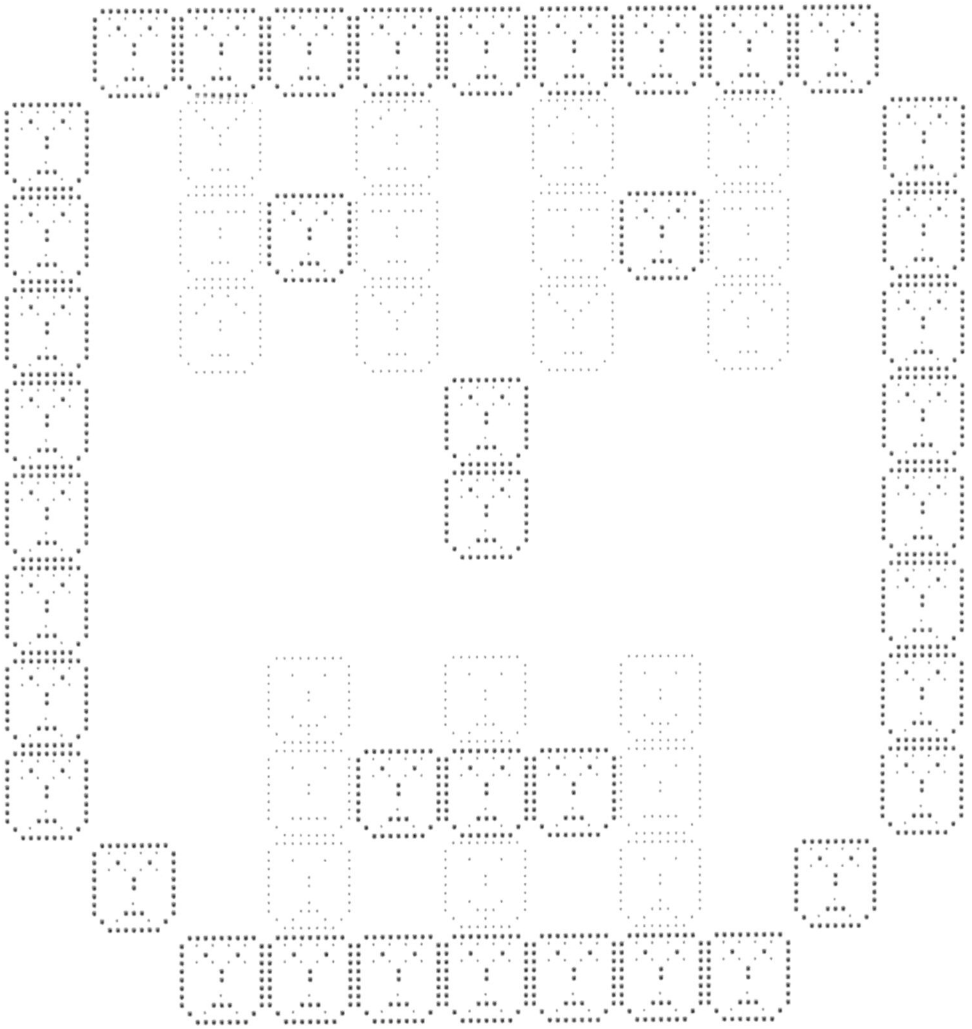

Fig. 4.21. Matrice dei valori delle connessioni hidden–output della Auto CM addestrata sui nove modelli di training

Si possono facilmente notare alcune caratteristiche di questa matrice:

a. le "facce" componenti disegnano una "faccia" che è l'unione, proiettata su scala quadratica, di tutti i modelli di training;
b. le "facce" componenti non sono tutte uguali; sono presenti, infatti, tutte le "espressioni della bocca" e tutte le "espressioni degli occhi" che erano presenti nei nove modelli di training;
c. ogni "faccia" componente non è uguale a nessuno dei nove modelli di training: se "l'espressione della bocca" è uguale all'espressione della bocca di alcuni modelli di training, allora "l'espressione degli occhi" è l'unione di tutte le espressioni degli occhi dei modelli di training. Allo stesso modo: se "l'espressione degli occhi" è uguale a quella di alcuni modelli di training, allora "l'espressione della bocca" sarà l'unione di tutte le espressioni delle bocche dei suoi modelli di training (Fig. 4.22).

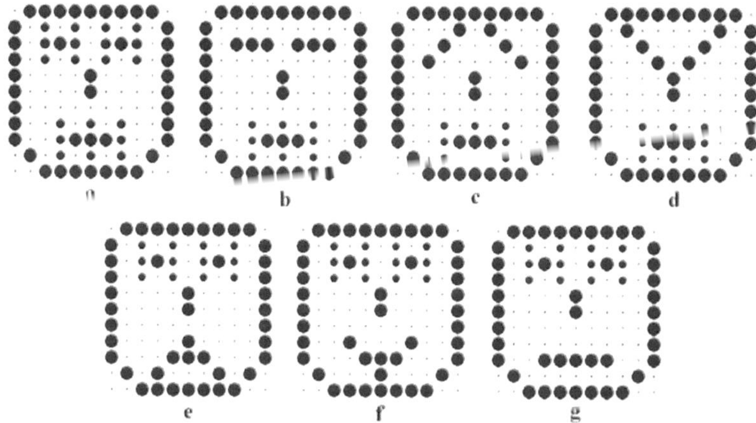

Fig. 4.22. Figure di dettaglio della matrice dei valori delle connessioni hidden–output della *Auto CM* addestrata sui nove modelli di training

Questo comportamento della matrice delle connessioni hidden–output della *Auto CM* si è ripetuto in centinaia di sperimentazioni, effettuate con classi di input diverse per popolosità e ortogonalità.

Una tale topologia, quindi, merita alcune osservazioni.

La matrice delle connessioni che si autocostituisce disegna una "faccia", di dimensione N×N (N=121 input di ogni modello), che è l'unione di tutte le facce dei singoli modelli. Inoltre, i "mattoni" elementari con i quali è costruita questa faccia *prototipica* sono a loro volta delle "facce", di dimensione $\sqrt{N} \times \sqrt{N}$, quindi di dimensione uguale a quella delle facce dei singoli modelli di training.

Queste "facce componenti", tuttavia, non sono tutte uguali tra di loro, né ognuna di esse è uguale a qualcuno dei nove modelli di training originari.

Le "facce componenti" si dividono in tre tipi:

a. "Facce componenti" che sono uguali su scala diversa, alla faccia globale che compongono. Si tratta quindi di microfacce *prototipiche*, composte, cioè, a loro volta dall'unione di tutte le facce dei modelli di training. Queste microfacce *prototipiche* sono 41 in tutto e sono distribuite secondo una regola molto precisa: esse compaiono solo in quei punti della "faccia globale", che rappresentano l'intersezione tra tutte le facce dei nove modelli di training. In breve: le microfacce *prototipiche* si trovano solo in quei punti comuni a tutti e nove i modelli di training (Fig. 4.22a).

b. "Facce componenti" che hanno un tipo di sguardo uguale ad uno dei tre tipi di sguardo presenti in alcuni dei nove modelli di Training; ma hanno un'espressione della bocca che è l'unione di tutte le tre espressioni della bocca presenti nei nove modelli di training (Fig. 4.22b-d).
   Anche queste microfacce sono distribuite in modo molto preciso all'interno della "faccia globale": la microfaccia con lo sguardo "/ \" compare per quattro volte proprio nei punti della faccia globale nei quali la faccia globale assume quello specifico sguardo. Analogo discorso per le quattro microfacce con lo sguardo "– –", e le quattro microfacce con lo sguardo " \ / ".
c. "Facce componenti" che hanno un tipo di espressione della bocca uguale ad una delle tre espressioni della bocca presenti in alcuni dei nove modelli di training; tuttavia, in ognuna di esse lo sguardo è costituito dall'unione di tutti gli sguardi presenti nei nove modelli di Training (Fig. 4.22e-g). Anche la loro dislocazione all'interno della "faccia globale" è molto precisa: l'espressione della bocca "/\", si trova per tre volte, situata proprio nei punti della "faccia globale" che caratterizzano quella stessa espressione. Analoga regola per l'espressione "\/" e l'espressione "—" che giustamente si trova replicata nei punti caratteristici per sole due volte.

Una tale precisione nel costruire una faccia globale con microfacce opportunamente diversificate e distribuite permette alcune considerazioni (Fig. 4.23).

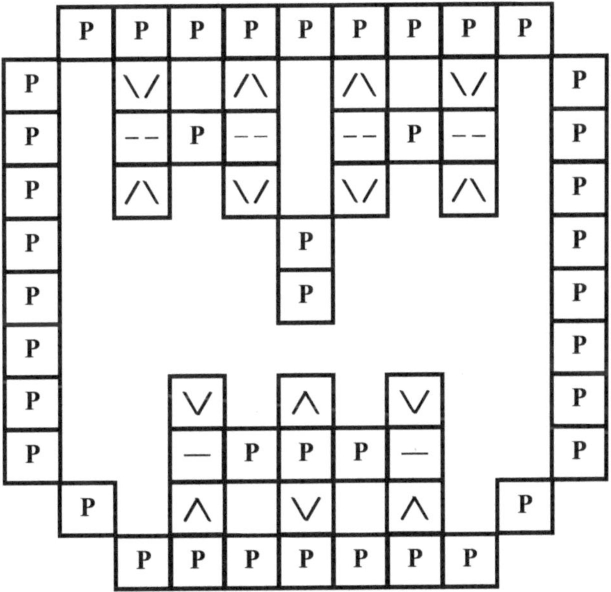

Fig. 4.23. Matrice dei pesi dalla CM. Legenda: P = unione tra tutte le facce; "\ /" , "– –", "/ \" = sguardo specifico + unione tra tutti gli altri tratti; "\/", "—", "/\" = espressione della bocca specifica + unione tra tutti gli altri tratti

La matrice delle connessioni tra hidden e output di ogni ANN è la mappa stabile che quella ANN si è costituita della esperienza di training.

Nel caso della *Auto CM* questa mappa rivela alcune proprietà interessanti:

a. La mappa della *Auto CM* integra in un *prototipo* i modelli di training e proietta su scala quadratica questo *prototipo*.

b. La mappa della *Auto CM* ha dimensioni frattali: da un qualsiasi intorno di essa è possibile ricreare l'intero *prototipo*.
c. La mappa della *Auto CM* è il risultato del processo di differenziazione che abbiamo descritto inizialmente: la *Auto CM* ricostruisce il *prototipo* dei modelli di training e li distribuisce in tutta la sua topologia sotto forma di relazioni tra nodi (la matrice dei pesi, infatti, rappresenta il valore delle relazioni tra i nodi e non il valore dei nodi stessi).
d. La mappa delle *Auto CM* codifica il *prototipo* del suo training secondo una logica sensibile allo spazio: ogni suo intorno è la fusione originale tra il prototipo completo del training e la specificità del luogo ove esso è posizionato. È per questo che nei luoghi di intersezione netta il prototipo è fedelmente riportato, mentre nei luoghi specifici (unione meno intersezione) viene riprodotto il prototipo insieme alla specificità morfologica che quel sito occupa all'interno della mappa globale.

Durante il Training, quindi, la *Auto CM* mostra due fenomeni interessanti:
1. la Matrice dei Pesi a gradiente massimo mostra una dinamica di autosimilarità. La matrice delle connessioni (Fig. 4.21), infatti, appare come l'unione di tutti i modelli appresi (la somma di tutti i modelli su scala quadratica), e ciascuna delle unità che formano i mattoni di questo macro modello, è a sua volta composta da un insieme di connessioni che forma ognuno dei modelli appresi. Inoltre, la forma specifica di ognuno dei modelli che forma un mattone del macro modello è quello specifico al sito del macro modello di cui è componente.
2. Il vettore di output, non supervisionato, passa attraverso diverse fasi:
   a. non appare nulla (Fig. 4.24);
   b. si attiva l'intersezione dei modelli di input - tratti comuni (Fig. 4.25);
   c. si attivano i modelli di input, come in una matrice di identità (Fig. 4.26);
   d. si attiva solo l'unione senza l'intersezione dei modelli di input - tratti discriminanti (Fig. 4.27);
   e. scompare tutto (Fig. 4.28).

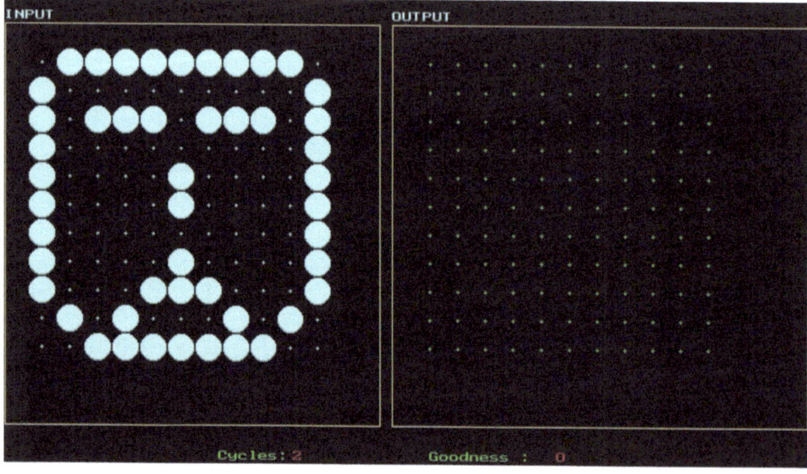

Fig. 4.24. Input qualsiasi e output della *Auto CM* al ciclo 2

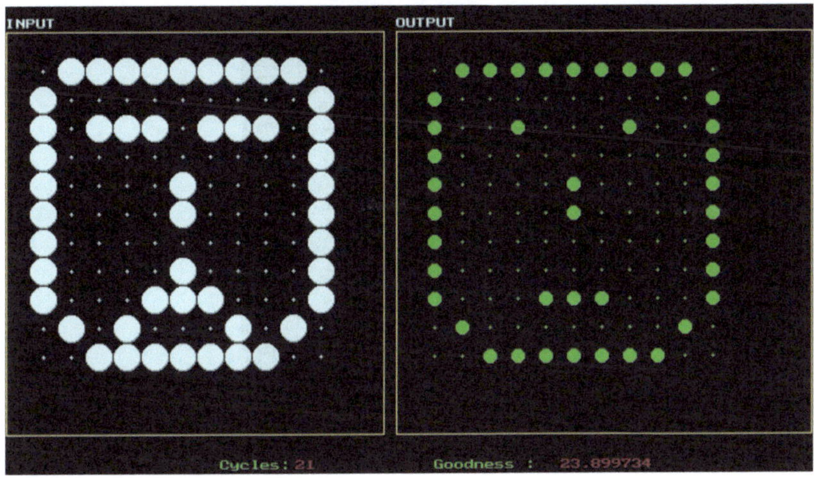

Fig. 4.25. Input qualsiasi e output della *Auto CM* al ciclo 20

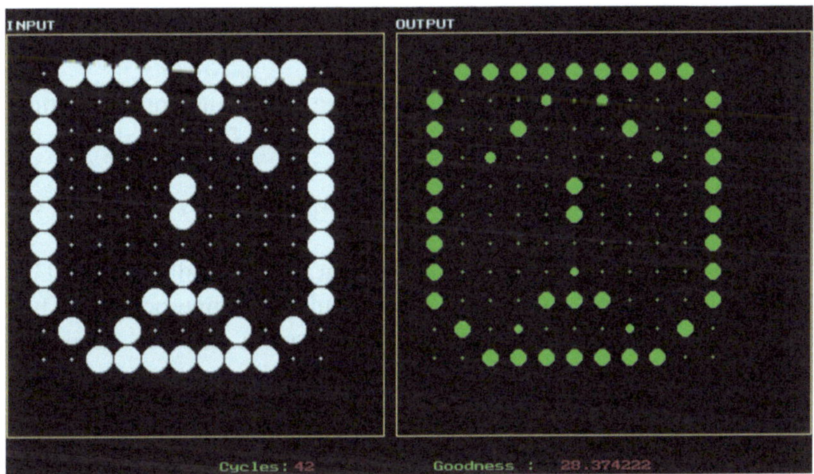

Fig. 4.26. Input qualsiasi e output speculare della *Auto CM* al ciclo 42

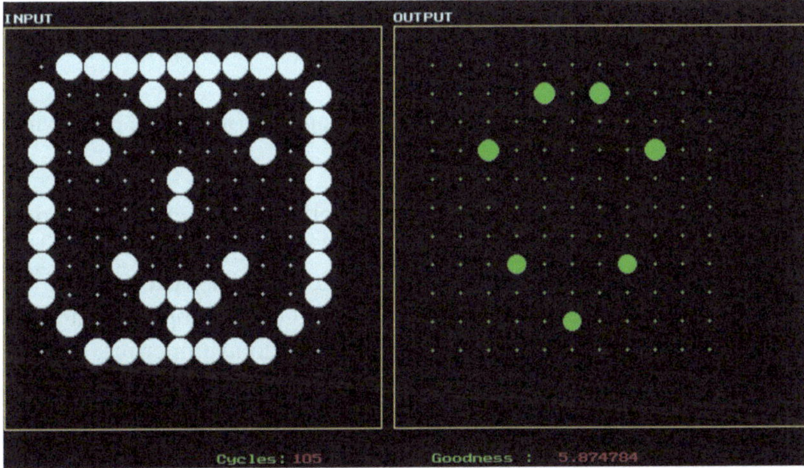

Fig. 4.27. Input qualsiasi e output solo dei tratti discriminanti al ciclo 105

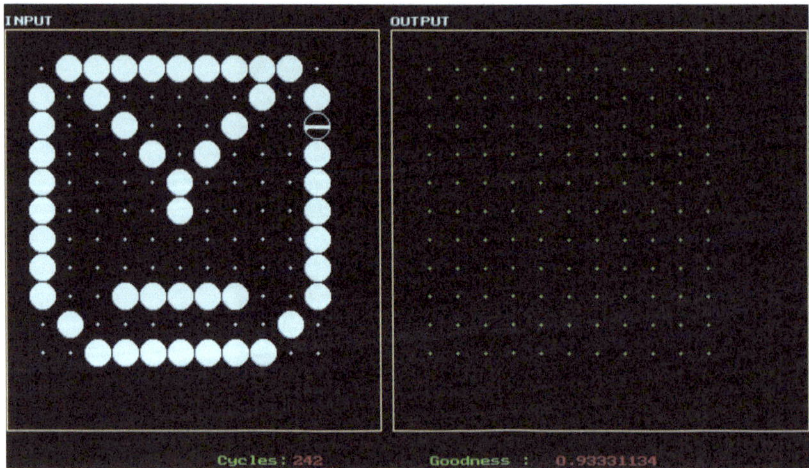

Fig. 4.28. Input qualsiasi e output nullo al ciclo 242

4.3.3 Considerazioni sulla Auto Associative Contractive Map

La dinamica dell'apprendimento della *Auto CM* è complessa, in quanto questa rompe spontaneamente una simmetria che viene imposta al sistema fin dalla fase iniziale. Per seguire tale dinamica abbiamo costruito un modello ad N = 3.

Questa volta impostiamo tutte le *connessioni* della *Auto CM* (N×N = 9) allo stesso valore 0.1 ed il *fattore di coesione strutturale* a $C = 3$.

L'apprendimento della *Auto CM* avverrà attraverso due input molto semplici: 011 e 110.

Si tratta di 2 modelli, non ortogonali (con intersezione non nulla) e simmetrici (011-110). In Figura 4.29 riportiamo le due matrici dei pesi dopo pochi cicli, con la *Auto CM* stabile.

```
Pesi 1 :
 3.00000000 0.10000000 0.10000000
 0.10000000 3.00000000 0.10000000
 0.10000000 0.10000000 3.00000000
Pesi 2 :
 1.79215861 1.54730581 0.10000000
 1.42964510 2.08919711 1.53696161
 0.10000000 1.61413690 1.81122195
```

Fig. 4.29. Matrici dei pesi con Auto CM stabile. Pesi 1 = matrice dei pesi 1; pesi 2 = matrice dei pesi 2 o matrice dei pesi a maglia completa

I pesi monodedicati sono fissati sul valore di *C*, mentre quelli non utilizzati sono rimasti fissi sui valori di partenza.

I pesi a maglia completa, invece, vanno a formare una matrice asimmetrica.

Inoltre, se si inverte l'ordine con il quale i due modelli vengono sottoposti alla *Auto CM*, la matrice dei pesi 2 cambia i suoi valori numerici pur restando asimmetrica. Questo significa che la *Auto CM* è sensibile alla sequenza temporale.

Il suddetto risultato è stato ottenuto anche per modelli di input sempre non ortogonali ma non simmetrici come 111 e 011, oppure 110 e 100, ecc.

Una prova ulteriore di questo fenomeno è stata effettuata sottoponendo alla *Auto CM* un numero di stati in input maggiore di due unità, sempre non ortogonali.

Sequenza: {100, 110, 101, 111}.

Il risultato è stato sempre quello di ottenere una matrice dei pesi a maglia completa asimmetrica e sensibile ad una inversione qualsiasi della sequenza temporale degli stati.

Un risultato simile a quello sopra citato si è ottenuto sottoponendo in input alla *Auto CM* 4 stati di cui due ortogonali.

Sequenza: {111, 010, 100, 110} (dove 2. e 3. sono ortogonali).

Se si inverte la sequenza però: {100, 110, 111, 010}, si ottiene la matrice dei pesi a maglia completa asimmetrica e sensibile ad una inversione qualsiasi della sequenza temporale degli stati.

Diverso risultato si ottiene se manca lo stato non ortogonale agli altri 3 stati.

Infatti la sequenza: {100, 010, 001, 101} presenta 3 stati ortogonali tra loro (1., 2., 3.) ed il quarto ortogonale solo al secondo.

Il risultato questa volta è stato quello di ottenere la matrice dei pesi a maglia completa, ossia la matrice dei pesi 2, completamente simmetrica e nessuna sensibilità della stessa a qualsiasi inversione di sequenza temporale degli stati di input.

Quindi se abbiamo una sequenza di stati in cui non vi è la presenza di uno stato non ortogonale rispetto a tutti gli altri e vi è la presenza di almeno due stati ortogonali, la *Auto CM* perde le sue caratteristiche di rottura di simmetria della matrice dei pesi 2 e quindi di sensibilità alla sequenza temporale dei modelli di input.

Affinché ci sia rottura di simmetria e quindi sensibilità alla variazione di sequenza temporale, la CM deve avere come input una sequenza di stati o tutti non ortogonali o con almeno la presenza di uno stato non ortogonale rispetto a tutti gli altri.

Questa caratteristica della *Auto CM* permette di supporre che sulla matrice dei suoi pesi a maglia completa possano stabilizzarsi dei valori legati alla probabilità congiunta di ogni variabile rispetto ad ogni altra.

Infine sono state effettuate quattro prove variando la struttura topologica della *Auto CM* utilizzando comunque gli stessi parametri ($C = 3$, tutte le connessioni iniziali a 0.1 e la stessa modalità di apprendimento):

- una CM dotata di 2 soli strati (input–output) tutti a maglia completa;
- una CM dotata di 2 soli strati (input–output) tutti monodedicati;
- una CM dotata di M strati, tutti a maglia completa;
- una CM dotata di M strati tutti monodedicati.

Per tutti i quattro casi non solo non si è prodotta nessuna matrice dei pesi a maglia completa asimmetrica, ma tale matrice non ha risentito della variazione di sequenza temporale dei modelli di input.

Possiamo dedurre, quindi, che il comportamento complesso della *Auto CM* in training è dovuto alla interazione tra le sue equazioni e la sua specifica architettura:

a. pesi input–hidden con connessioni monodedicate e
b. pesi hidden–output con connessioni a maglia completa.

Questa particolare topologia, e l'adeguata configurazione dei modelli in input, sono le caratteristiche principali che determinano la rottura di simmetria della matrice dei pesi 2 rispetto alla matrice dei pesi 1 che resta in ogni caso simmetrica; e come conseguenza la matrice dei pesi a maglia completa risente della variazione della sequenza temporale dei valori di input.

Quest'ultima infatti racchiude l'esatta sequenza degli input di apprendimento. Quindi visto che la complessità dinamica della *Auto CM* è connessa al tempo e alla rottura delle simmetrie iniziali, si può aggiungere che nella *Auto CM* ogni differenza topologica è tradotta dinamicamente in una sensibilizzazione temporale.

4.3.4 Architettura ed equazioni della Pop Net

La *Pop Net* è una popolazione di Reti *Auto CM*, ciascuna delle quali proietta ogni pixel dell'immagine nell'intorno della sua posizione con raggio specificato.

Se D = numero di dimensioni dell'immagine e G = raggio dell'intorno di ogni pixel, allora per ogni pixel si costruisce una *Auto CM* per la quale: N sarà la cardinalità del vettore di input di ogni *Auto CM* (vettore di input costituito dal pixel centrale e dai pixel del suo intorno), T il numero complessivo dei suoi nodi e W il numero complessivo delle sue connessioni:

$$N = (2 \cdot G + 1)^D$$
$$T = 3 \cdot N$$
$$W = N^2 + N$$

Inoltre, se M è il numero complessivo dei pixel di una immagine, saranno sempre M il numero delle *Auto CM* indipendenti coinvolte in parallelo nel processo di elaborazione. Ciò significa che V sarà il numero totale dei nodi e Z il numero totale delle connessioni della *Pop Net*:

$$V = 3 \cdot N \cdot M$$
$$Z = M \cdot N \cdot (N + 1)$$

Nel caso esemplare di una immagine 2D di $M = 256 \times 256$ pixel, ciascuno definito da un intorno di raggio $G = 1$, allora si avrebbe:

$N = (2 \cdot G + 1)^D = 9$ {numero dei nodi di input di ogni Auto CM}
$T = 3 \cdot N = 27$ {numero complessivo dei nodi di ogni Auto CM}
$W = N^2 + N = 90$ {numero complessivo dei pesi di ogni Auto CM}
$M = 65536$ {numero complessivo delle Auto CM della Pop Net}
$V = 3 \cdot N \cdot M = 1769472$ {numero complessivo dei nodi della Pop Net}
$Z = M \cdot N \cdot (N + 1) = 5898240$ {numero complessivo dei pesi della Pop Net}

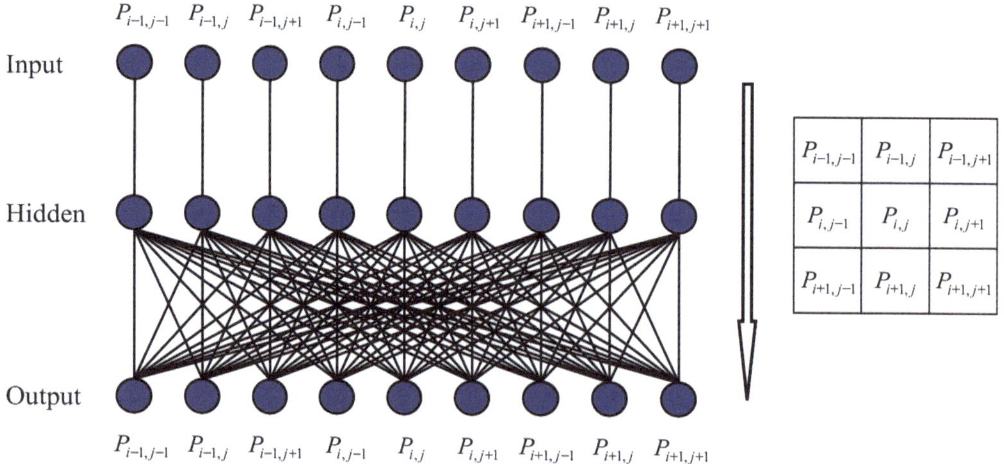

Fig. 4.30. Esempio di Auto CM

Dall'immagine esposta (Fig. 4.30) e dalle considerazioni effettuate, si comprende che ogni pixel della *Pop Net* viene elaborato in una uscita con $N \times N$ valori, visto che è sulla seconda matrice di pesi che ogni *Auto CM* effettua il proprio apprendimento. Nel caso più semplice ($D = 2$, $G = 1$, $N = 9$) per ogni pixel in origine (e quindi per la *Auto CM* ad esso associata) abbiamo, ad addestramento ultimato, 81 valori in uscita (le connessioni a maglia completa tra lo strato hidden e quello di output di ogni *Auto CM*). Di questi 81 valori, quelli di nostro interesse sono i 9 che connettono lo strato hidden al nodo di output in posizione i.

Infatti, queste connessioni sono suddivise in gruppi: N per ogni nodo di uscita. Definiamo *codebook* i pesi delle N connessioni che incidono su ogni nodo di uscita (1 *codebook* di un nodo di uscita è il vettore con le N connessioni che incidono sul nodo stesso).

In questo caso, per ciascun pixel $P_x^{[0]}$ dell'immagine iniziale avremo l'*Auto CM* relativa ed avremo gli N *codebooks* del nodo di output di posizione corrispondente. Ciascun *codebook* è un vettore formato dalle N connessioni tra ciascuno degli N nodi dello strato hidden con l'*i-mo* nodo dello strato di output. Si noti che al pixel $P_x^{[0]}$ (di posizione x) dell'immagine assegnata, corrisponderà il pixel nella stessa posizione elaborato con gli N *codebooks* sopra descritti che fanno riferimento al nodo di output in posizione i.

Ogni *codebook* rappresenta numericamente la forza associativa che tutte le singole variabili (pixel dell'intorno) hanno sulla variabile titolare del *codebook*. Incluso quanto la variabile titolare del *codebook* incide su se stessa.

Ciò significa che se intendiamo sapere quanto tutte le variabili incidono su ognuna, sarà sufficiente sommare in ogni *codebook* la differenza tra il valore di ogni connessione incidente sul nodo titolare del *codebook*, tranne quella autocorrelata, e il valore della connessione autocorrelata stessa.

In altre parole, per ogni pixel $P_x^{[0]} = P_{i,j}^{[0]}$ (in posizione $x=(i\,,j)$) dell'immagine iniziale assegnata costruiamo la *Auto CM* ad esso associata utilizzando i pixel posizionati nell'intorno I_x^G. Per essa, detti wo_{ij} i pesi delle connessioni dei nodi che dallo strato hidden $(j = 1, 2, \ldots N)$ raggiungono il nodo *i-mo* dello strato di output, al termine dell'elaborazione avremo gli N *codebook* che derivano da tali pesi:

$$Codebook_i = \sum_{j=1}^{N} wo_{i,i} - wo_{i,j}; \quad \forall i \in \{1, 2, \ldots, N\} \qquad [4.48]$$

Dove abbiamo volutamente omesso, ai pesi, gli apici $[n]$ di fine elaborazione, per non appesantire la notazione.

Questo semplice calcolo permette di avere per ciascun pixel dell'immagine, N punti di vista sui pixel.

Nel caso più semplice $2D$, $G = 1$, $N = 9$:

1. come il pixel di origine crede che il pixel che si trova a Nord Ovest vede gli altri 8 pixel;
2. come il pixel di origine crede che il pixel che si trova a Nord vede gli altri 8 pixel;
3. come il pixel di origine crede che il pixel che si trova a Nord Est vede gli altri 8 pixel;
4. come il pixel di origine crede che il pixel che si trova a Ovest vede gli altri 8 pixel;
5. come il pixel di origine crede che se stesso vede gli altri 8 pixel;
6. come il pixel di origine crede che il pixel che si trova a Est vede gli altri 8 pixel;
7. come il pixel di origine crede che il pixel che si trova a Sud Ovest vede gli altri 8 pixel;
8. come il pixel di origine crede che il pixel che si trova a Sud vede gli altri 8 pixel;
9. come il pixel di origine crede che il pixel che si trova a Sud Est vede gli altri 8 pixel.

La *Pop Net*, quindi, tramite la proiezione dei suoi diversi orientamenti, dovrebbe essere in grado di fornire un effetto tridimensionale alle immagini bidimensionali (quadridimensionale a quelle a tre) ed una evidenziazione della *texture* dell'immagine stessa, spesso non osservabile ad occhio nudo.

Riscriviamo ora le equazioni della *Auto CM* corrette con le ultime osservazioni in modo da fornire una visione completa di questo algoritmo:

$$Auto\ CM \begin{cases} 2^L = \max light \\ N = (2 \cdot G + 1)^D \\ wh_{ii}^{[0]} = wo_{ij}^{[0]} = 0.0001 \end{cases} \qquad [4.49]$$

dove: G = raggio dell'intorno della posizione x ; D = numero delle dimensioni dell'immagine; N = numero di pixel posizionati nell'intorno di x, uguale al numero di input alla *Auto CM.*

Per ogni pixel dell'immagine assegnata calcoliamo: i valori dei nodi e dei pesi della *Auto CM* ad esso associata; gli N valori dei *codebook* F_i che sono le N viste ad essi associabili (ovvero gli N valori possibili con cui generare il pixel della nuova immagine).

Usiamo ora i termini: *mip* per intendere i nodi di input, *mhid* per intendere quelli dello strato hidden e *mout* per quelli dello strato di output.

Anche per le connessioni usiamo i simboli già introdotti *wh* (input-hidden) e *wo* (hidden-output).

$\forall i \in \{1, 2, 3, \ldots, \mathrm{N}\}$ abbiamo:

a. Trasferimento del segnale dall'input all'hidden:

$$mhid_i^{[n]} = mip_i^{I[n]} \cdot \left(1 - \frac{wh_{ii}^{[n]}}{N}\right) \qquad [4.50]$$

b. Modifica delle connessioni wh_{ii} :

$$\Delta wh_{ii}^{[n]} = \left(mip_i^{[n]} - mhid_i^{[n]}\right) \cdot \left(1 - \frac{wh_{ii}^{[n]}}{N}\right) mip_i^{[n]} \qquad [4.51]$$

$$wh_{ii}^{[n+1]} = wh_{ii}^{[n]} + \Delta wh_{ii}^{[n]} \qquad [4.52]$$

c. Trasferimento del segnale dall'hidden all'output:

$$mout_i^{[n]} = mhid_i^{[n]} \cdot \left(1 - \frac{\sum_j^N mhid_j^{[n]} \cdot \left(1 - \frac{wo_{ij}^{[n]}}{N}\right)}{N}\right) \qquad [4.53]$$

d. Modifica delle connessioni wo_{ij} :

$$\Delta wo_{ij}^{[n]} = \left(mhid_i^{[n]} - mout_i^{[n]}\right) \cdot \left(1 - \frac{wo_{ij}^{[n]}}{N}\right) \cdot mhid_j^{[n]} \qquad [4.54]$$

$$wo_{ij}^{[n+1]} = wo_{ij}^{[n]} + \Delta wo_{ij}^{[n]} \qquad [4.55]$$

e. Determinazione dei *codebook*:

$$F_i = F_i^{[n]} = \sum_{j=1}^{N} \left(wo_{ii}^{[n]} - wo_{ij}^{[n]}\right) \qquad \forall i \in \{1, 2, 3, \ldots, N\} \qquad [4.56]$$

Con gli N valori dei *codebook* elaborati partendo dal pixel $P_x^{[0]}$ (di posizione x) dell'immagine iniziale, possiamo generare altrettanti valori del pixel nella stessa posizione ma appartenenti all'immagine elaborata, $\forall i \in \{1, 2, 3, \ldots, N\}$:

$$P_x(i) = Pixel_x^{[n]}(i) = \frac{1}{1 + e^{-\alpha \cdot F_i^{[n]}}} \cdot 2^L \qquad [4.57]$$

Di seguito mostriamo alcune immagini elaborate con il sistema Pop Net (Figg. 4.31, 4.32).

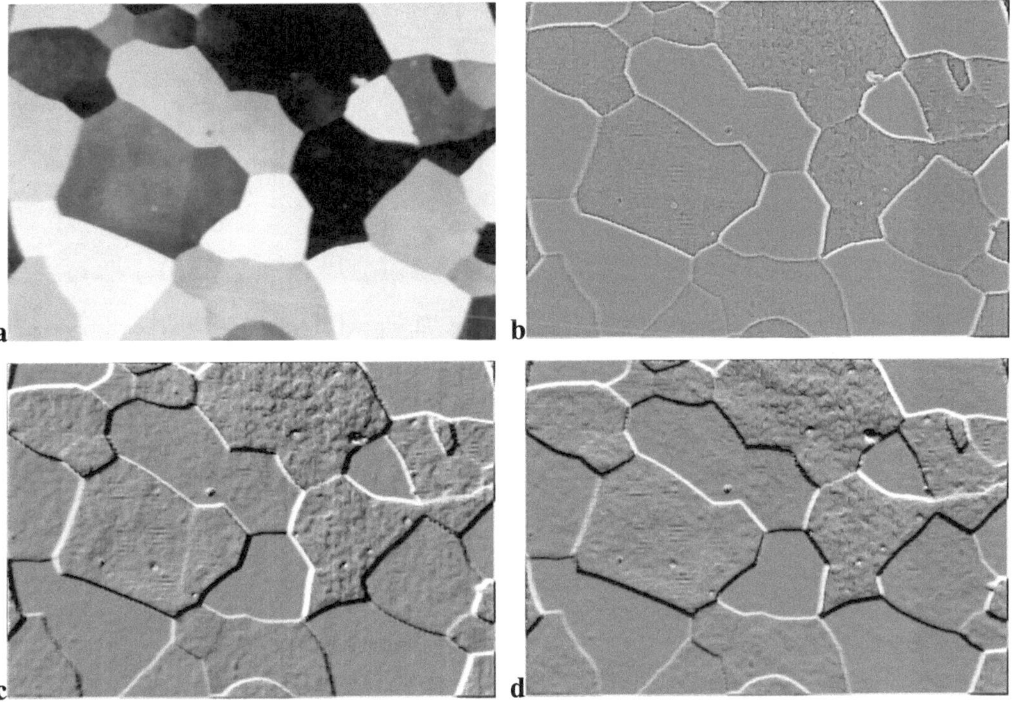

Fig. 4.31a-l. Alluminio (particolare ingrandito). Notare come viene in evidenza la trama della *texture* dell'immagine. **a** Sorgente; **b-i** Pop Net, visualizzazione delle 9 proiezioni possibili: **b** pixel centrale; **c** pixel di Nord Ovest; **d** pixel di Nord; **continua a pag. 74** →

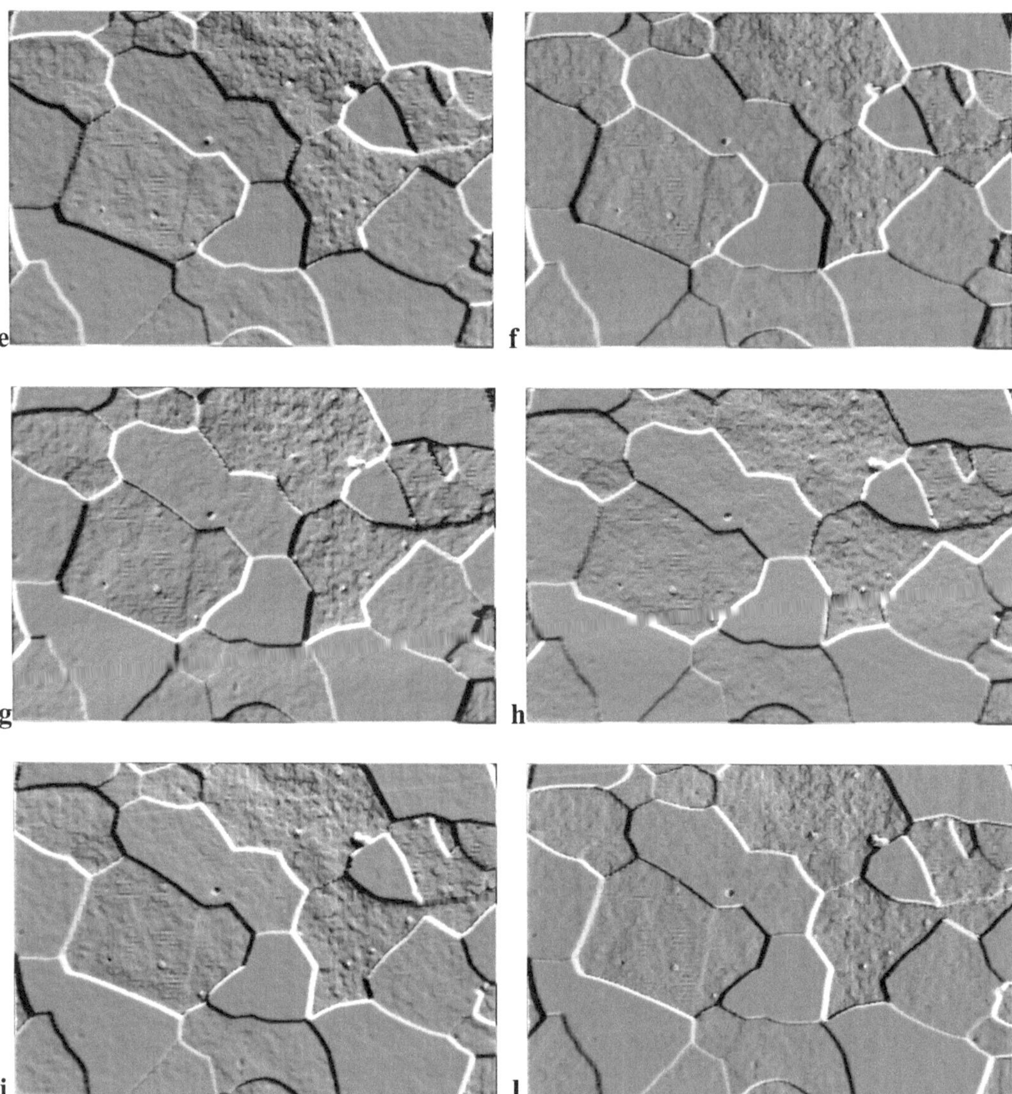

Fig. 4.31a-l. Alluminio (particolare ingrandito). **cont. da pag. 73.** **e** pixel di Nord Est; **f** pixel di Est; **g** pixel di Sud Est; **h** pixel di Sud; **i** pixel di Sud Ovest; **l** pixel di Ovest

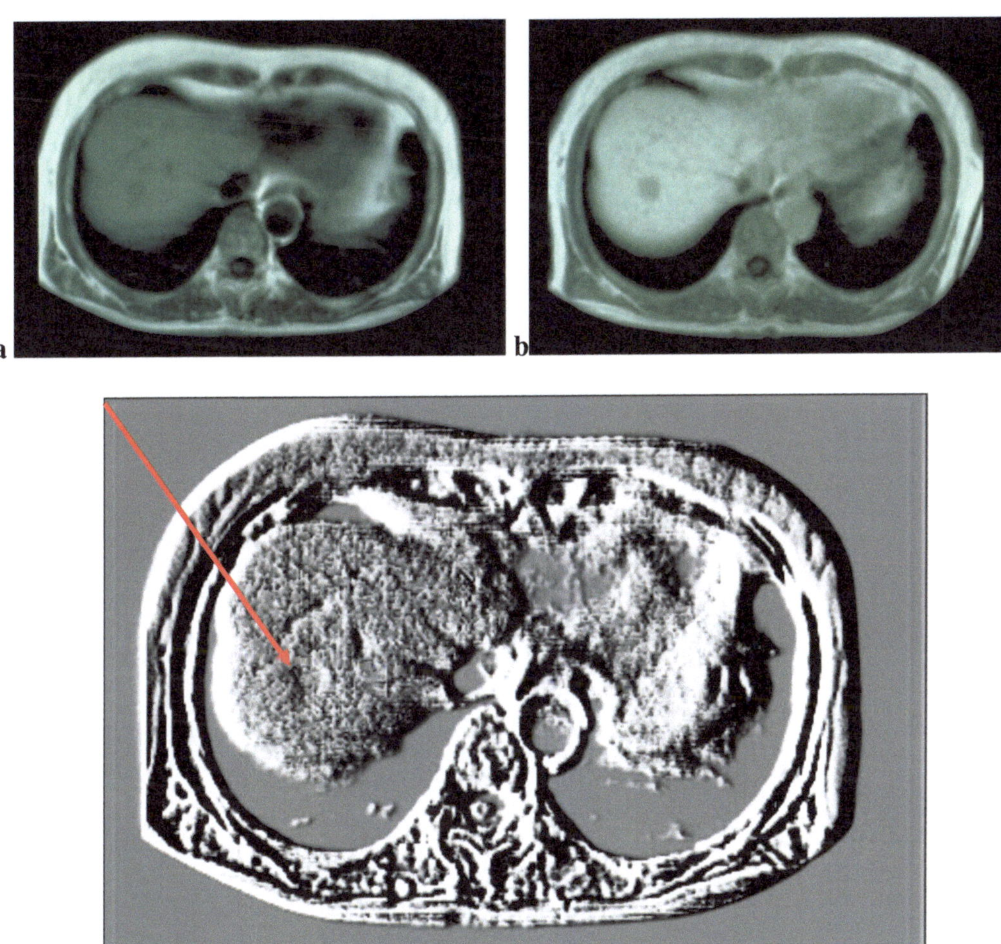

Fig. 4.32a-c. TC - metastasi al fegato. **a** Sorgente prima del mezzo di contrasto; **b** sorgente dopo il mezzo di contrasto; **c** Pop Net (pixel di Est) applicata sull'immagine prima dell'uso del mezzo di contrasto, la metastasi appare sotto forma di buco nel tessuto

Capitolo 5

Sistemi ACM con connessioni e unità dinamiche

Massimo Buscema, Luigi Catzola

5.1 Le Mappe Contrattive "Squashed"

Questa sotto-famiglia di sistemi ACM, che abbiamo denominato *CM squashed*, considera la situazione generale nella quale sia le *connessioni* iniziali che le *unità* siano *dinamiche*, nel senso che vengono fatte evolvere sino al raggiungimento dell'attrattore della dinamica evolutiva dei pesi.

Le leggi evolutive, le funzioni e gli algoritmi disegnati per le mappe contrattive fino ad ora trattate riguardavano, ad ogni ciclo, la sola modifica delle connessioni tra i vari pixel-agenti e partivano dalla matrice con i pixel dell'immagine assegnata, le *unità*, tenute fisse ad ogni ciclo evolutivo.

È possibile, tuttavia, definire le equazioni per la *simultanea evoluzione* della luminosità dei pixel stessi durante il processo evolutivo dei pesi. In tale caso la luminosità dei pixel, che viene aggiornata durante l'evoluzione dell'organismo, partecipa alla correzione della matrice delle *connessioni*. Essa, con le stesse modalità viste per le CM, permette la generazione di un filmato che usa funzioni e algoritmi non lineari applicati alla matrice dei pesi per generare ciascun fotogramma al termine di ogni ciclo.

Queste equazioni muteranno sostanzialmente il percorso evolutivo dei pesi e del loro attrattore finale che arresterà l'evoluzione del sistema *CM squashed* quando la matrice delle *connessioni* arriverà al punto di convergenza.

Di seguito diamo una spiegazione di come viene elaborata, e poi aggiornata ad ogni ciclo, la matrice dei pixel *squashed*, partendo dalla matrice dei pixel dell'immagine assegnata. Non ci preoccuperemo, invece, di spiegare la dinamica di aggiornamento della matrice delle *connessioni* in quanto per essa vale tutto quanto già esplicitato per il caso *Local CM*. Facciamo solo esplicitamente notare che ogni ciclo consta di due stadi: il primo aggiorna le connessioni, il secondo aggiorna la matrice dei pixel *squashed* da usare come unità al prossimo ciclo per partecipare alla correzione dei pesi e che, a fine evoluzione, conserva una elaborazione della immagine assegnata.

Per disegnare queste nuove equazioni abbiamo immaginato di poter rappresentare la luminosità di ogni pixel come un segmento di proporzionata lunghezza. Ad esempio, sia assegnata la seguente immagine campione:

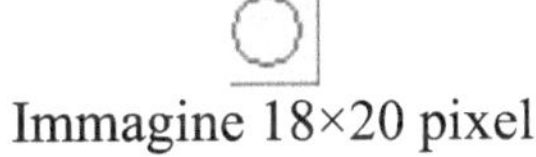

Immagine 18×20 pixel

Essa può essere rappresentata coi valori numerici della sua intensità luminosa. Di ciascuna riga possiamo anche tracciarne l'istogramma dei valori di intensità luminosa:

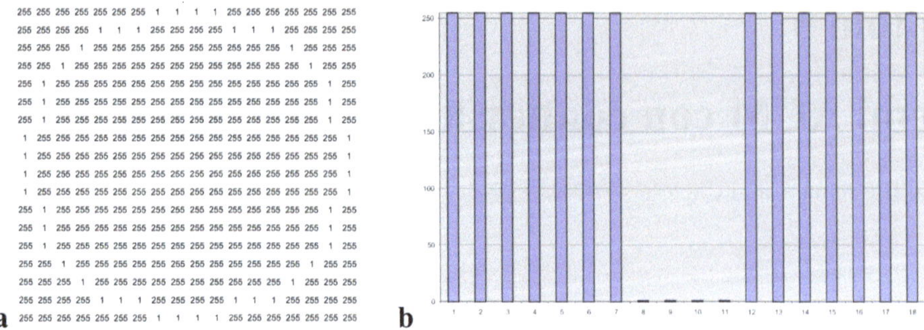

255	255	255	255	255	255	255	1	1	1	1	255	255	255	255	255	255	255
255	255	255	255	1	1	1	255	255	255	255	1	1	1	255	255	255	255
255	255	255	1	255	255	255	255	255	255	255	255	255	255	1	255	255	255
255	255	1	255	255	255	255	255	255	255	255	255	255	255	255	1	255	255
255	1	255	255	255	255	255	255	255	255	255	255	255	255	255	255	1	255
255	1	255	255	255	255	255	255	255	255	255	255	255	255	255	255	1	255
255	1	255	255	255	255	255	255	255	255	255	255	255	255	255	255	1	255
1	255	255	255	255	255	255	255	255	255	255	255	255	255	255	255	255	1
1	255	255	255	255	255	255	255	255	255	255	255	255	255	255	255	255	1
1	255	255	255	255	255	255	255	255	255	255	255	255	255	255	255	255	1
1	255	255	255	255	255	255	255	255	255	255	255	255	255	255	255	255	1
255	1	255	255	255	255	255	255	255	255	255	255	255	255	255	255	1	255
255	1	255	255	255	255	255	255	255	255	255	255	255	255	255	255	1	255
255	1	255	255	255	255	255	255	255	255	255	255	255	255	255	255	1	255
255	255	1	255	255	255	255	255	255	255	255	255	255	255	255	1	255	255
255	255	255	1	255	255	255	255	255	255	255	255	255	255	1	255	255	255
255	255	255	255	1	1	1	255	255	255	255	1	1	1	255	255	255	255
255	255	255	255	255	255	255	1	1	1	1	255	255	255	255	255	255	255

Fig. 5.1a, b. Immagine 18×20. **a** Tradotta in valori numerici; **b** istogramma della prima riga dell'immagine

Quindi, quanto più un pixel è luminoso, tanto più il suo segmento dell'istogramma è lungo. In questo modo la luminosità di ogni pixel viene rappresentata mono-dimensionalmente.

Detto b il numero di pixel dell'immagine assegnata, se si fa ruotare il segmento che rappresenta ogni pixel di 360 gradi sul piano su cui esso giace, si ottengono delle circonferenze di raggio $r_1, r_2, \ldots, r_b$ pari alla luminosità di ogni pixel. In questo modo la luminosità di ogni pixel viene rappresentata su uno spazio bidimensionale. In questa rappresentazione la luminosità di ogni pixel interferirà con quella di ogni altro pixel del suo intorno. Inoltre, la luminosità di ogni pixel sarà rappresentata questa volta non dalla lunghezza di un segmento, ma dall'area della circonferenza di raggio r_i che va a sovrapporsi, e quindi ad interferire, con quella di ciascun pixel del suo intorno.

Se allo stesso modo, si fanno ruotare nello spazio 3D le circonferenze che rappresentano ogni pixel, si otterranno sfere di raggio $r_1, r_2, \ldots, r_b$, il cui volume rappresenterà la luminosità di ogni pixel in uno spazio tridimensionale.

Il numero che esprime il valore della superficie della circonferenza in 2D, lo considereremo espressione del suo volume, visto che nello spazio dimensionale 2D la superficie della circonferenza è rappresentativa proprio di un volume, così come in N dimensioni il volume è esprimibile come una lunghezza elevata alla N.ma potenza: L^N. Quindi, una circonferenza ha la propria superficie che in 2D è l'espressione del proprio volume, poiché siamo in uno spazio bidimensionale L^2. In tal modo, effettuare operazioni di somma e differenza tra volumi significa effettuare somma e differenza tra grandezze concettualmente omogenee anche se hanno diversa dimensionalità.

Supponiamo ora di considerare i pixel in questo spazio 3D costituito dalle sfere di raggio r_i associate ad essi. Immaginiamo poi di poter operare una ri-trasformazione che porti i pixel rappresentati in 3D, nello spazio 2D delle circonferenze di raggio r_i. L'idea che ha mosso lo studio di questi sistemi è stata l'immaginare che questa trasformazione che opera sull'energia del pixel, ovvero sulla sua luminosità espressa in 3D, nel passaggio a 2D imprigionasse in una variabile ausiliaria e, l'energia inesprimibile in 2D. In pratica è come se tale variabile venisse deformata per rendere la trasformazione invertibile e non far perdere informazione utile, rappresentando in tal modo una sorta di isteresi necessaria a dare memoria della trasformazione operata.

Possiamo perciò definire una variabile v che confronti le energie dei pixel (ovvero i volumi delle sfere) nei rispettivi spazi dimensionali, rapportando tale confronto al volume dello spazio a dimensione maggiore. Riteniamo, inoltre, che una successiva contrazione della variabile v nella nuova variabile e sia utile ad estrarre ulteriore informazione nascosta nel pixel originario e nel suo intorno.

Diciamo $P_x^{[0]} = u_x^{[0]}$ il pixel in posizione x dell'immagine assegnata, e $u_{x_s}^{[0]}$ i pixel nelle posizioni x_s dell'intorno I_x^G di raggio G centrato in x. Diciamo ancora, $u_x^{[n]}$ l'unità nella posizione x dell'immagine ad ogni ciclo n. Questa volta le unità dell'immagine che si formano ad ogni ciclo intervengono nella determinazione delle correzioni della matrice dei pesi delle *connessioni*. Diremo, infine, $P_x = P_x^{[\infty]}$ il pixel (in posizione x al termine della elaborazione) ottenuto dalla matrice dei pesi con le stesse modalità CM già viste precedentemente.

Si inizia l'elaborazione con $n = 0$ (pixel dell'immagine assegnata) e si arresta l'elaborazione quando la matrice delle connessioni ha raggiunto il proprio attrattore.

Definiamo C il valore rappresentativo della massima luminosità di ogni pixel e scaliamo tra -1 e +1, i valori di tale luminosità. Ciò si rende necessario per ottenere un valore di luminosità intermedia pari a zero.

Parametri iniziali:

$$C = 2^M \qquad [5.1]$$

Questo valore rappresenta il valore massimo di luminosità di ogni pixel.

$$u_x^{[n]} \in [-1,+1] \qquad [5.2]$$

La luminosità di ogni pixel è scalata in questo intervallo, in modo che $f(C/2) = 0$.

Raggio di ogni pixel:

$$r_x^{[n]} = \frac{1+u_x^{[n]}}{2} \cdot C \qquad [5.3]$$

Esso muta ad ogni ciclo n di elaborazione (n parte dal valore zero – immagine assegnata – fino al ciclo per cui la matrice dei pesi converge).

Volume della circonferenza in 2D:

$$md2_x^{[n]} = \pi \cdot (r_x^{[n]})^2 \qquad [5.4]$$

Volume della sfera in 3D:

$$md3_x^{[n]} = \frac{4}{3} \cdot \pi \cdot (r_x^{[n]})^3 \qquad [5.5]$$

Variabile di conversione $v_x^{[n]}$, ottenuta dalla differenza tra i numeri rappresentativi dei volumi della sfera in 3D e in 2D, in rapporto al volume nella massima dimensionalità:

$$v_x^{[n]} = C \cdot \frac{md3_x^{[n]} - md2_x^{[n]}}{md3_x^{[n]}} \qquad [5.6]$$

Definiamo, infine, la variabile adimensionale $e_x^{[n]}$ che possiamo immaginare essere rappresentativa dell'*energia percentuale intrappolata* dal pixel in posizione x una volta che si siano considerati i due diversi volumi associabili alle due diverse dimensioni dello spazio in cui sono calcolati e riferiti, poi, al volume a maggiore dimensionalità. Essa è la contrazione che la variabile $v_x^{[n]}$ subisce secondo l'equazione seguente:

$$e_x^{[n]} = \frac{v_x^{[n]}}{C} \cdot \sqrt[2]{1 - \left(\frac{v_x^{[n]}}{C}\right)^2} \qquad [5.7]$$

Con queste equazioni è possibile calcolare l'energia $e_x^{[n]}$ intrappolata da ogni pixel ad ogni ciclo (valore che non muterebbe se il raggio di ogni pixel restasse costante).

Introduciamo, ora, altri parametri ed equazioni:

$$E_x^{*[n]} = \sum_{I_x} \left(e_x^{[n]} - e_{x_S}^{[n]}\right) \qquad [5.8]$$

La quantità adimensionale E_x^* indica la somma delle differenze tra l'energia intrappolata in ogni pixel con quella intrappolata dai pixel che costituiscono il suo intorno bidimensionale. Chiamiamo questa quantità *energia differenziale*. I valori di questa quantità sono raggruppabili in una matrice delle stesse dimensioni dell'immagine assegnata, dove, al posto dei pixel dell'immagine, abbiamo il confronto tra i valori di energia intrappolata nell'intorno I_x^G con quella intrappolata dal pixel centrale in posizione x.

L'obiettivo del processo iterativo di un sistema *CM Squashed*, nello stadio di aggiornamento della matrice dei pixel (le *unità dinamiche*), consiste nel minimizzare le quantità E_x^*. Abbiamo allora:

$$\begin{aligned} u_x^{[n+1]} &= u_x^{[n]} + \left(1 - \frac{r_x^{[n]}}{C}\right) \cdot E_x^{*[n]} \qquad & E_x^{*[n]} > 0; \\ u_x^{[n+1]} &= u_x^{[n]} + \frac{r_x^{[n]}}{C} \cdot E_x^{*[n]} \qquad & E_x^{*[n]} \leq 0. \end{aligned} \qquad [5.9]$$

La matrice dei nuovi pixel *squashed* ottenuti è il nuovo punto di partenza di ogni ciclo. Essa, assieme alla matrice delle *connessioni*, ad ogni ciclo è usata per le nuove determinazioni delle correzioni dei pesi e delle correzioni dei pixel. Si procede fino a che il sistema dinamico di correzione dei pesi raggiunge il proprio attrattore.

Ad ogni fine ciclo si applicano i metodi già visti in precedenza per CM: l'uso di una funzione non lineare $f(w)$ ed, eventualmente, di un algoritmo $h(f(w))$ permettono di aggiornare il fotogramma del filmato della dinamica di interazione soggetto-radiazione. Al termine dell'intero processo si dispone del filmato originato dalla dinamica evolutiva dei pesi (con relativa immagine stabilizzatasi) e di una immagine finale prodotta dal processo *squashed* sui pixel.

Come abbiamo già detto in precedenza, $\forall (x, x_S) \in I_x^G$:

$$P_x = P_x^{[n]} = h(f(w_{x,x_S}^{[n]})) = c \cdot f(w_{x,x_S}^{[n]})$$

nel caso di *Algoritmo Base* [eq. 4.21] e:

$$P_x = P_x^{[n]} = h\left(f(w_{x,x_S}^{[n]})\right) = P_x(Quot, \mathrm{Re}\,m) = \mathrm{mod}\left(f(w_{x,x_S}^{[n]}) \cdot 2^M, 2^M\right)$$

nel caso di *Algoritmo Evoluto* [eq. 4.22-23].

L'ipotesi alla base della rigenerazione delle informazioni *intrappolate nell'energia* dei pixel e rilasciate con le trasformazioni *squashed*, è che:

$$\lim_{n\to\infty} u_x^{[n]} = \lim_{n\to\infty} E_x^{*[n]} = 0 \qquad [5.10]$$

Abbiamo definito questa dinamica di evoluzione dei pixel *Squashed Contractive Map.*

Sintesi degli algoritmi di aggiornamento delle connessioni e delle unità di CM Squashed

Parametri: $u_x \in [-1,+1];\ C = 2^M;$

$w_{x,x_s}^{[0]} = 0.000001$ (pesi iniziali)

Apprendimento sulle connessioni:

$$\Delta w_{x,x_s}^{[n]} = \left(1 - \frac{w_{x,x_S}^{[n]}}{C}\right) \cdot u_{x_s}^{[n]} \cdot (1 - u_{x_s}^{[n]} \cdot w_{x,x_s}^{[n]});$$

$$w_{x,x_s}^{[n+1]} = w_{x,x_s}^{[n]} + \Delta w_{x,x_s}^{[n]}$$

Output: $P_x^{[n]} = h(f(w_{x,x_s}^{[n]}));$

dove: $f(\,)$ = funzione dei pesi (Media, Varianza, Modulo, Fase, ecc)

$h(\,)$ = semplice (Base) o complessa (Quot, Rem, Harmonic)

Apprendimento delle unità:

$$r_x^{[n]} = \frac{1 + u_x^{[n]}}{2} \cdot C$$

$$md2_x^{[n]} = \pi \cdot (r_x^{[n]})^2$$

$$md3_x^{[n]} = \frac{4}{3} \cdot \pi \cdot (r_x^{[n]})^3$$

$$v_x^{[n]} = C \cdot \frac{md3_x^{[n]} - md2_x^{[n]}}{md3_x^{[n]}}$$

$$e_x^{[n]} = \frac{v_x^{[n]}}{C} \cdot \sqrt[2]{1 - \left(\frac{v_x^{[n]}}{C}\right)^2}$$

$$E_x^{*[n]} = \sum_{I_x} \left(e_x^{[n]} - e_{x_S}^{[n]}\right)$$

$$u_x^{[n+1]} = u_x^{[n]} + \left(1 - \frac{r_x^{[n]}}{C}\right) \cdot E_x^{*[n]} \qquad E_x^{*[n]} > 0;$$

$$u_x^{[n+1]} = u_x^{[n]} + \frac{r_x^{[n]}}{C} \cdot E_x^{*[n]} \qquad E_x^{*[n]} \le 0.$$

Di seguito mostriamo alcune elaborazioni del sistema CM Squashed (Figg. 5.2, 5.3).

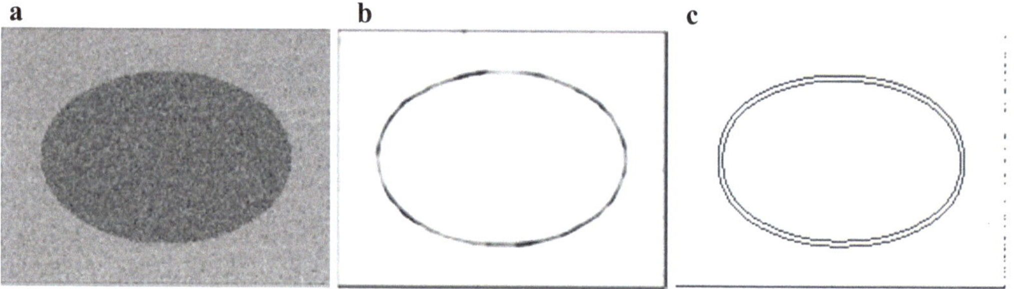

Fig. 5.2a-c. Ellissi (da Hansen T., Neumann H. (2004) A simple cell model with dominatine opponent inhibition for robust image processing. Neural Networks 17:647-662). **a** Sorgente; **b** non-linear with DOI; **c** CM Squashed (algoritmo di base – varianza pesi), notare la regolarizzazione della circonferenza, l'assenza di rumore e il doppio bordo

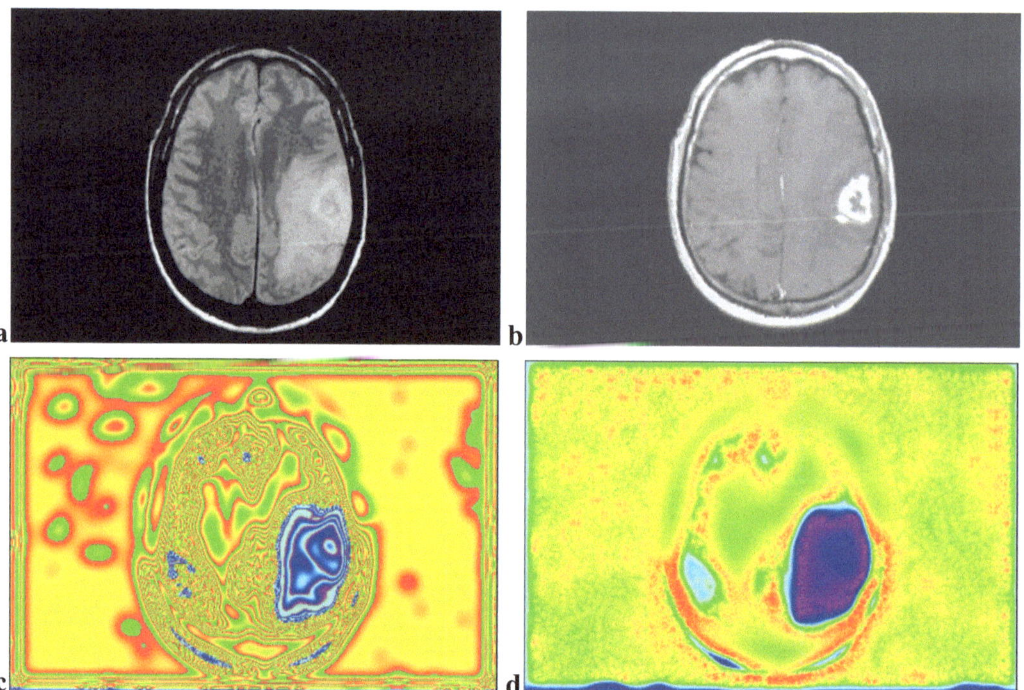

Fig. 5.3a-d. RM - cervello (fonte Bracco Imaging SpA). **a** Sorgente prima del mezzo di contrasto; **b** sorgente dopo il mezzo di contrasto; **c** CM Squashed Rem; **d** CM Squashed Base

Nelle Figure 5.3c e 5.3d, il risultato di CM Squashed (in due modalità) applicata sull'immagine sorgente prima del mezzo di contrasto. Da notare l'evidenza della lesione e anche della zona di sofferenza tissutale che il mezzo di contrasto non coglie.

5.2 Le Anti Mappe Contrattive "Squashed"

Tutti i sistemi della famiglia ACM, prevedono una interazione tra la luminosità di ogni pixel centrale con quelli del proprio intorno. È possibile, tuttavia, considerare anche una interazione tra la luminosità di ogni pixel con la sua massima e la sua minima luminosità possibile.

Nel caso del sistema *Squashed Anti CM*, il considerare i valori di massima e minima luminosità di ogni pixel permette di dividere ogni pixel in due ipersfere. La prima dotata di raggio pari alla luminosità del pixel considerato, la seconda con un raggio pari al complemento del primo rispetto al massimo valore possibile:

$$r_x^{[n]} = \frac{1 + u_x^{[n]}}{2} \cdot C \qquad [5.11]$$

$$Ar_x^{[n]} = C - r_x^{[n]} = \frac{1 - u_x^{[n]}}{2} \cdot C \qquad [5.12]$$

Definiamo $Ar_x^{[n]}$ l'anti-raggio di una ipersfera che rappresenta la luminosità di un anti-pixel rispetto al pixel di riferimento.

Si determina, poi, il volume in 2D e in 3D di queste due ipersfere e le loro contrazioni:

$$md2_x^{[n]} = \pi \cdot (r_x^{[n]})^2 \qquad [5.13]$$

$$Amd2_x^{[n]} = \pi \cdot (Ar_x^{[n]})^2 \qquad [5.14]$$

$$md3_x^{[n]} = \frac{4}{3} \cdot \pi \cdot (r_x^{[n]})^3 \qquad [5.15]$$

$$Amd3_x^{[n]} = \frac{4}{3} \cdot \pi \cdot (Ar_x^{[n]})^3 \qquad [5.16]$$

$$v_x^{[n]} = C \cdot \frac{md3_x^{[n]} - md2_x^{[n]}}{md3_x^{[n]}} \qquad [5.17]$$

$$Av_x^{[n]} = C \cdot \frac{Amd3_x^{[n]} - Amd2_x^{[n]}}{Amd3_x^{[n]}} \qquad [5.18]$$

$$e_x^{[n]} = \frac{v_x^{[n]}}{C} \cdot \sqrt[2]{1 - \left(\frac{v_x^{[n]}}{C}\right)^2} \qquad [5.19]$$

$$Ae_x^{[n]} = \frac{Av_x^{[n]}}{C} \cdot \sqrt[2]{1 - \left(\frac{Av_x^{[n]}}{C}\right)^2} \qquad [5.20]$$

In questo modo è possibile generare la quantità di *energia differenziale* tra ogni pixel e il suo Anti-pixel.

$$E_x^{*[n]} = e_x^{[n]} - Ae_x^{[n]} \qquad [5.21]$$

Le equazioni [5.9] e [5.10] restano in questo caso identiche.

Definiamo questa procedura di evoluzione dei pixel *Anti CM Squashed.*

Una analisi dei possibili stati di energia differenziale di un pixel generico (Fig. 5.4) possono chiarire l'obiettivo di questo processo evolutivo: ciò che abbiamo assunto essere l'*energia differenziale* che si accumula su ogni pixel, è tanto maggiore in valore assoluto quanto più la sua luminosità tende ai valori massimi o minimi.

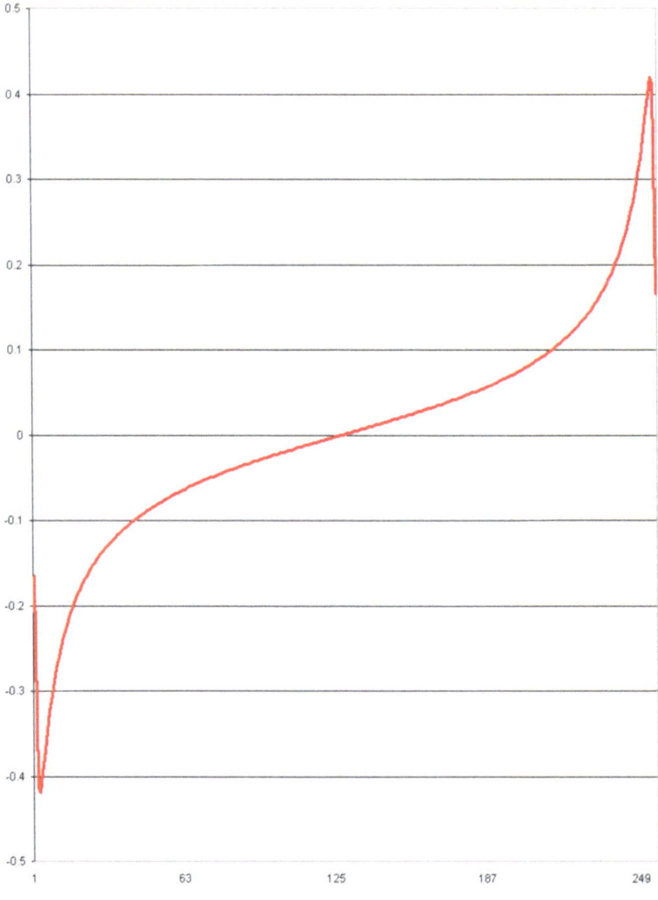

Fig. 5.4. Simulazione dei possibili stati di energia differenziale di un pixel generico nella Anti CM Squashed

Sintesi degli algoritmi di aggiornamento delle connessioni e delle unità di Anti CM Squashed

Parametri: $u_{x,y} \in [-1,+1];\ C = 2^M;$

$w_{ij} = 0.000001$ (pesi iniziali)

Apprendimento sulle connessioni:
$$\Delta w_{x,x_s}^{[n]} = \left(1 - \frac{w_{x,x_S}^{[n]}}{C}\right) \cdot u_{x_s}^{[n]} \cdot (1 - u_{x_s}^{[n]} \cdot w_{x,x_s}^{[n]});$$
$$w_{x,x_s}^{[n+1]} = w_{x,x_s}^{[n]} + \Delta w_{x,x_s}^{[n]};$$

Output: $P_x^{[n]} = h(f(w_{x,x_s}^{[n]}));$

dove: $f(\,)$ = funzione dei pesi (Media, Varianza, Modulo, Fase, ecc)

$h(\,)$ = semplice (Base) o complessa (Quot, Rem, Harmonic)

Apprendimento delle unità:

$$r_x^{[n]} = \frac{1 + u_x^{[n]}}{2} \cdot C \qquad Ar_x^{[n]} = C - r_x^{[n]} = \frac{1 - u_x^{[n]}}{2} \cdot C$$

$$md2_x^{[n]} = \pi \cdot (r_x^{[n]})^2 \qquad Amd2_x^{[n]} = \pi \cdot (Ar_x^{[n]})^2$$

$$md3_x^{[n]} = \frac{4}{3} \cdot \pi \cdot (r_x^{[n]})^3 \qquad Amd3_x^{[n]} = \frac{4}{3} \cdot \pi \cdot (Ar_x^{[n]})^3$$

$$v_x^{[n]} = C \cdot \frac{md3_x^{[n]} - md2_x^{[n]}}{md3_x^{[n]}} \qquad Av_x^{[n]} = C \cdot \frac{Amd3_x^{[n]} - Amd2_x^{[n]}}{Amd3_x^{[n]}}$$

$$e_x^{[n]} = \frac{v_x^{[n]}}{C} \cdot \sqrt[2]{1 - \left(\frac{v_x^{[n]}}{C}\right)^2} \qquad Ae_x^{[n]} = \frac{Av_x^{[n]}}{C} \cdot \sqrt[2]{1 - \left(\frac{Av_x^{[n]}}{C}\right)^2}$$

$$E_x^{*[n]} = e_x^{[n]} - Ae_x^{[n]}$$

$$u_x^{[n+1]} = u_x^{[n]} + \left(1 - \frac{r_x^{[n]}}{C}\right) \cdot E_x^{*[n]} \qquad E_x^{*[n]} > 0;$$

$$u_x^{[n+1]} = u_x^{[n]} + \frac{r_x^{[n]}}{C} \cdot E_x^{*[n]} \qquad E_x^{*[n]} \leq 0.$$

Di seguito mostriamo un immagine elaborata con il sistema Anti CM Squashed (Fig. 5.5).

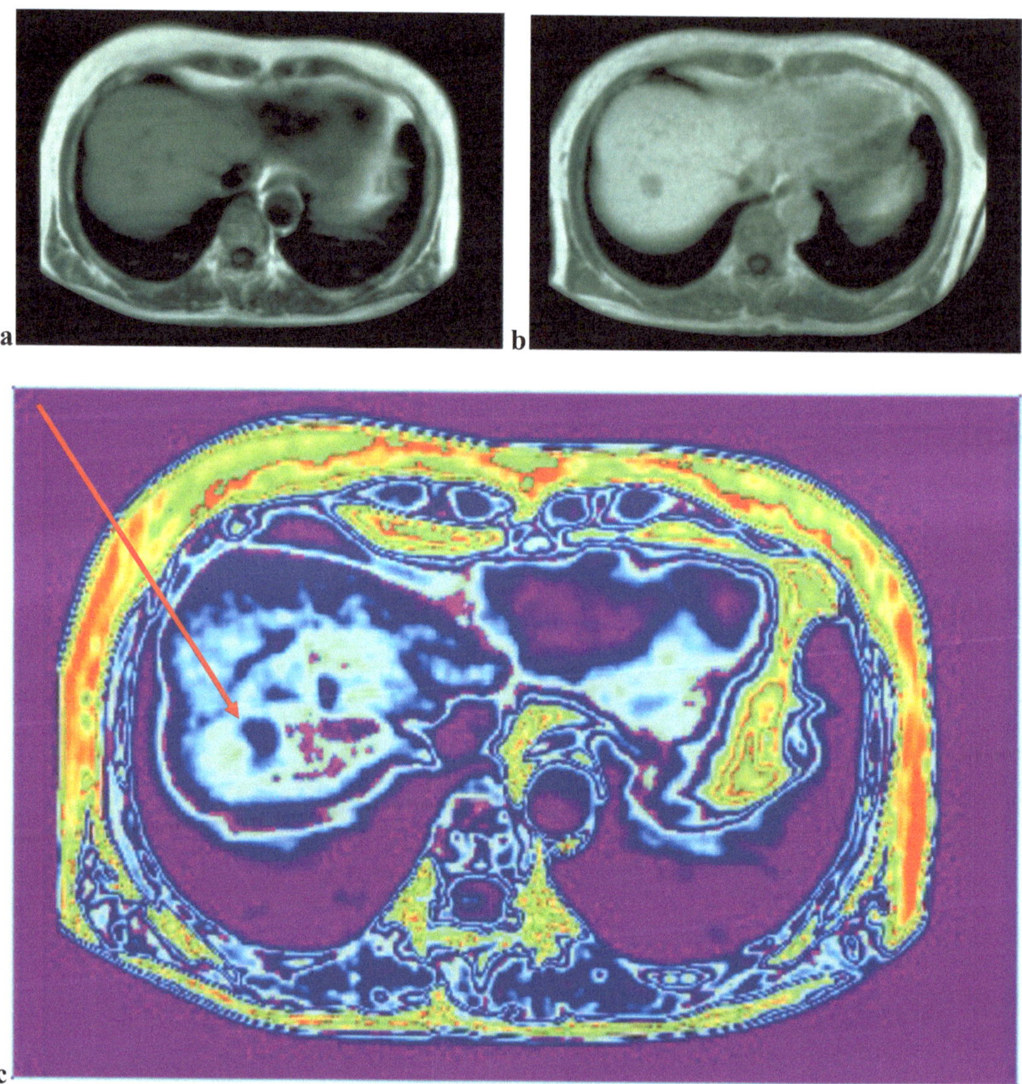

Fig. 5.5a-c. TC – metastasi al fegato. **a** Sorgente prima del mezzo di contrasto; **b** sorgente dopo il mezzo di contrasto; **c** Anti CM Squashed applicata all'immagine prima del mezzo di contrasto

PARTE TERZA

Le applicazioni

Capitolo 6

Applicazioni su immagini generiche

Massimo Buscema

6.1 ACM con connessioni fisse

6.1.1 Test semplici

I sistemi New IAC, New CS e PmH ricevono i valori delle loro connessioni dalla Automata Rule. Queste connessioni agiscono da vincoli sulla evoluzione delle unità di tali sistemi.

Abbiamo selezionato 3 figure (Fig. 6.1), ciascuna caratterizzata da diversi gradi di difficoltà. Su ciascuna di esse testeremo la capacità di questi tre sistemi di definire i bordi.

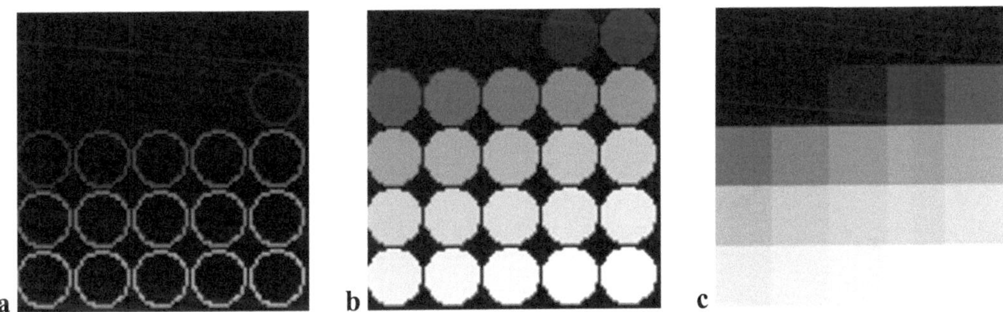

Fig. 6.1a-c. Immagini di 3 test semplici. **a** Test 1; **b** Test 2; **c** Test 3

I valori dei grigi sono sempre compresi tra 0 e 255 (8 bit). Il numero dei cicli necessari per processare ogni immagine è stato determinato tramite la seguente equazione:

$$\Delta Mean^{[n]} < 0.00001;$$

$$\Delta Mean^{[n]} = \frac{\sum_{i=1}^{Nu} \left| \Delta_i^{[n]} - \Delta_i^{[n-1]} \right|}{Nu}$$

dove: Nu = numero dei pixel dell'immagine; $\Delta_i^{[n]}$ = cfr. equazioni [3.13, 3.25, 3.26, 3.31].

L'immagine Test 1 mostra una difficoltà sul gradiente della circonferenza. Lo sfondo è nero (valore: 0), mentre i cerchi iniziano con il valore 10 in alto a sinistra e crescono con un delta di 50 sulle colonne e di 10 sulle righe. Quindi il valore più alto è di 250, in basso a destra.

La Automata Rule è stata applicata con un sigma = 40 (cfr. equazione [3.4]).

In Figura 6.2 viene mostrata la dinamica del sistema New IAC in successivi istanti discreti di tempo nel processare Test 1: (Max = 1.0; Min = 0.0; Rest = 0.1; Decay = 0.1).

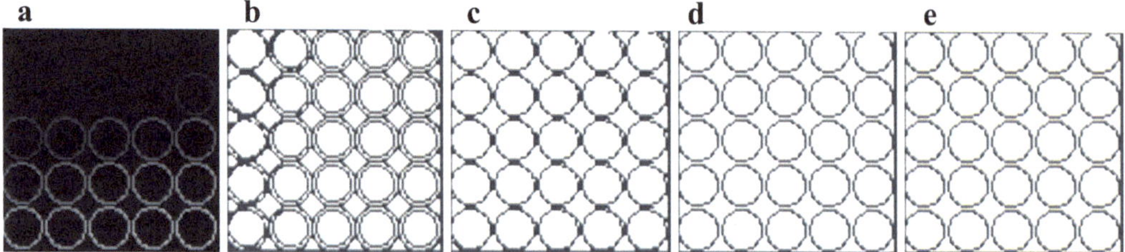

Fig. 6.2a-e. Dinamica del sistema New IAC sul Test 1. **a** Sorgente; **b** n=10; **c** n=20; **d** n=40; **e** n=60

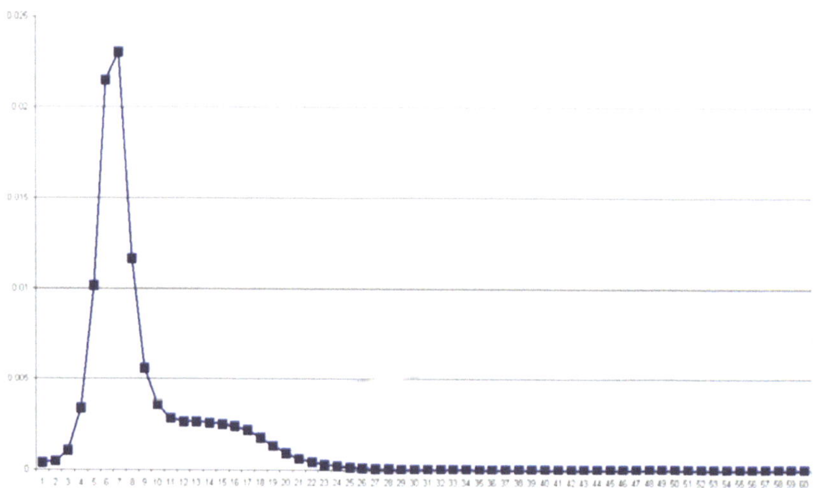

Fig. 6.3. Sistema New IAC, dinamica del Delta Mean

In Figura 6.4 mostriamo, invece, la dinamica del sistema PmH in successivi istanti discreti di tempo nel processare Test 1: (Max = 1.0; Min = 0.0; Rest = 0.1; Decay = 0.1).

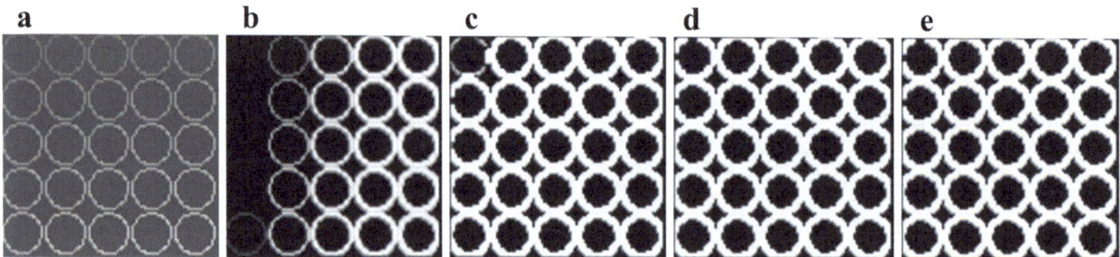

Fig. 6.4a-e. Dinamica del sistema PmH sul Test 1. **a** Sorgente; **b** n=1; **c** n=5; **d** n=10; **e** n=30

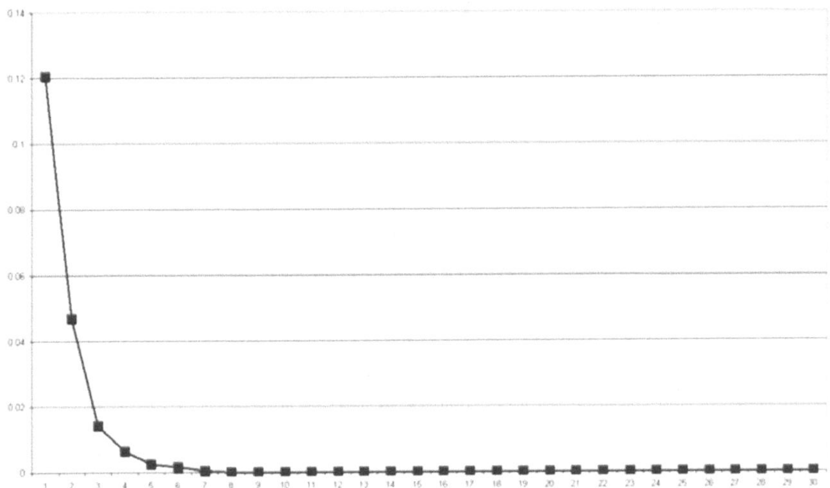

Fig. 6.5. Sistema PmH, dinamica del Delta Mean

Infine, in Figura 6.6 mostriamo la dinamica del sistema New CS in successivi istanti discreti di tempo nel processare Test 1: $(\alpha = 1.0)$.

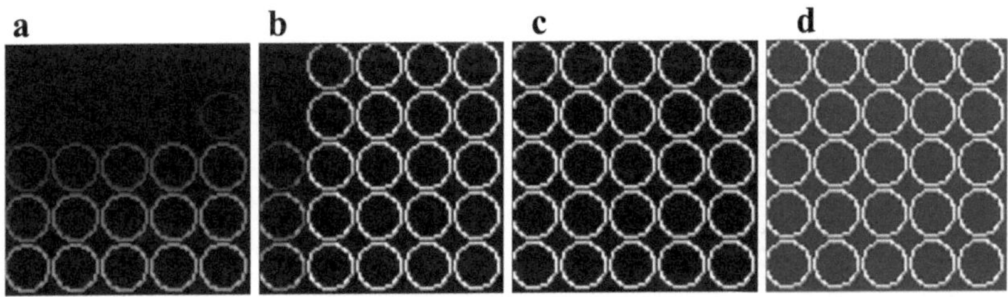

Fig. 6.6a-d. Dinamica del sistema New CS sul Test 1. **a** Sorgente; **b** n=1; **c** n=3; **d** n=6

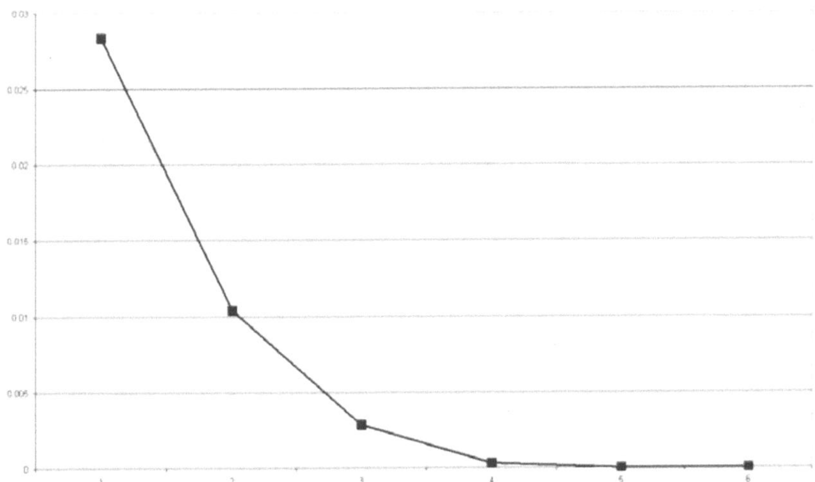

Fig. 6.7. Sistema New CS, dinamica del Delta Mean

Tutti e tre i sistemi risolvono il compito implicito nel Test 1, ma l'esecuzione di tale compito è effettuata dai tre sistemi in tre modi diversi e con tempi diversi.

Per comprendere meglio la dinamica dei tre sistemi osserviamo la loro analisi del Test 2. Si tratta di un modello di immagine analoga a quella del Test 1, con la differenza che l'incremento di luminosità questa volta non si limita al bordo del cerchio, ma a tutta la sua area.

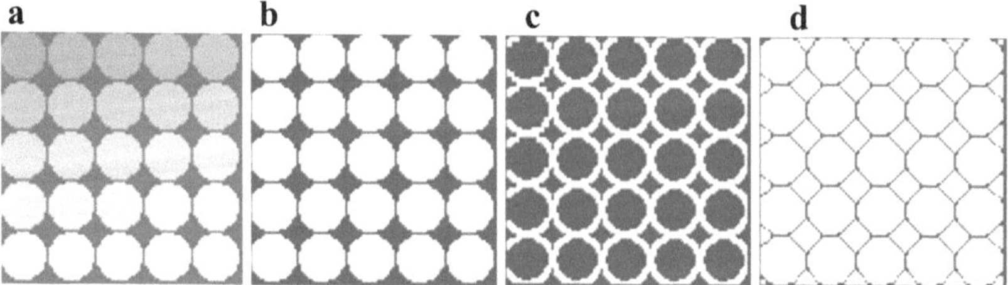

Fig. 6.8a-d. Risultati dei tre sistemi sul Test 2. **a** Sorgente; **b** New CS n=6; **c** PmH n=30; **d** New IAC n=60

Per comprendere la logica di queste elaborazioni è utile fornire il dettaglio dei cerchi di Test 1 e Test 2 (Fig. 6.9). I cerchi di entrambi le immagini sono irregolari, come sono irregolari di conseguenza le figure romboidali che fanno da sfondo.

In Figura 6.10 mostriamo le due soluzioni di New IAC con ingrandimento analogo.

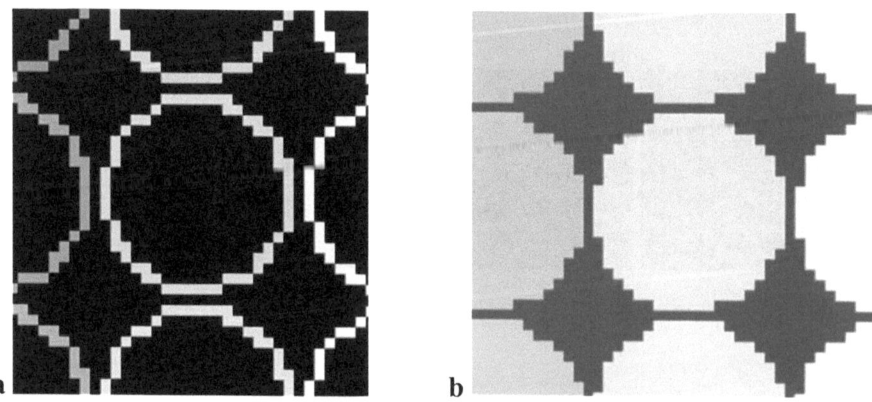

Fig. 6.9a-b. Dettaglio dei cerchi di Test 1 (**a**) e Test 2 (**b**)

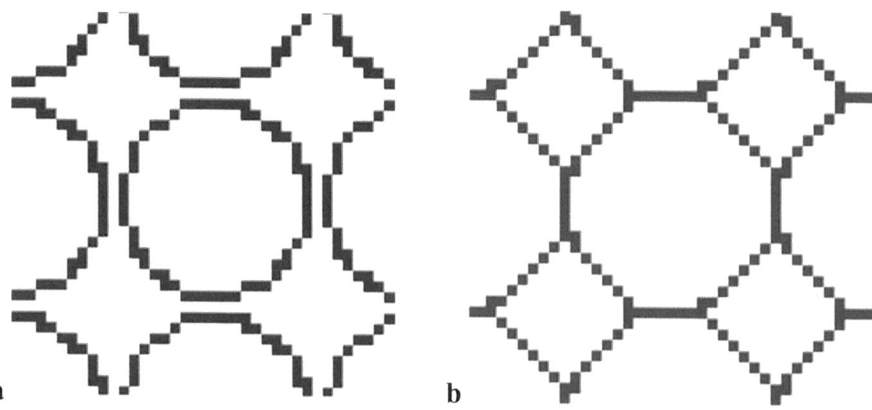

Fig. 6.10a-b. Dettaglio dei cerchi nelle soluzioni di New IAC su Test 1 (**a**) e Test 2 (**b**)

Mentre in Test 1 il sistema New IAC si limita a evidenziare i bordi irregolari dei cerchi, in Test 2 il sistema regolarizza l'intera figura trasformando i cerchi irregolari in ottagoni quasi regolari. In breve, il sistema New IAC è in grado di definire i contorni sia del Test 1 che del Test 2, ma è anche in grado di distinguere tra una trama di linee ed una di superfici.

Il Test 3 è più complesso: si tratta di 25 quadrati 20×20 che riempiono una superficie 100×100, incrementando la luminosità di un valore 10 per riga e di un valore 50 per colonna.

Si tratta di un test che non presenta uno sfondo omogeneo e che presenta, invece, una marcata differenza tra l'incremento della luminosità sulle colonne rispetto alla stessa sulle righe.

La risposta dei 3 sistemi ACM deve essere valutata in modo individuale.

In Figura 6.11 mostriamo come il sistema New IAC, con un sigma=20, risolve il problema. Il sistema New IAC riconosce gli incroci, le colonne e la griglia intera, a seconda del posizionamento della soglia di binarizzazione.

Il sistema New CS con valore sigma=20 riconosce solo i punti di incrocio della griglia, privilegiando le colonne (Fig. 6.12 - gli incroci sono rettangoli di 2 righe × 1 colonna).

Il sistema PmH si comporta in modo simile al sistema New IAC (Fig. 6.13).

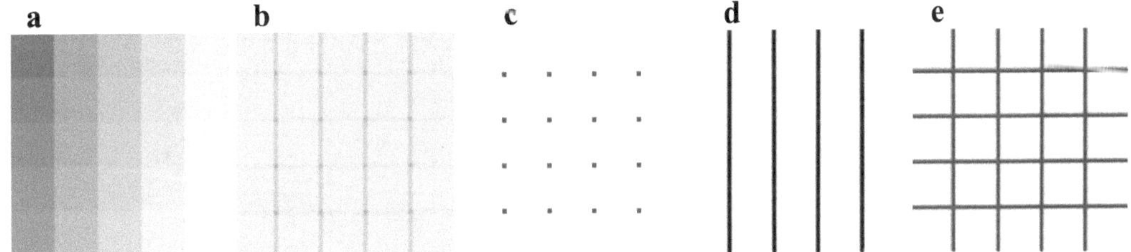

Fig. 6.11a-e. Soluzioni di New IAC sul Test 3. **a** Sorgente; **b** n=60; **c** soglia=128; **d** soglia=170; **e** soglia=205

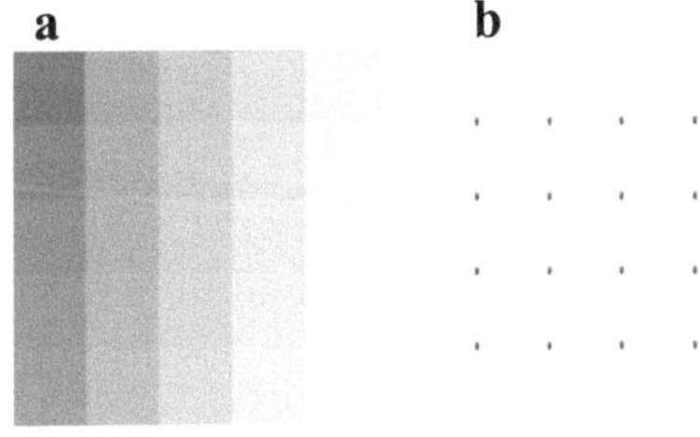

Fig. 6.12a-b. Soluzioni di New CS sul Test 3. **a** Sorgente; **b** n=60

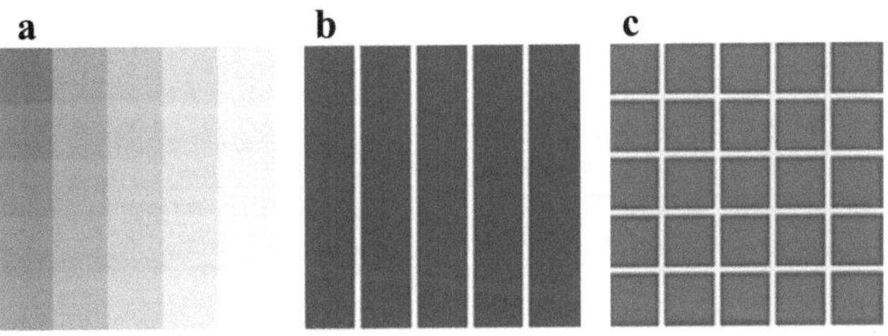

Fig. 6.13a-c. Soluzioni di PmH sul Test 3. **a** Sorgente; **b** n=60, sigma=5; **c** n=60, sigma=30

Per provare la sensibilità dei 3 sistemi abbiamo cambiato l'incremento del valore di luminosità di alcuni pixels di una unità: la matrice di luminosità dei 25 quadrati con incrementi costanti (matrice 1), è stata trasformata in una matrice con incrementi irregolari (matrice 2):

10	60	110	160	210
20	70	120	170	220
30	80	130	180	230
40	90	140	190	240
50	100	150	200	250

Matrice 1: incrementi costanti

⇒

0	53	106	159	213
11	64	117	170	223
21	74	128	181	234
32	85	138	191	244
43	96	149	202	255

Matrice 2 : incrementi irregolari

Nella seconda matrice sono presenti, tra i quadrati, incrementi di 10 e 11 gradi di luminosità che ad occhio nudo non sono distinguibili:

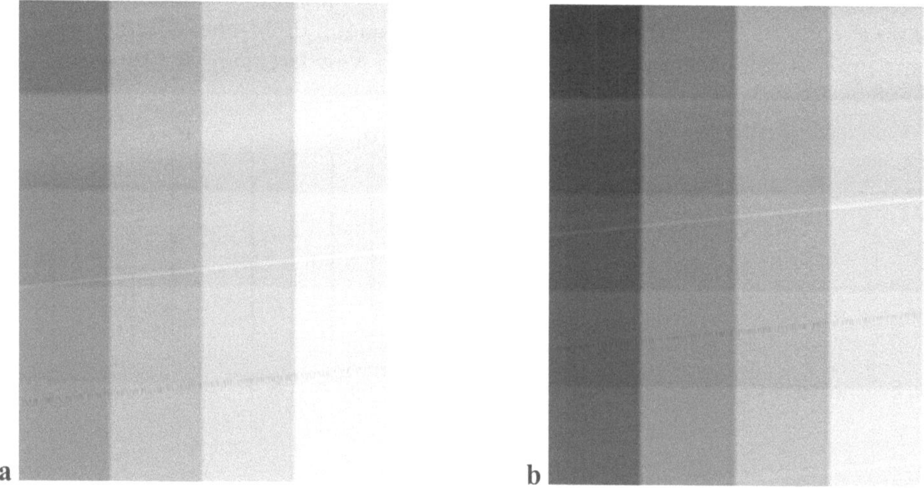

Fig. 6.14a-b. Test 3. **a** Matrice con incrementi costanti; **b** matrice con incrementi irregolari

Il sistema PmH è stato l'unico a dimostrarsi sensibile a queste differenze minime di incremento:

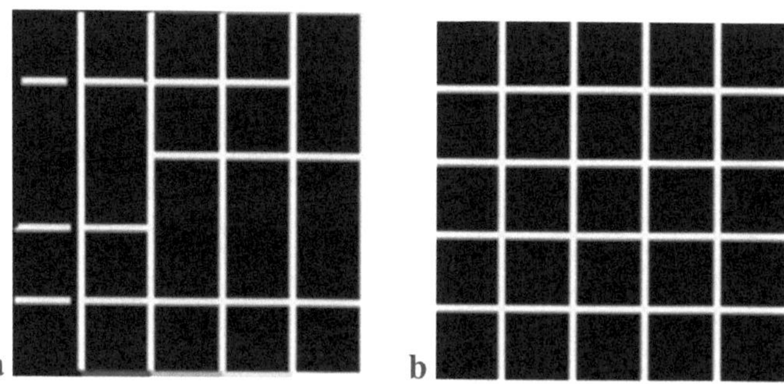

Fig. 6.15a-b. Soluzioni di PmH sul Test 3 con elementi della matrice incrementati. **a** Sigma=20; **b** sigma=25

Nella elaborazione con sigma=20, gli incrementi di valore 10 su riga vengono ignorati, mentre quelli di valore 11 vengono marcati.

Questi primi test sembrano evidenziare:

a. l'ottima capacità dei 3 sistemi ACM nel definire i contorni di immagini artificiali, ma complesse;
b. l'estrema sensibilità dei tre sistemi alle microvariazioni e la simultanea capacità di far emergere il modello globale del contorno a partire da una computazione unicamente locale.

6.1.2 Test comparativi

I tre sistemi ACM con connessioni fisse sono stati comparati con i più noti filtri per la rilevazione automatica dei contorni (edge detector filter).

I filtri che abbiamo scelto, implementati in MatLab ver. 7.0, sono i seguenti: *Sobel*, *Prewitt*, *Roberts Cross*, *LoG* (Laplacian of a Gaussian), *Canny* [Horn 1986; Marr 1982; Vernon 1991; Davies 1990; Canny 1986; Roberts 1965; Boyle and Thomas 1988; Gonzalez and Woods 1992; Haralick and Shapiro 1992].

Le immagini selezionate per questi confronti sono state prese dai siti WEB nei quali vengono presentate le caratteristiche salienti e i limiti di questi filtri.

Abbiamo denominato la prima immagine "Blood Image". La Figura 6.16 mostra i risultati dei filtri classici e dei tre sistemi ACM.

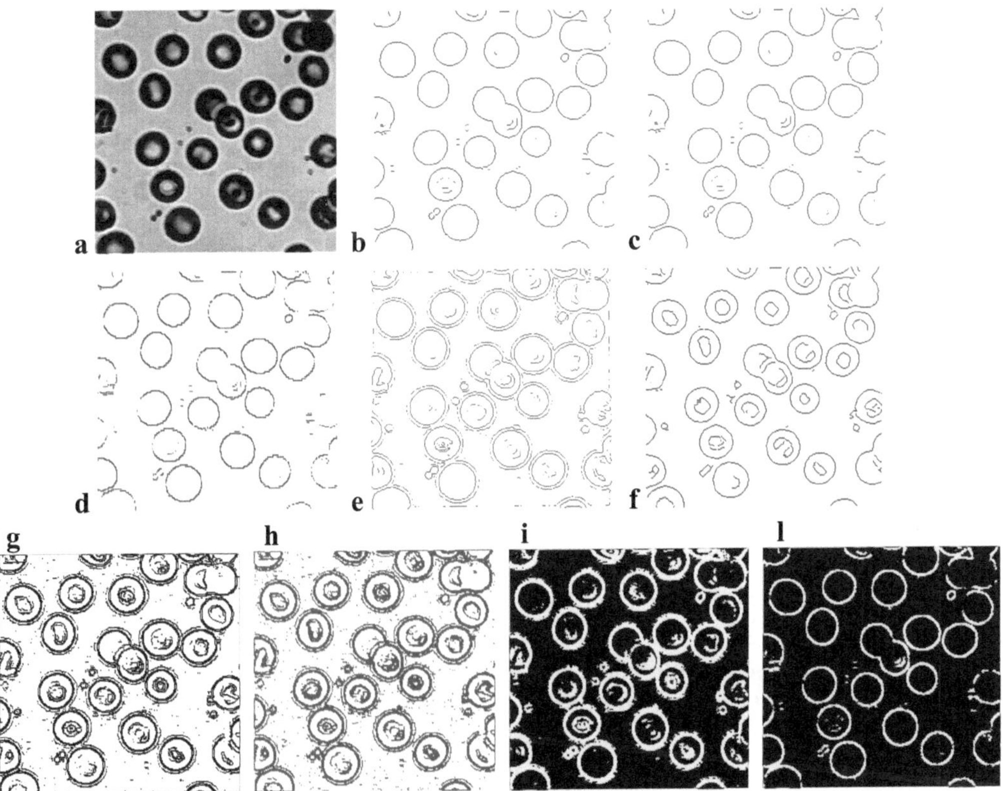

Fig. 6.16a-l. Blood image. Soluzioni di diversi filtri e i sistemi ACM. **a** Sorgente; **b** Sobel; **c** Prewitt; **d** Roberts; **e** LoG; **f** Canny; **g** New CS (sigma=20); **h** New IAC (sigma=20); **i** PmH (sigma=20); **l** PmH (sigma=5)

La seconda immagine di test è stata chiamata "Aluminum Image". La Figura 6.17 mostra i risultati dei filtri classici e dei tre sistemi ACM.

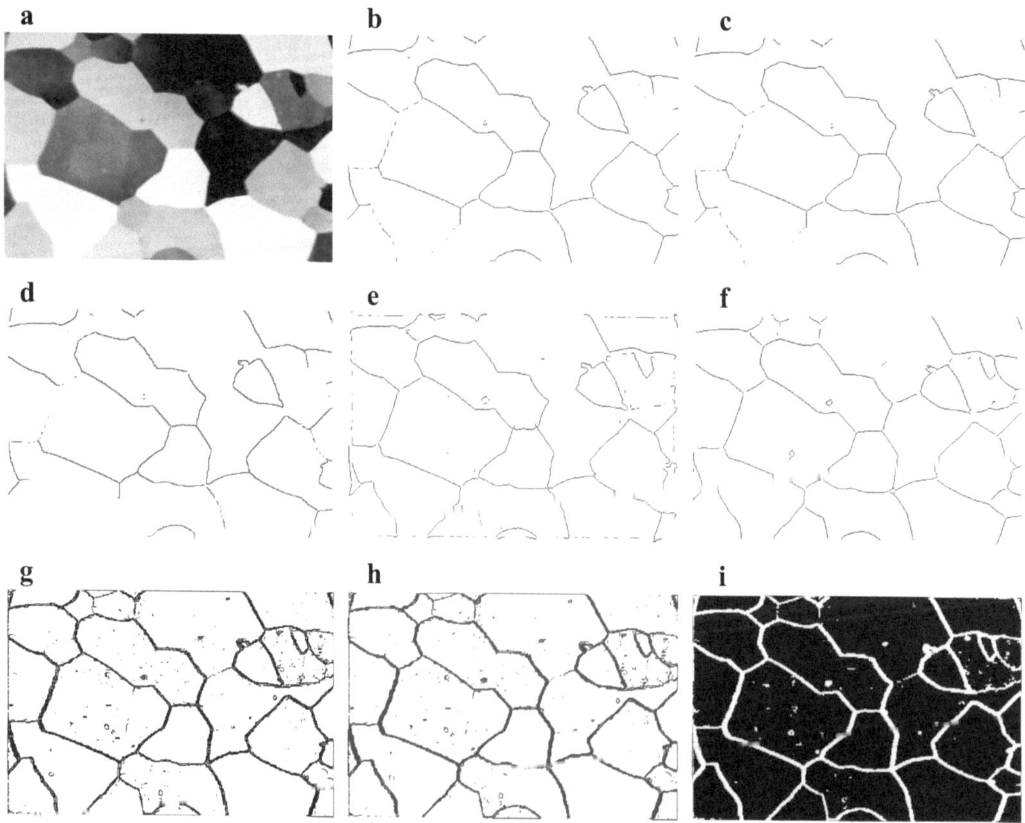

Fig. 6.17a-i. Aluminium image. Soluzioni di diversi filtri e i sistemi ACM. **a** Sorgente; **b** Sobel; **c** Prewitt; **d** Roberts; **e** LoG; **f** Canny; **g** New CS (sigma=40); **h** New IAC (sigma=80); **i** PmH (sigma=40)

Il terzo test di confronto è stato denominato "Eight Bit Image". Seguono le elaborazioni eseguite tramite i filtri classici e i tre sistemi ACM (Fig. 6.18). Notare la diversità del comportamento dei tre sistemi ACM.

Questi tre confronti sembrano mostrare:

a. un'ottima capacità dei sistemi ACM nel definire i contorni di immagini reali;
b. una superiorità dei sistemi ACM rispetto ai filtri classici; ciò sia in termini di estrazione del contorno da immagini complesse, che nel numero quasi nullo di parametri iniziali da definire; i tre sistemi ACM sembrano funzionare come filtri a soglia locale adattiva;
c. i tre sistemi ACM, in genere, codificano il contrasto di luminosità come spessore del contorno dell'immagine;
d. i tre sistemi ACM sembrano tendere a distinguere in ogni immagine in modo fine rumore e forme salienti: vedi i noduli nel test "Aluminum Image".

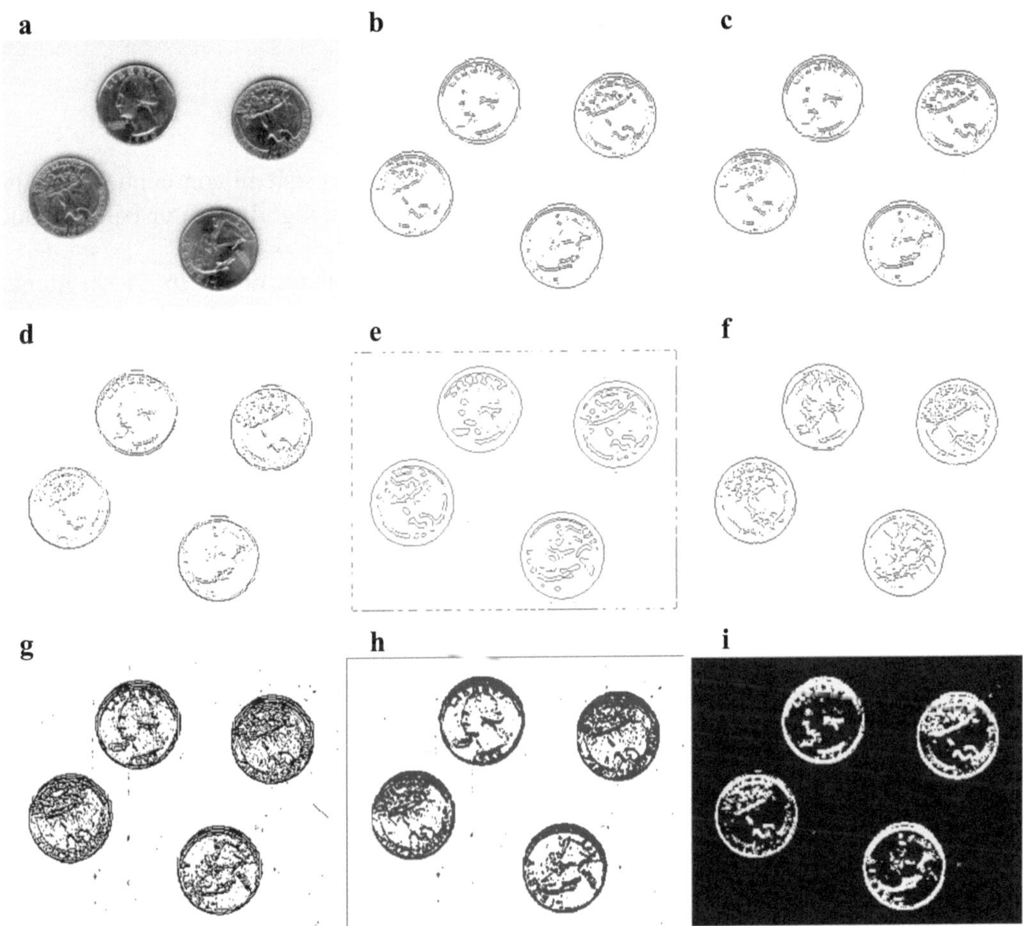

Fig. 6.18a-i. Eight bit image. Soluzioni di diversi filtri e i sistemi ACM. **a** Sorgente; **b** Sobel; **c** Prewitt; **d** Roberts; **e** LoG; **f** Canny; **g** New CS; **h** New IAC; **i** PmH

Riferimenti Bibliografici

Boyle R, Thomas R (1988) Computer vision: A first course. Blackwell Scientific Publications, Cambridge (MA)

Canny J (1986) A computational approach to edge detection. IEEE transactions on pattern analysis and machine intelligence 8:679-698

Davies E (1990) Machine vision: theory, algorithms and practicalities. Academic Press, London

Gonzalez R, Woods R (1992) Digital image processing. Addison Wesley, Reading (MA)

Haralick R, Shapiro L (1992) Computer and robot vision, Vol. 1. Addison-Wesley, Reading (MA)

Horn B (1986) Robot vision. MIT Press, Cambridge (MA)

Marr D (1982) Vision. Freeman, San Francisco (CA)

Roberts L (1965) Machine. Perception of 3-D solids, optical and electro-optical information processing. MIT Press, Cambridge (MA)

Vernon D (1991) Machine vision. Prentice-Hall.

6.2 ACM con connessioni dinamiche

6.2.1 Test elementari

Il primo test che esamineremo riguarda il comportamento dei sistemi con connessioni dinamiche con varie funzioni di interpolazione dei pesi e diversi algoritmi di visualizzazione dei pixels.

Partiamo dall'immagine "Alluminium", già in precedenza esaminata. In questa immagine compaiono diversi tipi di problema, già noti nella letteratura sulla elaborazione di immagini:

a. l'individuazione dei contorni all'interno della figura intera;
b. la segmentazione dei tipi di tessuti principali;
c. l'individuazione di tratti salienti;
d. la visualizzazione di tratti non visibili "ad occhio nudo".

Nella Figura 6.19, mostreremo come appare l'immagine equalizzata con un software commerciale (Adobe Photoshop 7.0), e alcune elaborazioni eseguite con i sistemi CM (cfr. equazioni da [4.1] a [4.27]).

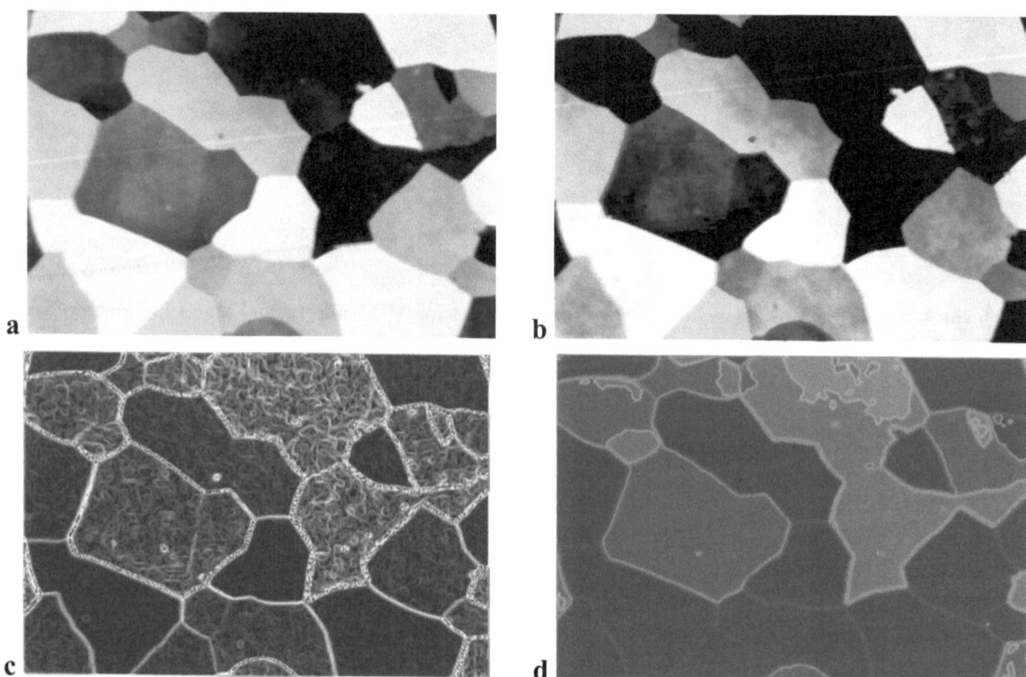

Fig. 6.19a-d. Aluminium image. Confronto delle soluzioni tra equalizzazione con Adobe PhotoShop 7.0 e i sistemi CM. **a** Sorgente; **b** Adobe PhotoShop; **c** CM Rem (modulo pesi); **d** CM Harmonic & Quot (media pesi)

Le due elaborazioni mostrate in Figura 6.19 sono un esempio di definizione dei contorni, con individuazione di alcune caratteristiche salienti dell'immagine, e di segmentazione dell'immagine in 4 livelli (sfondo incluso).

Da notare che molte delle regioni individuate nella seconda immagine elaborata (CM Harmonic & Quot) sono risultate invisibili alle precedenti elaborazioni (New IAC, New CS e PmH) e sembrano poco visibili anche ad un osservatore umano esperto.

Una definizione diversa dei bordi e dei tessuti dell'immagine può essere ottenuta tramite il sistema dinamico Local Sine (cfr. equazioni da [4.28] a [4.39]):

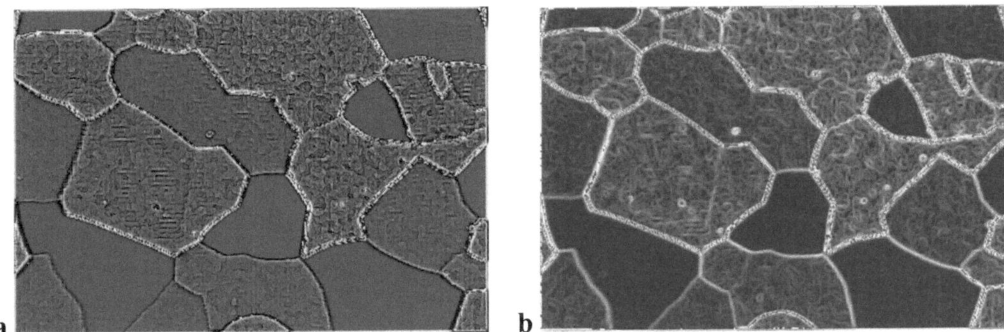

Fig. 6.20a-b. Aluminium image. Risultati ottenuti con il sistema Local Sine. **a** Rem (media pesi); **b** Rem (modulo pesi)

Il sistema Local Sine conferma alcuni tratti salienti identificati dai sistemi CM e caratterizza a suo modo altri parti dell'immagine; ad esempio, la grana interna della texture dei poligoni che formano l'immagine. Il che sembra utile per comprendere i diversi tipi di rugosità dell'oggetto originale dal quale l'immagine è stata generata (se tali tratti pertengono all'oggetto sorgente o al processo fisico di produzione dell'immagine riguarda il significato culturale dell'immagine e non il contenuto informativo della stessa).

Per comprendere il comportamento dei sistemi CM Squashed (cfr. equazioni da [5.1] a [5.11]) utilizzeremo immagini più semplici della precedente, in quanto il comportamento di questi sistemi è piuttosto complesso.

Iniziamo con le immagini in precedenza denominate Test 1 e Test 2. Si tratta rispettivamente di cerchi le cui circonferenze (Test 1) e le cui aree (Test 2) sono illuminate in modo progressivo sulle righe e sulle colonne.

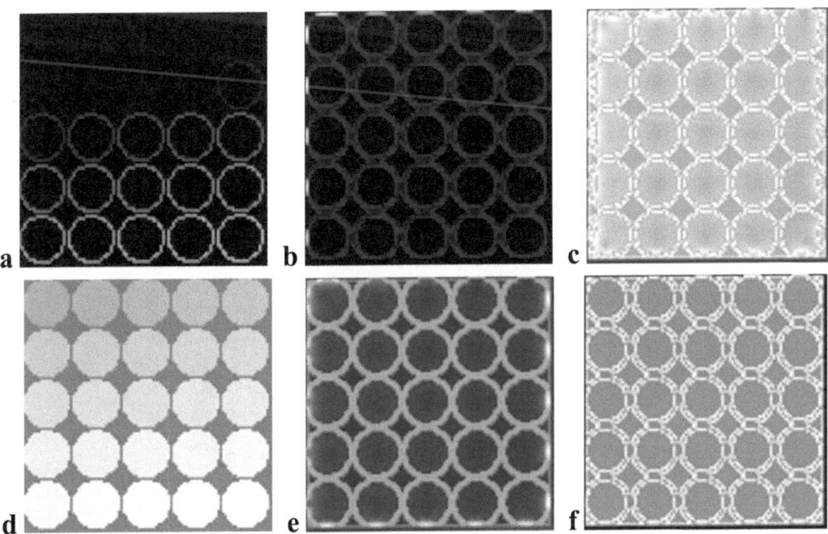

Fig. 6.21a-f. Risultati ottenuti con il sistema CM Squashed su Test 1 e Test 2. **a** Sorgente Test 1; **b** CM Squashed Base (varianza dei pesi); **c** CM Squashed Rem (modulo pesi). **d** Sorgente Test 2; **e** CM Squashed Base (varianza dei pesi); **f** CM Squashed Rem (modulo pesi)

Le elaborazioni proposte (Fig. 6.21) sono state effettuate con CM Squashed in due modalità:

- algoritmo di Base – varianza dei pesi;
- algoritmo Rem – modulo dei pesi.

Il sistema con algoritmo di Base – varianza dei pesi, in entrambi i casi rende omogenea l'illuminazione (opera, quindi, come un operatore di evidenziazione dei contorni) e mostra una leggera deformazione delle due immagini sui bordi (specie nel Test 2).

Nel secondo caso, algoritmo Rem – modulo dei pesi, le due elaborazioni sono sostanzialmente diverse. In Test 1 i cerchi presentano un doppio bordo, la cui illuminazione è rinforzata nelle zone parallele all'asse x e all'asse y, formando un curioso "effetto catena".

In Test 2 l'effetto deformante dei bordi sulle circonferenze è massiccio, specie sui bordi di colonna dove il delta di incremento di luminosità nell'immagine originale è maggiore. Inoltre, l'area di ogni circonferenza presenta un picco sfumato di non luminosità nella zona interna. Picco la cui posizione sembra essere influenzata dai bordi: nelle circonferenze equidistanti dai bordi il picco si colloca nel centro della circonferenza.

È come se il sistema CM Squashed evidenziasse una differenza di contenuto informativo rilevante tra i cerchi vuoti con circonferenza a luminosità crescente (Test 1) e i cerchi pieni con aree a luminosità crescente.

Nel caso di figure regolari come i cerchi è possibile tentare di spiegare questa specificità di comportamento:

1. la forma del contorno delle aree segmentate incide sulla luminosità delle aree stesse in funzione della differenza di luminosità tra contorno ed area;
2. quindi, la luminosità dei contorni attrae la luminosità delle aree vicine;
3. il che provoca una deformazione delle aree in funzione della forma dei contorni;
4. il conflitto tra contorni di forma e luminosità diverse determina quindi una complessa negoziazione della luminosità delle aree e una ristrutturazione della loro stessa forma.

La visualizzazione 3D dell'elaborazione del Test 2 (Fig. 6.22) mostra in modo evidente questo effetto "gravitazionale" che i bordi esercitano sulle aree.

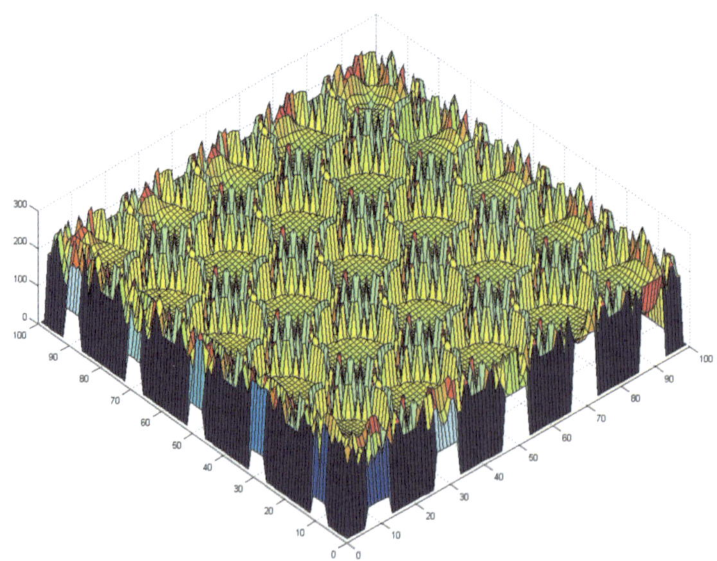

Fig. 6.22. CM Squashed Rem – modulo dei pesi. Visualizzazione 3D dell'elaborazione del Test 2

L'utilità pratica della CM Squashed, quindi, diventa apprezzabile quando si intende visualizzare le differenze di texture di una immagine sotto forma di alterazioni possibili della sua struttura informativa.

L'immagine che seguirà (Fig. 6.23) è la TC di un polmone selezionato con una finestra mediastinica (fonte: Università di Pisa, prof. D.Caramella). Il polmone mostra un evidente tumore maligno. Il resto dell'immagine sembra uniforme e i due tumori sembrano disconnessi tra di loro. Su questa immagine è stata applicata CM Squashed, di cui vedremo diverse proiezioni (Fig. 6.23).

In tutte le elaborazioni appare evidente la struttura connessa della massa tumorale. I fronti di espansione del tumore e la circostante zona infiammatoria sono probabilmente rilevati dalle elaborazioni (Fig. 6.23b-f). L'elaborazione con CM Quot Squashed (media pesi-Fig. 6.23d) segmenta la sua struttura di base, mentre le altre evidenziano caratteristiche interne alla massa e nel tessuto polmonare invisibili ad occhio nudo.

L'elaborazione con CM Harmonic Squashed (media pesi-Fig. 6.23e), ad esempio, mostra come nella zona tumorale il tessuto polmonare sia mancante. L'elaborazione con CM Rem Squashed (modulo pesi-Fig. 6.23c), invece, mostra la differenza tra il tessuto tumorale (puntinizzato), i fronti di espansione infiammatoria del tumore (tessuto grigio) e il tessuto polmonare (reticolato).

Tali osservazioni devono essere convalidate da precise analisi istologiche. È certo comunque che tutte le caratteristiche evidenziate dal sistema sono parte del contenuto informativo di questa immagine (presenti nell'oggetto reale o prodotte artificialmente durante il processo fisico di generazione e selezione dell'immagine), e non prodotte casualmente dal sistema ACM, che lavora, ricordiamo, in modo deterministico.

Quindi, ciò che appare in queste elaborazioni non è rumore, ma informazione. Sul suo significato culturale e medico, per il momento abbiamo delle ipotesi, ma non delle certezze.

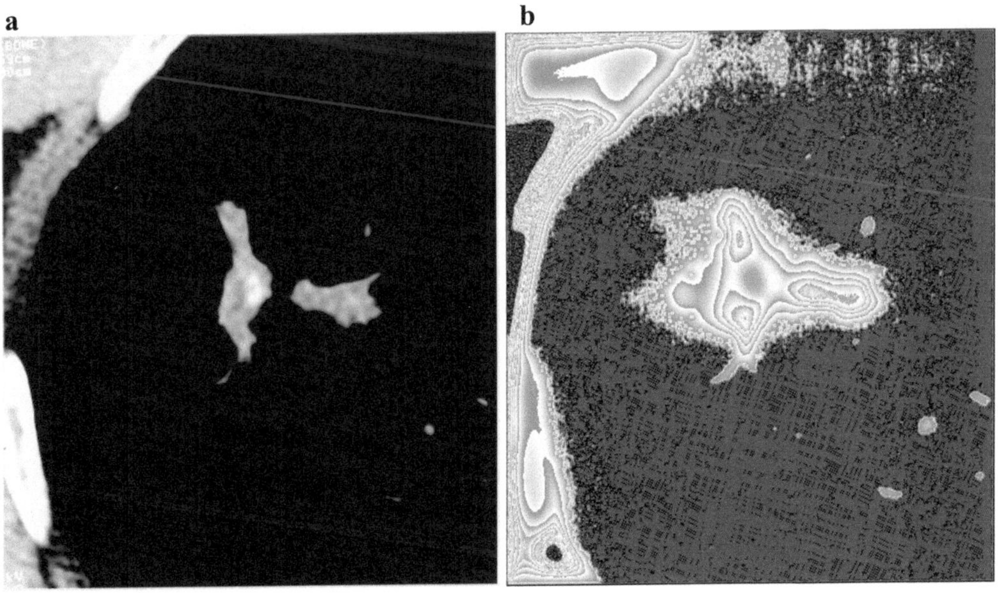

Fig. 6.23a-f. TC polmoni, diverse proiezioni ottenute con il sistema CM Squashed. **a** Sorgente; **b** CM Squashed Rem (media pesi); **continua a pag 102** →

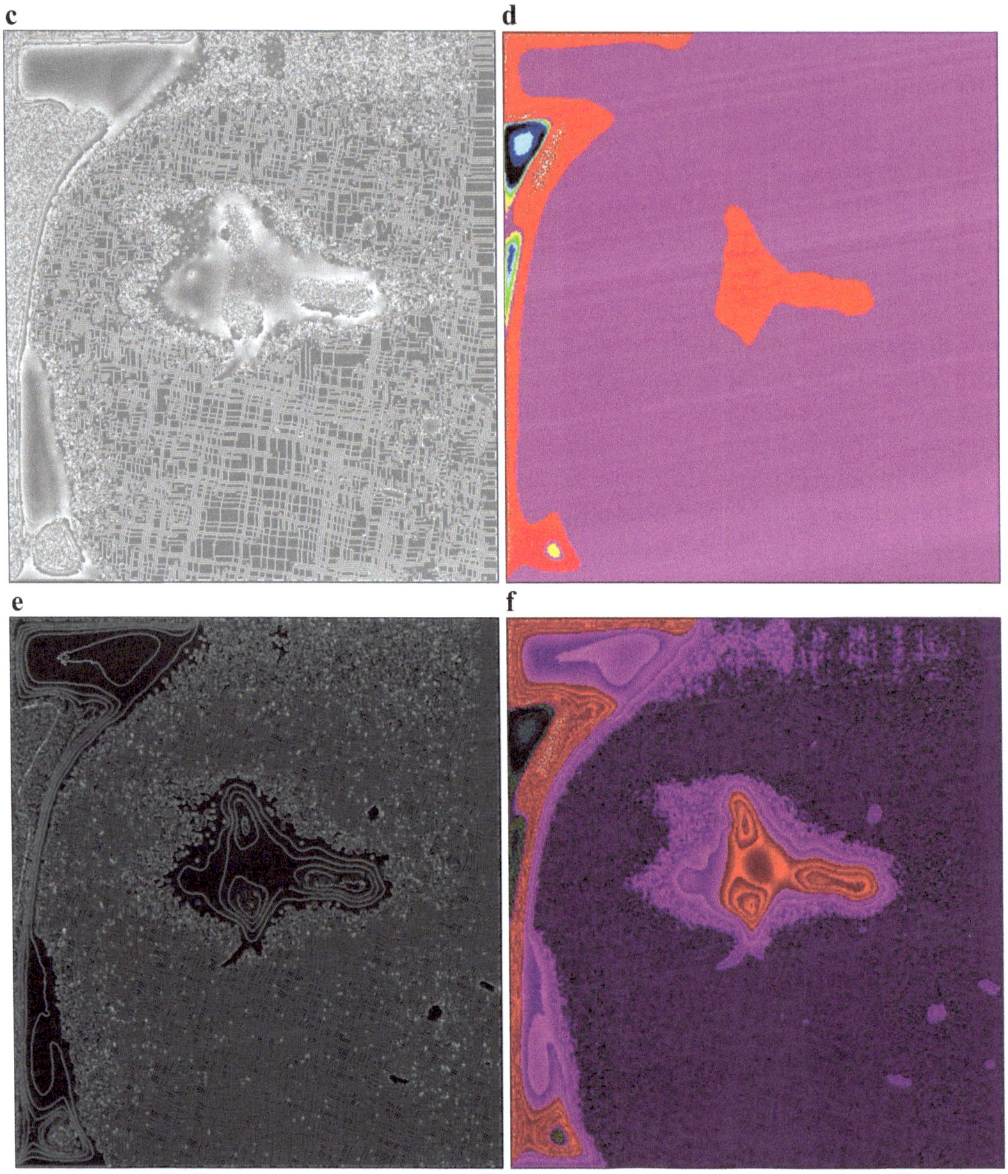

c d

e f

Fig. 6.23a-f. TC polmoni, diverse proiezioni ottenute con il sistema CM Squashed. **cont. da pag. 101**; **c** Rem (modulo pesi). **d** Quot (media pesi); **e** Harmonic (media pesi); **f** Rem&Quot (media pesi)

6.2.2 Test complessi

I sistemi ACM possono essere organizzati come una macchina sequenziale e parallela: gli output di un sistema ACM possono diventare l'input di un altro sistema ACM. Oppure la stessa immagine-sorgente può essere processata da due diversi sistemi ACM, mentre un terzo sistema può prendersi il compito di sintetizzare i loro output.

Questa possibilità di *processing iterativo* trasforma i sistemi ACM in una libreria di strumenti organizzabili, a seconda degli scopi, in una specifica sintassi.

Immaginiamo un'immagine sorgente (S) qualsiasi come un operando di una catena di possibili trasformazioni (T):

$$Output = T_n(T_{...}(T_3(T_2(T_1(S)))))$$

dove T_1, T_2, T_3, $T_{...}$, T_n sono una qualsiasi sequenza ordinata dei sistemi ACM.

Da un punto di vista sintattico questo processo iterativo ha alcuni vantaggi:

a. lo stesso algoritmo ACM può essere applicato più volte, potendo ogni volta produrre *risultati diversi*;
b. la permanenza di un certo trasformato per due trasformazioni successive indica la *convergenza* di quella sequenza trasformativa e, quindi, la sua stabilizzazione;
c. l'*ordine* delle trasformazioni è sempre pertinente.

Da un punto di vista semantico i vantaggi sono ugualmente evidenti:

a. è possibile trovare per alcuni tipi di immagini un *insieme di trasformazioni ottimo* per raggiungere un certo obiettivo (edges, segmentazione, ecc.).
b. è possibile esplorare in modo teoricamente illimitato tutto il *contenuto informativo* di ogni immagine;
c. è possibile costruire una specifica metrica che indica la *distanza* tra due output di una stessa immagine, oppure tra i trasformati finali analoghi di due immagini diverse.

Il primo esempio consiste nello scontornamento e nella segmentazione di una immagine piuttosto complessa di una cellula (Fig. 6.24):

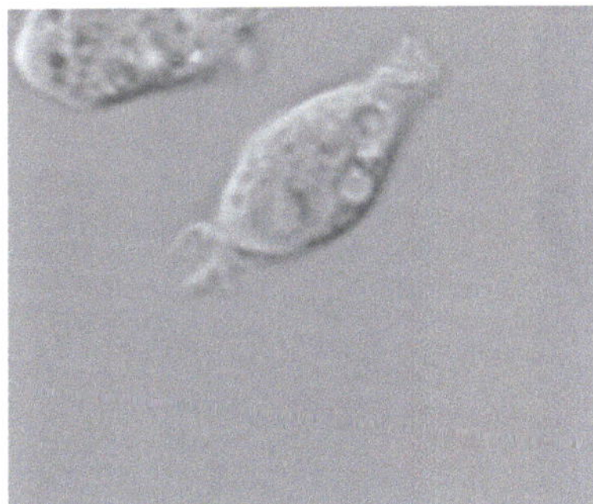

Fig. 6.24. Immagine di una cellula

La prima trasformazione che proponiamo è la seguente (Fig. 6.25):

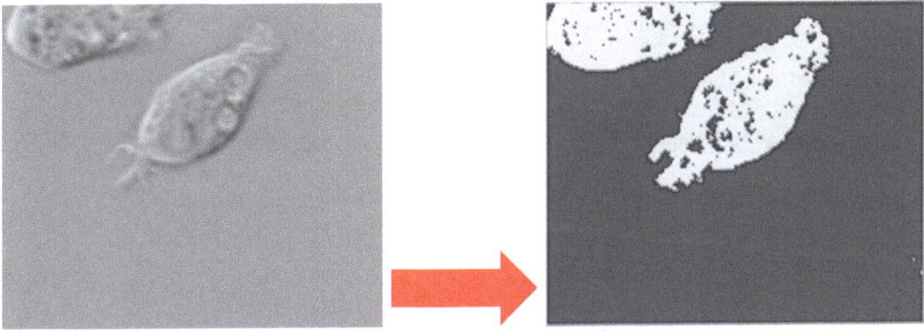

Fig. 6.25. Cellula. 1ª trasformazione: Output(1) = PmH(sorgente)

La seconda trasformazione ricorre agli algoritmi CM (Fig. 6.26):

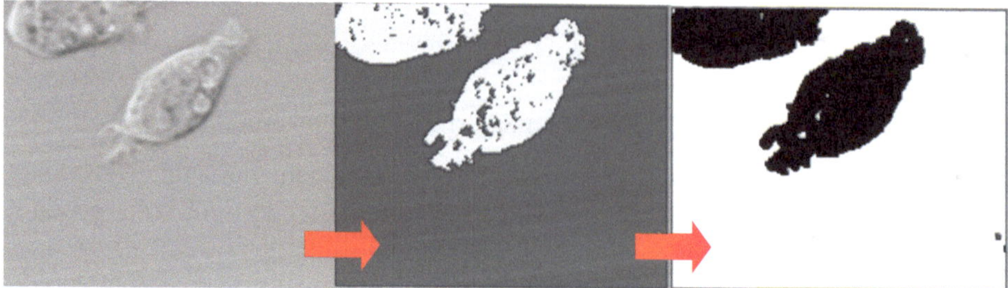

Fig. 6.26. Cellula. 2ª trasformazione: Output(2) = CM Base Min (PmH(Sorgente))

Della terza trasformazione proponiamo diverse possibilità, a seconda degli interessi dell'analisi (Figg. 6.27-6.32):

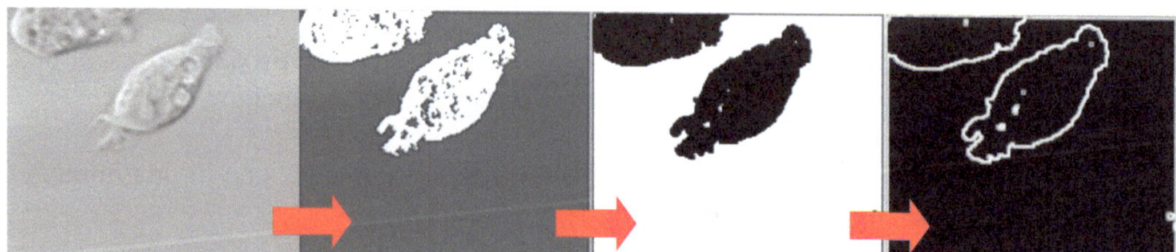

Fig. 6.27. Cellula. 3ª trasformazione: Output(3a) = CM Quot Variance (CM Base Min(PmH(Sorgente)))

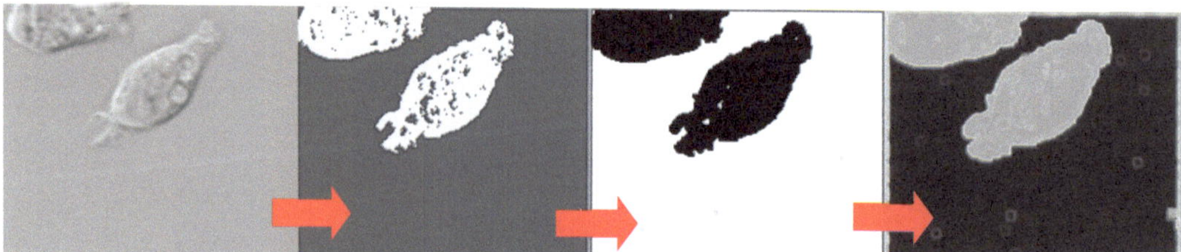

Fig. 6.28. Cellula. Output(3b) = CM Quot & Harmonic Max(CM Base Min(PmH(Sorgente)))

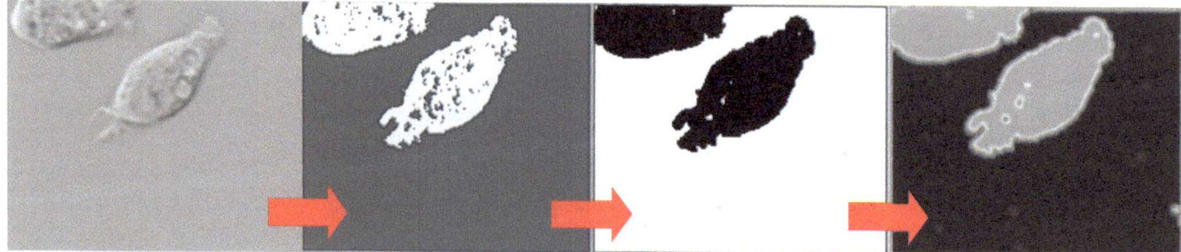

Fig. 6.29. Cellula. Output(3c) = CM Quot & Harmonic Media(CM Base Min(PmH(Sorgente)))

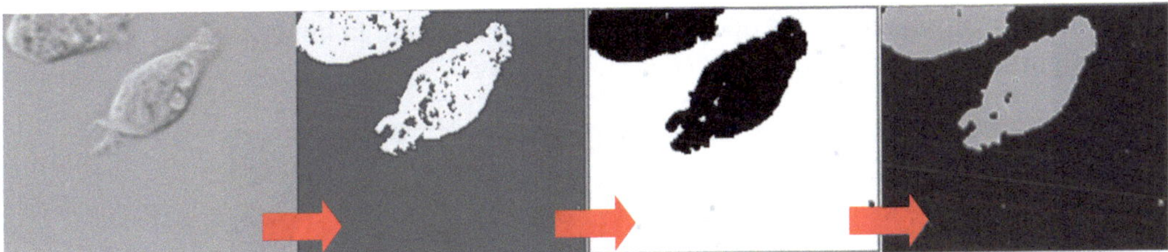

Fig. 6.30. Cellula. Output(3d) = CM Quot & Harmonic Min(CM Base Min(PmH(Sorgente)))

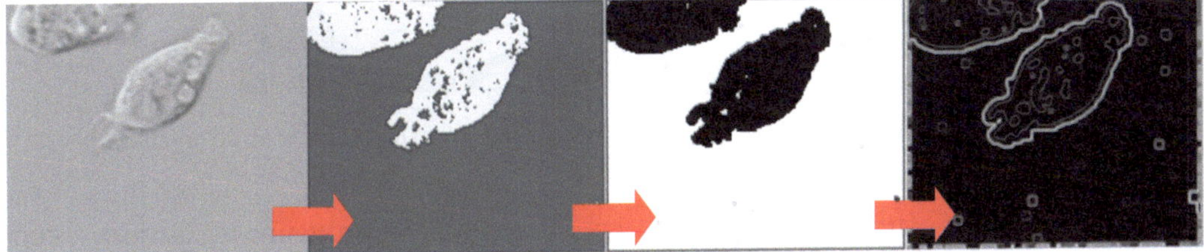

Fig. 6.31. Cellula. Output(3e) = CM Harmonic Max(CM Base Min(PmH(Sorgente)))

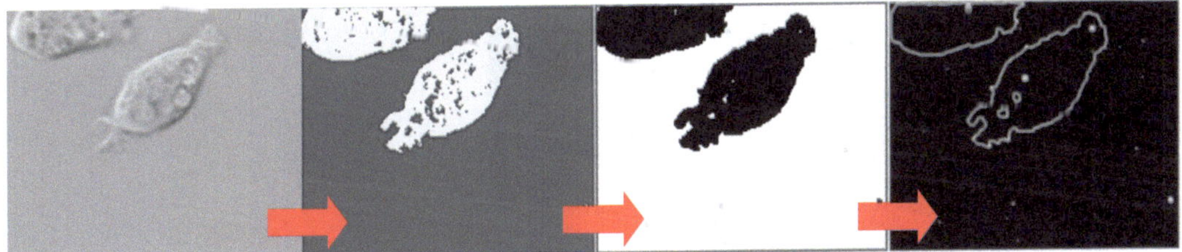

Fig. 6.32. Cellula. Output(3f) = CM Harmonic Min(CM Base Min(PmH(Sorgente)))

Un secondo esempio proviene dalla letteratura. Abbiamo estratto l'immagine di una risonanza magnetica al cuore, con lo scopo di evidenziare il contorno del ventricolo. L'immagine sulla quale abbiamo lavorato è molto sporca, in quanto l'abbiamo copiata direttamente dall'articolo nel quale compariva in formato PDF (Chenyang Xu, Prince JL (1998) Snakes, Shapes, and Gradient Vector Flow. IEEE Transactions on Image Processing 7:359-369). L'articolo introduce alla tecnica degli snakes migliorata con la Gradient Vector Flow (GVF), per rendere attivi i processi di scontornamento.

Quella che segue è l'immagine sorgente, seguita dallo scontornamento finale effettuato dal loro algoritmo (Fig. 6.33).

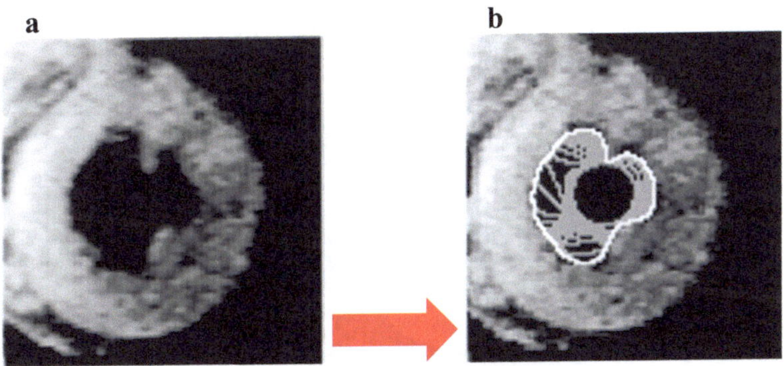

Fig. 6.33a-b. Ventricolo. **a** Sorgente; **b** snakes with GVF

Le prime trasformazioni che operiamo sulla sorgente sono la binarizzazione del risultato dell'algoritmo Anti CM Squashed (Fig. 6.34).

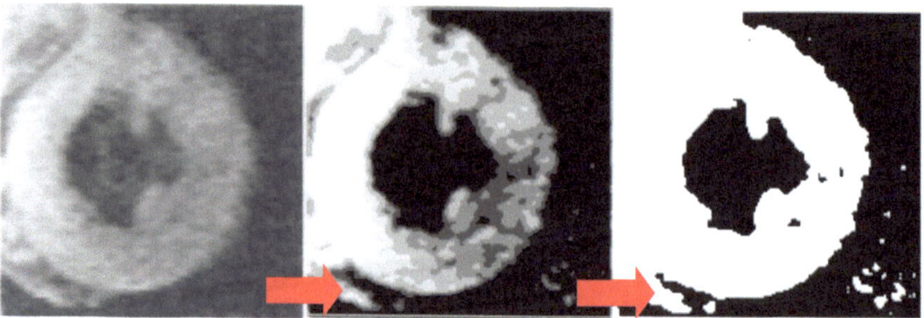

Fig. 6.34. Ventricolo. 1ª trasformazione: Output(1) = Bin(Anti CM Squashed Quot Media(Sorgente))

Se la soluzione mostrata in Figura 6.34 sembra accettabile, proviamo ad estrarne i contorni tramite gli algoritmi Automata Rule, prima, e successivamente New IAC (Fig. 6.35) e/o PmH (Fig. 6.36).

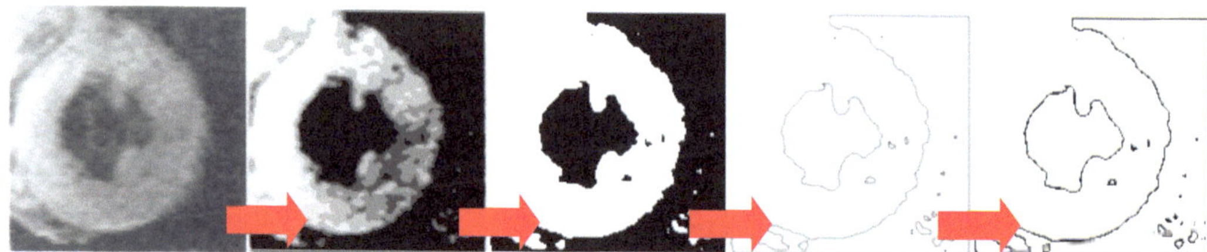

Fig. 6.35. Ventricolo. 2ª trasformazione: Output(2a) = New IAC(Automata Rule(Bin(Anti CM Squashed Quot Media(Sorgente))

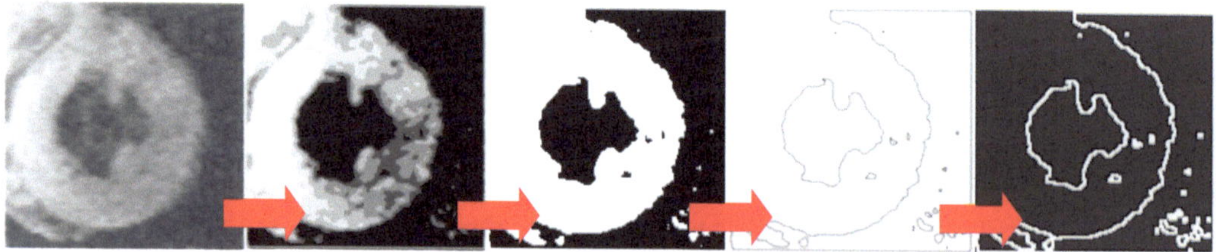

Fig. 6.36. Ventricolo. Output(2b) = PmH(Automata Rule(Bin(Anti CM Squashed Quot Media(Sorgente))

Se si ritiene che la soluzione debba essere ulteriormente raffinata, allora esistono diverse alternative, di cui offriamo un sottoinsieme: per la segmentazione (Fig. 6.37), per lo scontornamento (Fig. 6.38), e per la segmentazione e lo scontornamento (Fig. 6.39).

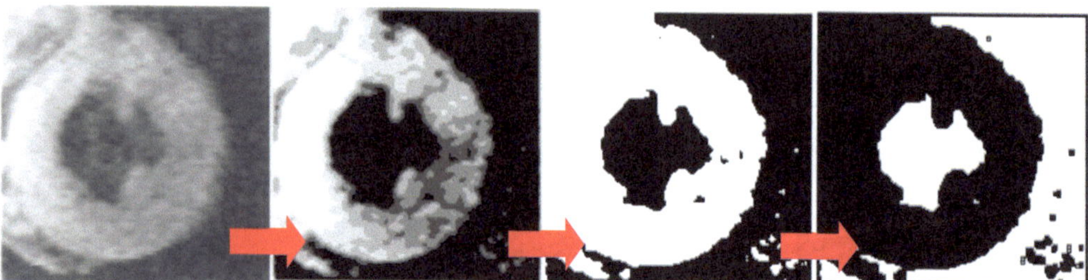

Fig. 6.37. Ventricolo. Segmentazione. Output(2c) = CM Base Min(Bin(Anti CM Squashed Quot Media (Sorgente))

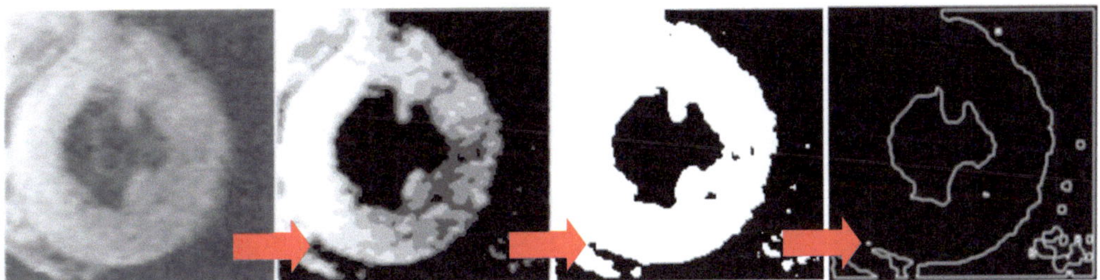

Fig. 6.38. Ventricolo. Scontornamento. Output(2d) = CM Harmonic Min(Bin(Anti CM Squashed Quot Media (Sorgente))

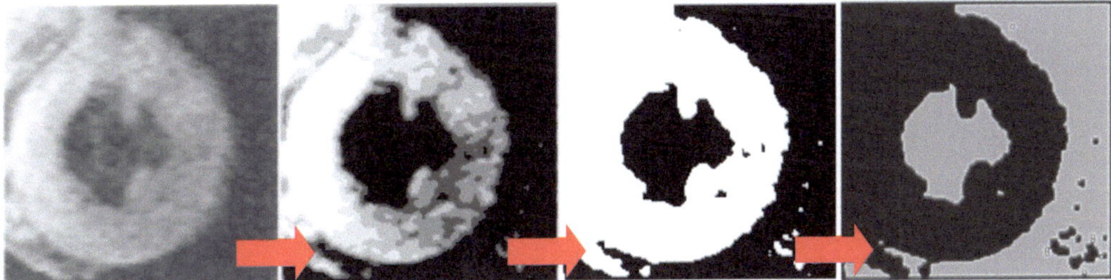

Fig. 6.39. Ventricolo. Segmentazione e scontornamento. Output(2e) = CM Quot Min(Bin(Anti CM Squashed Quot Media (Sorgente))

È naturale che in termini di scontornamento i sistemi ACM mostrano un efficacia superiore al modello GVF sotto diversi profili:

a. la curva del contorno del processo (2d – Fig. 6.38) segue in modo molto più preciso i bordi del ventricolo di quanto faccia il modello GVF, che nelle insenature ha i suoi limiti intrinseci;
b. la curva del contorno del processo (2d – Fig. 6.38) segue un andamento regolare e "smooth", a dispetto della natura rugosa del contorno dell'immagine sorgente.

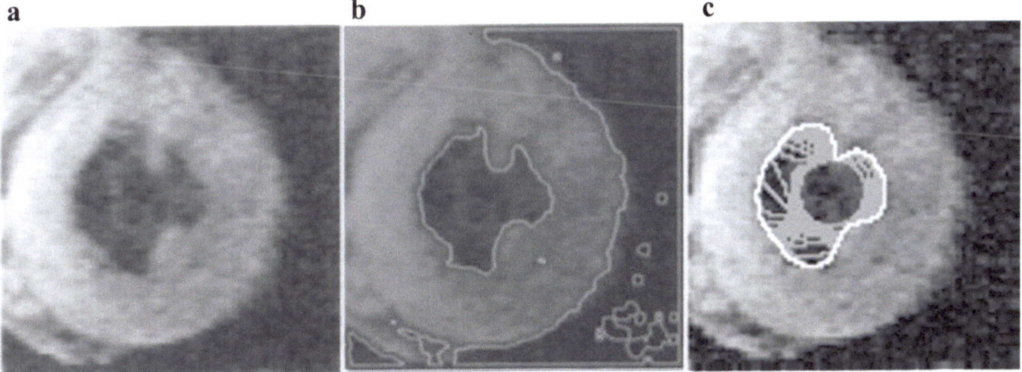

Fig. 6.40a-c. Ventricolo. **a** Sorgente; **b** immagine ottenuta dal processo di ACM (Fig. 6.38) sovrapposta all'immagine sorgente; **c** snake with GVF

Capitolo 7

Applicazioni su immagini artificiali

Massimo Buscema, Giovanni Pieri

7.1 Test di sensibilità per metodi d'intensificazione delle immagini

7.1.1 Principi generali

Il metodo proposto si basa su una descrizione semplificata dei corpi e del comportamento dei raggi X che lo attraversano. La semplificazione è basata su due principi:

- i corpi sono considerati omogenei e di forma geometrica semplice;
- i raggi X investono i corpi parallelamente ad una direzione specificata, ossia sono collimati ed il loro assorbimento segue la legge di Bouger-Lambert [1].

7.1.2 Implementazione

Caratteristiche geometriche dei corpi

Nell'implementazione di questi principi proposta nella presente nota i corpi hanno le seguenti caratteristiche:

- si trovano appoggiati su una porzione quadrata di un piano orizzontale;
- la dimensione del quadrato è misurata in pixel (questa è una misura di comodo alternativa alle misure metriche più comuni, quando si tratti di immagini sullo schermo di un computer). Nell'implementazione attuale la misura è 201×201 pixel;
- i corpi sono due e precisamente una semisfera ed un semiellissoide a tre assi;
- i due corpi sono appoggiati sul piano con il loro piano meridiano;
- la semisfera ha un raggio fisso di 100 pixel;
- il semiellissoide ha tre semiassi variabili a piacere dello sperimentatore; il suo centro è localizzato in un punto del piano le cui coordinate sono variabili a piacere dello sperimentatore;
- dal punto di vista geometrico il semiellissoide può essere, parzialmente o totalmente, compenetrato con la semifera.

Caratteristiche fisiche dei corpi e della radiazione

Le proprietà fisiche della materia e dei raggi X che la attraversano sono le seguenti:

- i raggi X sono collimati e attraversano la materia parallelamente l'uno all'altro dall'alto verso il basso;

[1] Hottel HC, Sarofim AF (1967) Radiative transfer. McGraw-Hill Book Company, USA, p21 eq 1-26.

- i raggi X vengono assorbiti secondo la legge di Bouger-Lambert:

$$-\frac{dI}{I} = Kx \qquad [7.1]$$

dove I = intensità di radiazione di un raggio di apertura infinitesima, misurata in livelli di grigio tra 0 e 255; x = distanza sul percorso del raggio (pixel); K = coefficiente di estinzione (pixel^{-1});
- esternamente ai corpi i raggi X non vengono assorbiti (K=0 e I=*cost*); pertanto per l'assorbimento conta solo la distanza percorsa all'interno dei corpi;
- la semisfera ed il semiellissoide hanno coefficienti di estinzione costanti ed in generale differenti tra loro; i due coefficienti di estinzione sono due variabili a piacere dello sperimentatore;
- se vi è compenetrazione, nella zona di spazio occupata dal semiellissoide le proprietà della materia sono quelle del semiellissoide.

In sostanza la semisfera è il simulacro di un organo e il semiellissoide il simulacro di una lesione.

7.1.3 Integrazione dell'equazione di Bouger-Lambert

Per un percorso attraverso materia omogenea (per esempio attraverso la semisfera) l'equazione è facilmente integrata con K= costante:

$$I = I_0 e^{-Kl} \qquad [7.2]$$

dove I_0 = intensità iniziale del raggio collimato (solitamente = 255); l = lunghezza del percorso (pixel) attraverso la materia.

Se il raggio ha un percorso misto attraverso entrambi i corpi l'integrale è:

$$I = I_0 e^{-K_1 l_1} e^{-K_2 l_2} \qquad [7.3]$$

dove K_1 = coefficiente di estinzione del materiale della semisfera; K_2 = coefficiente di estinzione del materiale del semiellissoide.

Data la natura commutativa della precedente formula [7.3] il risultato è indipendente dall'ordine con cui si susseguono i percorsi nei due differenti corpi e dipende solo dalle due lunghezze.

Con queste caratteristiche l'applicazione dell'equazione integrata a tutti i pixel del quadrato iniziale porta alla costruzione di una bitmap in toni di grigio il cui valore è uniformemente pari a 255 (bianco) nelle parti non occupate dai corpi, mentre è inferiore dove sono piazzati i corpi. Quanto più il corpo è spesso e maggiore è il coefficiente di estinzione, tanto più basso è il valore risultante per la luminosità del pixel, fino ad arrivare a zero (nero). La bitmap è quindi l'analogo di una radiografia in positivo, che risulta più scura dove la materia è più densa e spessa e più chiara dove la materia è rarefatta o assente.

7.1.4 Discussione dei limiti del modello

L'uso della bitmap è inteso come *benchmark* per metodi di trattamento di immagini. Il razionale dell'uso in sostanza è questo: data una configurazione geometrica dei due corpi se ne ricava un'immagine nella quale i due corpi lasciano una traccia del tutto o in parte sovrapposta. È chiaro che la traccia del semiellissoide risulterà più o meno visibile in conseguenza di vari fattori. Oltre a quelli puramente geometrici il fattore più importante è la differenza dei coefficienti di estinzione tra il materiale della semisfera e del semiellissoide. In ogni situazione geometrica esiste un limite inferiore per la differenza sotto il quale la traccia dell'ellissoide non risulta più visibile all'occhio umano. Ciò permetterà di mettere alla prova i metodi di elaborazione e misurare la loro capacità di abbassare il limite.

Data la geometria semplificata è logico domandarsi quanto vasto sia l'insieme di situazioni reali che il sistema riesce a rappresentare. Sicuramente questa implementazione non copre tutto l'arco del possibile e solo l'esperienza potrà dire l'importanza di ciò che eventualmente rimane fuori. Peraltro in primo luogo si può affermare che situazioni geometriche alternative (ad esempio coni, cilindri, ecc.) possono essere facilmente implementati ove si rivelasse utile o necessario. In secondo luogo i seguenti argomenti dimostrano che la generalità dell'implementazione è maggiore di quanto, forse, può sembrare a prima vista:

a. I rapporti di dimensione, forma e reciproco orientamento dei due oggetti variano in un ambito vastissimo. Infatti, il semiellissoide ha ben cinque gradi di libertà geometrici: due relativi alle coordinate del centro e tre relativi alle dimensioni dei tre semiassi e si presta a simulare un enorme numero di configurazioni reciproche con la semisfera.
b. I casi che in questa implementazione non sono contemplati sono quelli in cui il semiellissoide è molto più grande della semisfera e la ingloba. In realtà quale dei due corpi sia ad inglobare l'altro non fa molta differenza.
c. Il fatto che i corpi siano incompleti (tagliati a metà) non cambia le conclusioni che si traggono. L'estinzione del raggio dipende dal prodotto della lunghezza del percorso per il coefficiente di estinzione [equazioni 7.2 e 7.3], cosicché se la semisfera ha un percorso dimezzato rispetto alla sfera intera basta raddoppiare il coefficiente di estinzione per ottenere esattamente lo stesso effetto. Lo stesso dicasi per il semiellissoide. Poiché la visibilità della traccia dell'uno rispetto all'altro dipende dalla differenza percentuale dei due coefficienti d'estinzione, questa è la stessa raddoppiando lo spessore e dimezzando il coefficiente di estinzione e quindi il risultato percettivo non muta.
d. Il fatto che i corpi siano appoggiati entrambi sullo stesso piano non limita le possibilità di simulazione perché l'estinzione dipende dalla lunghezza del percorso e non dalla sua posizione. Se per esempio il semiellissoide venisse sollevato dal piano di appoggio l'estinzione da lui causata non muterebbe, né muterebbe l'estinzione causata dalla semisfera perché il percorso totale al suo interno non varierebbe risultando soltanto spezzato in due tratti di lunghezza complessiva costante.
e. Esistono forme come coni, cilindri e simili che non sono rappresentati. Il semiellissoide peraltro può assumere forme assai diverse allungate e schiacciate simulando piuttosto bene tutte le forme possibili.
f. Forme con spigoli come cubi, parallelepipedi e simili, non sono simulati con sufficiente approssimazione. Solo l'esperienza potrà dire se l'importanza fisiologica e la difficoltà di riconoscimento di forme con spigoli richiedano o meno una simulazione ad hoc.
g. Le forme dalla semisfera e del semiellissoide peraltro hanno superfici che le separano dal resto dello spazio con tutte le possibili angolazioni, dall'orizzontale alla verticale e possono quindi simulare contemporaneamente diverse situazioni di gradiente di lumi-

nosità tra i pixel. Inoltre i solidi di rotazione (o abbastanza vicini ad essi) pongono all'imaging una difficoltà loro particolare: la trama essenzialmente quadrata dei pixel va a interferire con la simmetria raggiata del corpo portando a piccole irregolarità dovute all'arrotondamento dei valori dei pixel all'intero. Ciò può far apparire dei deboli artefatti che con altre figure non hanno invece ragione di essere. Per questo motivo corpi sferici o simili alla sfera costituiscono un test più severo di altri.

7.2 Simulazione 1

La prima simulazione presenta una semisfera con queste caratteristiche (Fig. 7.1a):

- Raggio = 100 pixel
- Coefficiente di assorbimento = 0.0100 (1/Pixel)

La lesione è stata simulata tramite un ellissoide con le seguenti caratteristiche (Fig. 7.1b):

- Semiasse z = 45 pixel
- Semiasse y = 30 pixel
- Semiasse x = 25 pixel
- Ascissa del centro = 120 pixel
- Ordinata del centro = 160 pixel
- Coefficiente di assorbimento = 0.0120 (1/pixel)

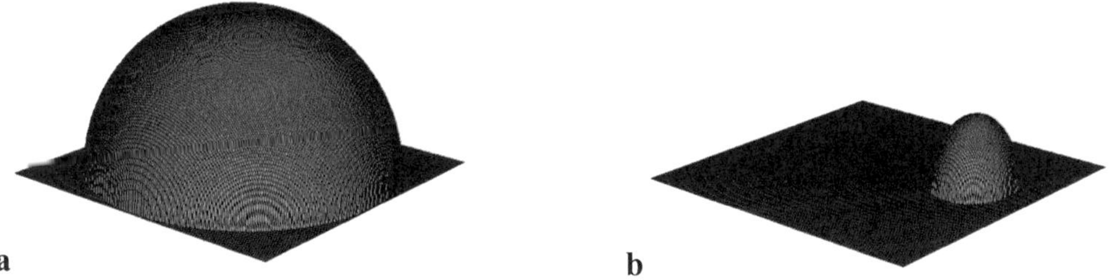

Fig. 7.1a-b. Simulazione 1. **a** Semisfera simulata; **b** lesione simulata

La sovrapposizione di queste due forme, secondo l'equazione di assorbimento, produce una immagine bidimensionale di questo tipo (Fig. 7.2):

Fig. 7.2. Simulazione 1. Sovrapposizione delle due forme mostrate in Figura 7.1

La lesione artificiale in questo caso è visibile anche ad occhio nudo. Infatti tra la semisfera e il semiellissoide esiste un 20% di differenza nell'assorbimento dei raggi simulati.

In Figura 7.3, ecco come si comportano di fronte a questa immagine alcuni sistemi commerciali, tipo Adobe PhotoShop 7:

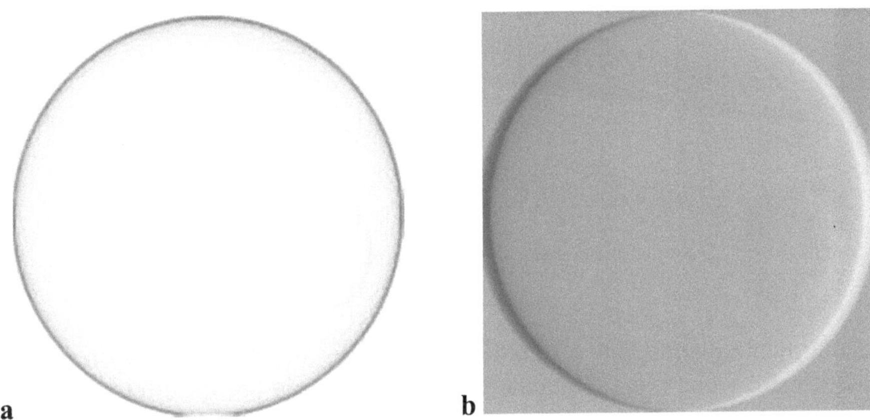

Fig. 7.3a-b. Simulazione 1. **a** Elaborazione con Adobe Photoshop, filtro Find Edges; **b** filtro Emboss

Resta il dubbio se la lesione artificiale sia più visibile nella immagine originale, che non tramite i filtri.

Abbiamo sottoposto la stessa immagine al sistema CM; in Figura 7.4 i cerchietti interni sono artefatti frutto dell'approssimazione a interi del calcolo numerico effettuato nella simulazione:

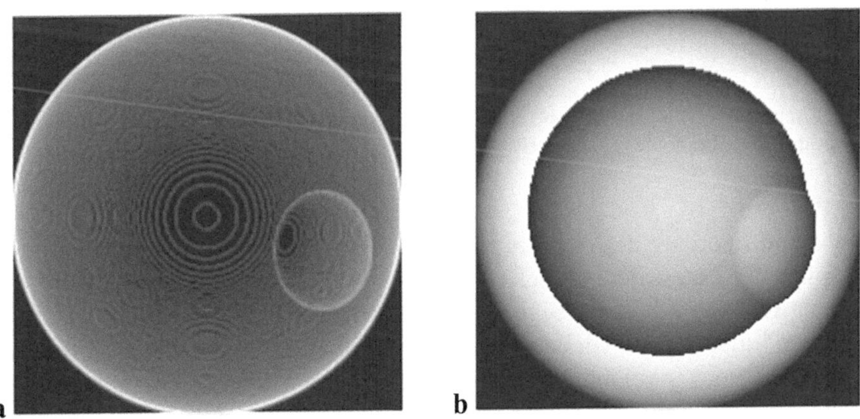

Fig. 7.4a-b. Simulazione 1. **a** Elaborazione con CM Base (media pesi); **b** CM Rem (media pesi)

Anche il sistema Local Sine si è dimostrato abile nell'isolare la lesione artificiale (Fig. 7.5).

Fig. 7.5. Simulazione 1. Elaborazione con Local Sine Rem (Media Pesi)

Particolarmente interessante è stata la "visione" del sistema CM Squashed, nel quale la lesione artificiale viene identificata sia come "forma", sia per gli effetti di deformazione che la sua presenza provoca sulla sfera più grande (Fig. 7.6).

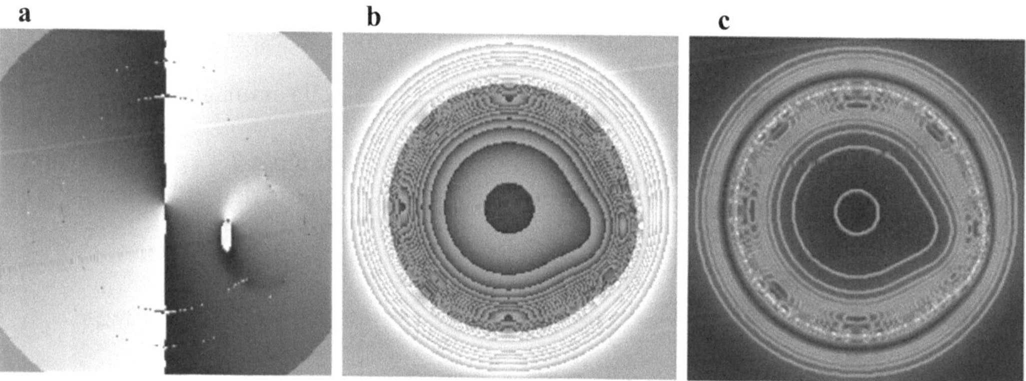

Fig. 7.6a-c. Simulazione 1. **a** Elaborazione con CM Squashed Base (fase pesi); **b** CM Squashed Rem (media pesi); **c** CM Squashed Harmonic (media pesi)

È opportuno ricordare che "vedere meglio" una forma che è in qualche modo presente è più semplice che non vedere gli "effetti" che quella forma produce sulle altre.

Il sistema CM Squashed è disegnato per "immaginare" come le diverse luminosità di una immagine "suppongano" delle masse che deformano il piano che le definisce. Se queste deformazioni, poi, rivelano qualcosa di presente nell'oggetto reale dal quale l'immagine è stata generata, allora questo tipo di processing diventa particolarmente interessante.

Non a caso le Anti CM Squashed sono in grado sia di enfatizzare la lesione nascosta, che di visualizzarne gli effetti (Fig. 7.7).

Il sistema Pop Net, invece, sembra più specifico per mettere in rilievo la diversa texture di una immagine (Fig. 7.8). Nel caso specifico, avendo l'immagine sorgente un formato 201×201, la Pop Net sarà costituita di 40401 Auto Associative CM.

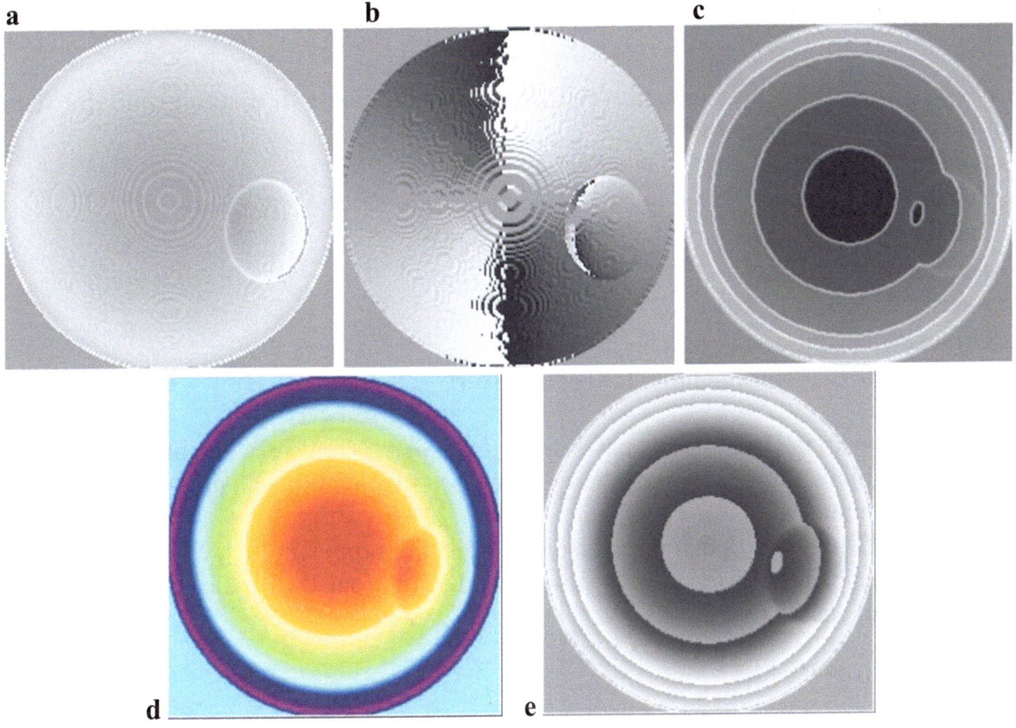

Fig. 7.7a-e. Simulazione 1. **a** Elaborazione con Anti CM Squashed Rem (modulo pesi); **b** Anti CM Squashed Base (fase pesi); **c** Anti CM Squashed Quot&Harmonic (media pesi); **d** Anti CM Squashed Base (media pesi); **e** Anti CM Squashed Rem (media pesi)

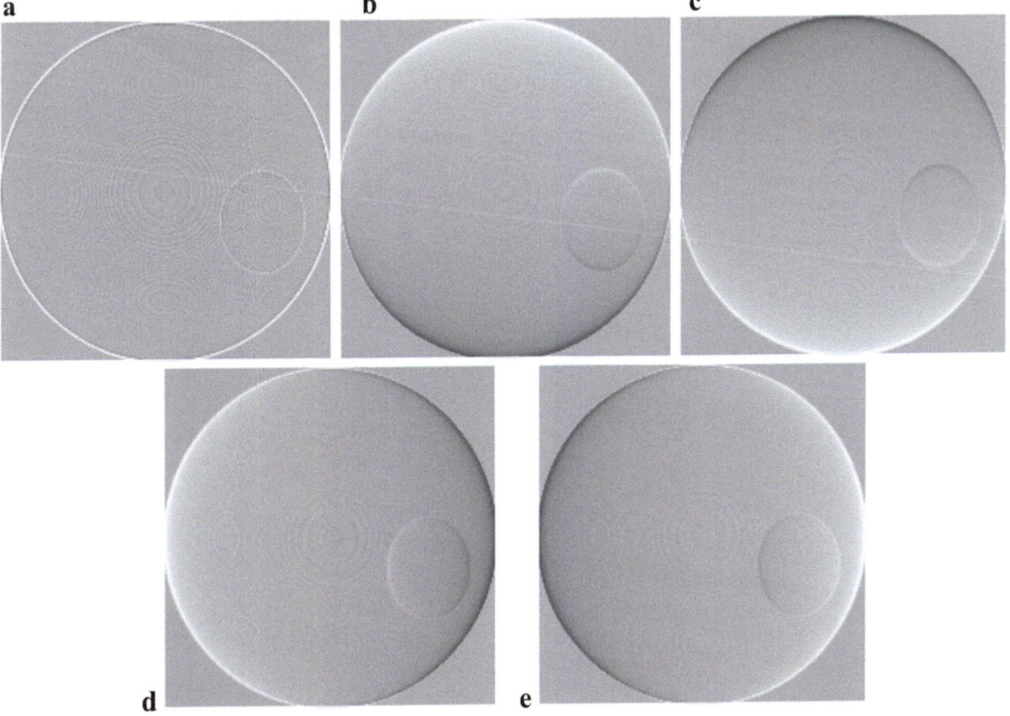

Fig. 7.8a-e. Simulazione 1. **a** Elaborazione con Pop Net (pixel centrale); **b** Pop Net (pixel di nord); **c** Pop Net (pixel di sud); **d** Pop Net (pixel di ovest); **e** Pop Net (pixel di est)

7.3 Simulazione 2

In questa simulazione abbiamo reso più simile il coefficiente di assorbimento del semi-ellissoide con quello della semisfera.

I parametri della lesione artificiale questa volta sono:

- Semiasse z = 45 pixel
- Semiasse y = 25 pixel
- Semiasse x = 25 pixel
- Ascissa del centro = 100 pixel
- Ordinata del centro = 50 pixel
- Coefficiente di assorbimento = 0.0105 (1/pixel).

Abbiamo posto la lesione dalla parte opposta del piano (Fig. 7.9), ne abbiamo ridotto le dimensioni e abbiamo reso il suo coefficiente di assorbimento appena il 5% diverso da quello della semisfera.

In Figura 7.10 viene mostrato il risultato della sovrapposizione delle due forme sul piano bidimensionale. La forma e la posizione della lesione artificiale, questa volta non sono visibili ad occhio nudo.

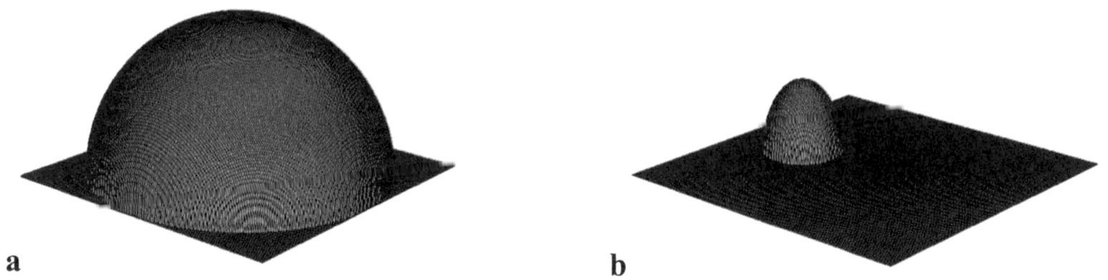

Fig. 7.9a-b. Simulazione 2. **a** Semisfera simulata; **b** lesione simulata

Fig. 7.10. Simulazione 2. Sovrapposizione delle 2 forme

Se isolate, ecco come appaiono la semisfera e la lesione (Fig. 7.11):

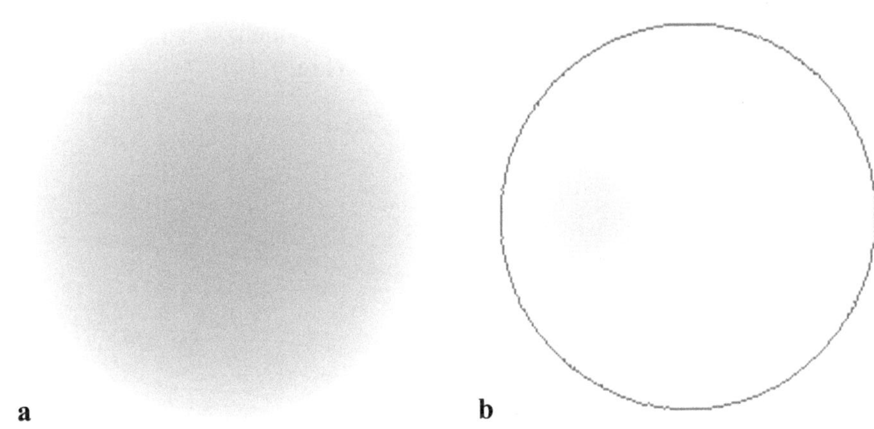

Fig. 7.11a-b. Simulazione 2. **a** Isolamento della semisfera; **b** isolamento della lesione

Questa volta gli strumenti di imaging processing tradizionale (Adobe PhotoShop ver 7.0) non aiutano molto nella lettura (Fig. 7.12).

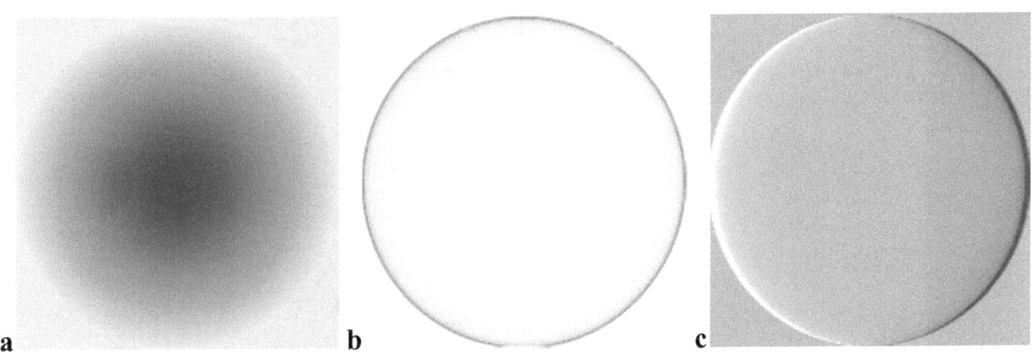

Fig. 7.12a-c. Simulazione 2. Elaborazione con Adobe PhotoShop. **a** Equalizzazione; **b** filtro Edges detection; **c** filtro Emboss

Il sistema CM, invece, mostra con chiarezza la lesione (Fig. 7.13). Giustapponiamo l'immagine sorgente per rendere più evidente il processamento:

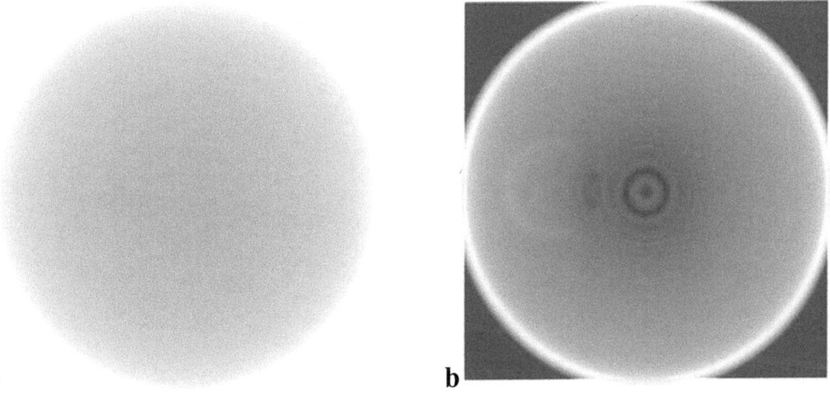

Fig. 7.13a-b. Simulazione 2. **a** Sorgente; **b** CM Base (varianza dei pesi)

Il sistema Anti CM Squashed, nelle sue varie viste, evidenzia sia forma e posizione della lesione che gli effetti dinamici della sua presenza (Fig. 7.14).

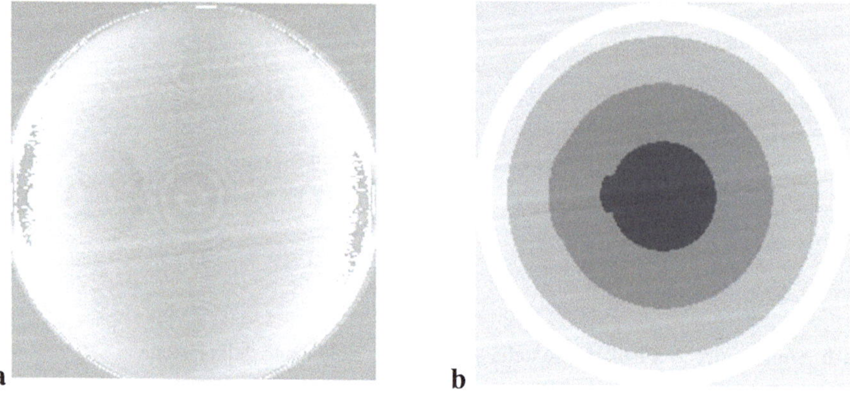

Fig. 7.14a-b. Simulazione 2. **a** Anti CM Squashed Rem (modulo pesi); **b** Anti CM Squashed Quot (media pesi)

E, in Figura 7.15, il comportamento del sistema Local Sine:

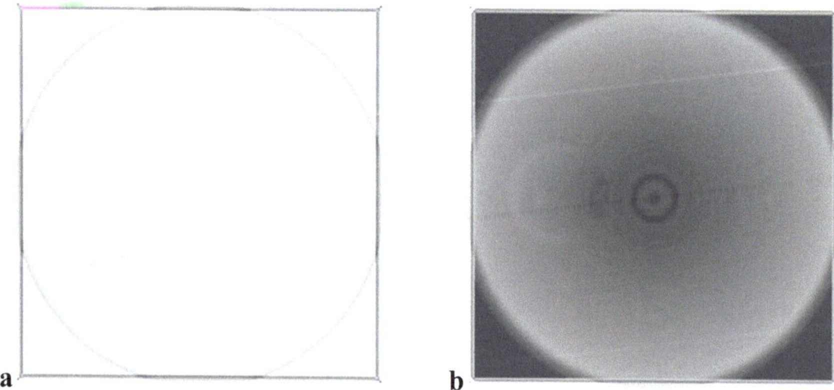

Fig. 7.15a-b. Simulazione 2. **a** Local Sine Rem (media pesi); **b** Local Sine Rem (varianza pesi)

La Pop Net, anche, evidenzia in modo ottimo la lesione artificiale (in Figura 7.16 mostriamo solo 2 proiezioni sulle 9 possibili):

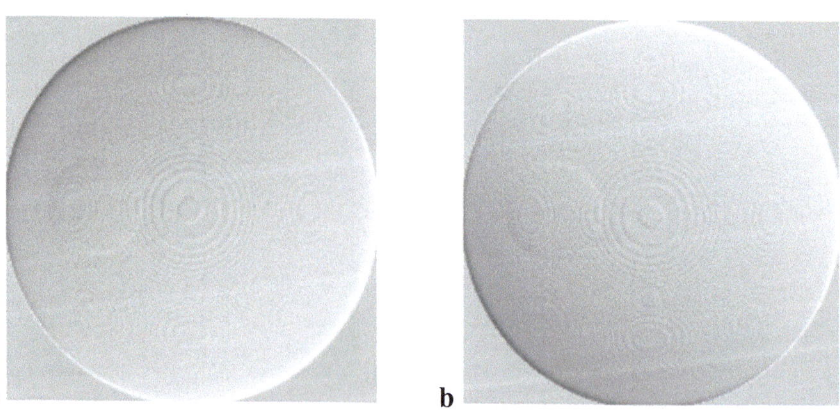

Fig. 7.16a-b. Simulazione 2. **a** Pop Net (pixel di sud-ovest); **b** Pop Net (pixel di nord-est)

7.4 Simulazione 3

In questa ulteriore prova abbiamo ridotto ancora la differenza tra i due coefficienti di assorbimento al 2% e abbiamo mutato la forma e la posizione del semi-ellisoide (Fig. 7.17).

I parametri della lesione artificiale questa volta sono:

- Semiasse z = 20 pixel
- Semiasse y = 50 pixel
- Semiasse x = 5 pixel
- Ascissa del centro = 100 pixel
- Ordinata del centro = 160 pixel
- Coefficiente di assorbimento = 0.0102 (1/pixel).

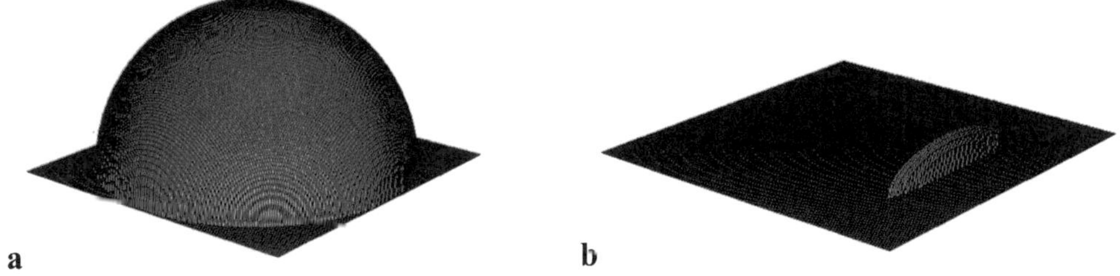

Fig. 7.17a-b. Simulazione 3. **a** Semisfera simulata; **b** lesione simulata

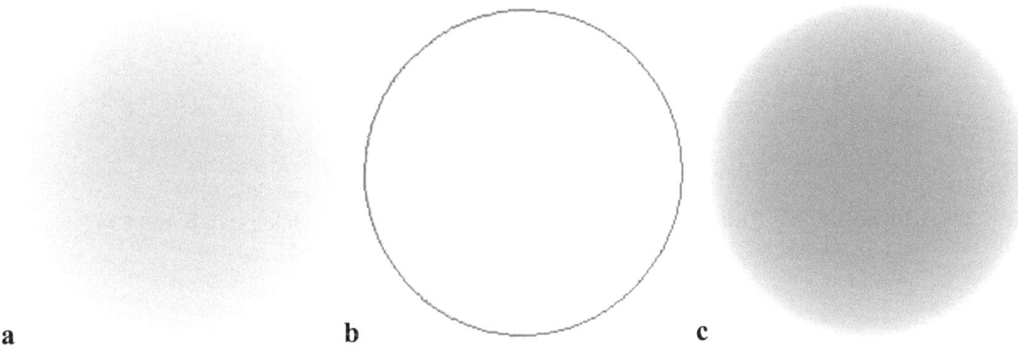

Fig. 7.18a-c. Simulazione 3. **a** Isolamento della semisfera; **b** isolamento della lesione; **c** Proiezione congiunta

È inutile dire che i filtri classici non sono in grado di rilevare nessuna lesione nel disco di proiezione (Fig. 7.19):

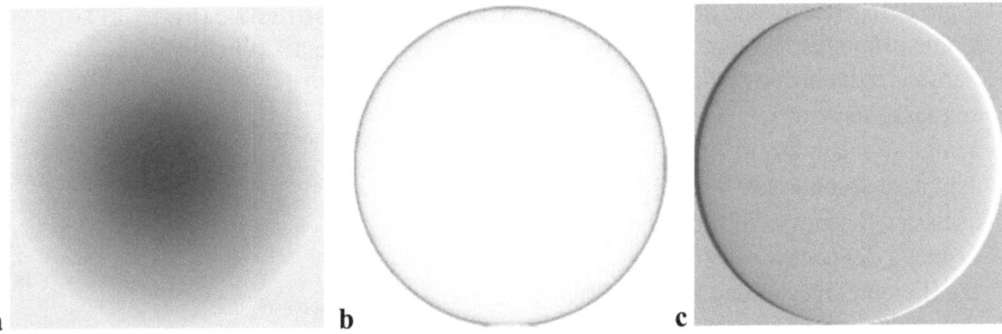

Fig. 7.19a-c. Simulazione 3. Elaborazione con PhotoShop. **a** Equalizzazione; **b** Edges detection; **c** Emboss

In Figura 7.20, i risultati ottenuti con i sistemi ACM, i quali sono ancora in grado di rilevare, anche se in modo tenue, la lesione artificiale presente nel disco.

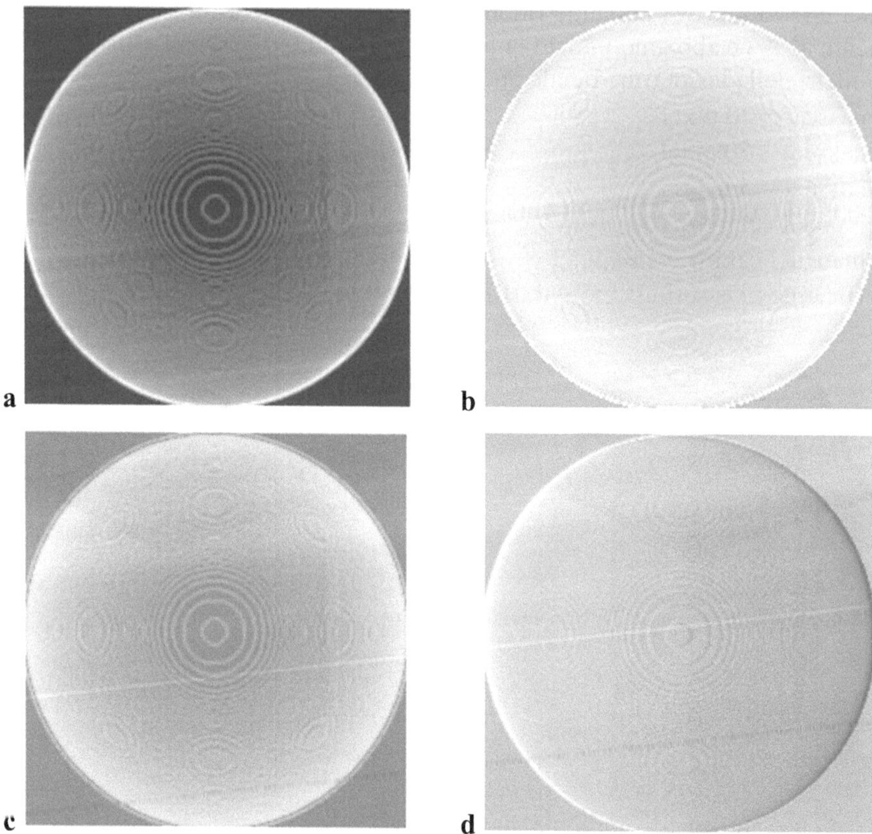

Fig. 7.20a-d. Simulazione 3. Risultati di alcuni sistemi ACM. **a** CM Base (modulo pesi); **b** Anti CM Squashed Rem (modulo pesi); **c** Local Sine Rem (modulo pesi); **d** Pop Net (pixel di ovest)

7.5 Simulazione 4

In questa simulazione abbiamo voluto valutare la sensibilità dei sistemi ACM al decrescere delle dimensioni fisiche della lesione artificiale. A tale scopo abbiamo mantenuto il coefficiente di assorbimento della lesione costante (0.0120 1/pixel), mentre abbiamo variato il raggio della sferetta che dovrebbe rappresentare la lesione artificiale (Fig. 7.21).

Come primo test abbiamo impostato il raggio della lesione a 7 pixel.

Parametri del primo test :

- semiasse secondo z = 7 pixel
- semiasse secondo y = 7 pixel
- semiasse secondo x = 7 pixel
- ascissa del centro = 120 pixel
- ordinata del centro = 160 pixel
- coefficiente di estizione k = 0.0120 (1/pixel)

Il risultato del processamento è mostrato in Figura 7.22.

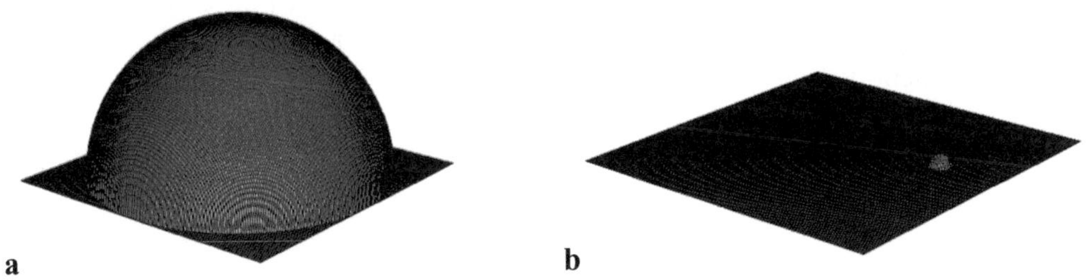

Fig. 7.21a-b. Simulazione 4, primo test. **a** Semisfera simulata; **b** lesione simulata

Fig. 7.22. Simulazione 4, primo test. Sovrapposizione tra semisfera e lesione

La lesione è difficile da individuare perfino ad occhio nudo.

In Figura 7.23 seguono le migliori elaborazioni che abbiamo ottenuto utilizzando Adobe PhotoShop.

Tuttavia, queste due elaborazioni non aggiungono molto all'immagine originale, se non mostrare gli artefatti informatici tramite i quali è stata generata l'immagine di partenza. La lesione, comunque, resta invisibile.

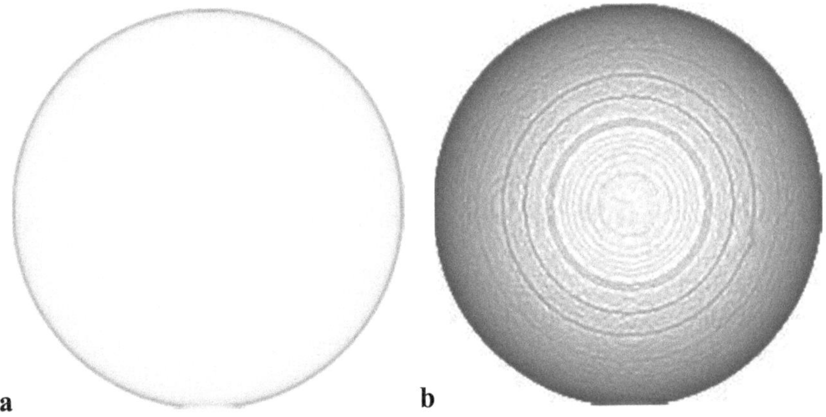

Fig. 7.23a-b. Simulazione 4, primo test. Elaborazione con PhotoShop. **a** Edges detection; **b** combinazione di più filtri

Utilizzando, al contrario, gli algoritmi CM, nelle loro diverse forme, la lesione viene subito individuata e messa in evidenza; come anche i sistemi Local Sine e Pop Net individuano in modo netto la lesione (Fig. 7.24).

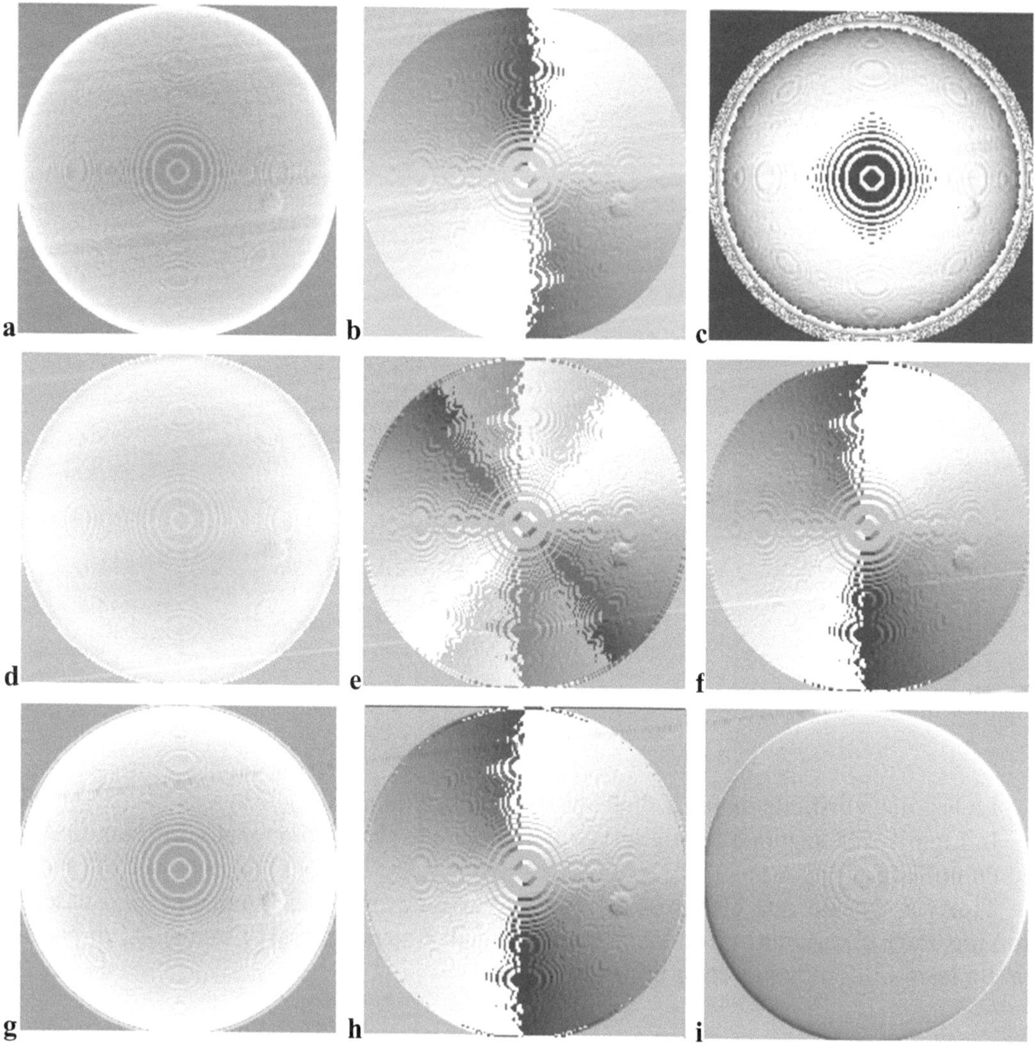

Fig. 7.24a-i. Simulazione 4, primo test. Risultati dei sistemi ACM. **a** CM Base (varianza pesi); **b** CM Base (fase pesi); **c** CM Rem (modulo pesi); **d** Anti CM Squashed Rem (modulo pesi); **e** Anti CM Squashed Rem (fase pesi); **f** Anti CM Squashed Base (fase pesi); **g** Local Sine Rem (modulo pesi); **h** Local Sine Base (fase pesi); **i** Pop Net (pixel di nord)

Il test successivo riduce ulteriormente le dimensioni della lesione artificiale, secondo i seguenti parametri:

- semiasse secondo z = 5 pixel
- semiasse secondo y = 5 pixel
- semiasse secondo x = 5 pixel
- ascissa del centro = 120 pixel
- ordinata del centro = 160 pixel
- coefficiente di estizione k = 0.0120 (1/pixel)

L'immagine proiettata non permette in nessun modo di individuare la lesione ad occhio nudo (Fig. 7.25a). Solo un confronto numerico del valore di illuminazione dei pixel tra la regione in cui sappiamo che è presente la lesione, con la regione simmetrica, nella quale sappiamo che la lesione è assente, permette di notare un leggero decremento della luminosità (1/256) nella regione di interesse (Fig. 7.25b-c).

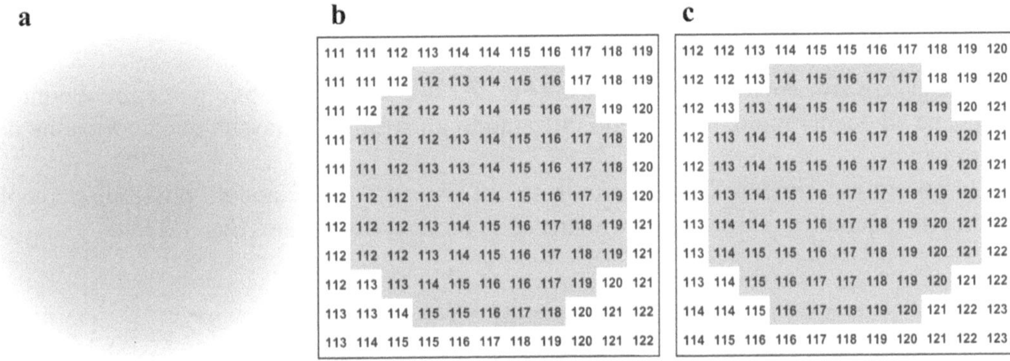

b

111	111	112	113	114	114	115	116	117	118	119
111	111	112	112	113	114	115	116	117	118	119
111	112	112	112	113	114	115	116	117	119	120
111	111	112	112	113	114	115	116	117	118	120
111	111	112	113	113	114	115	116	117	118	120
112	112	112	113	114	114	115	116	117	119	120
112	112	112	113	114	115	116	117	118	119	121
112	112	112	113	114	115	116	117	118	119	121
112	113	113	114	115	116	116	117	119	120	121
113	113	114	115	115	116	117	118	120	121	122
113	114	115	115	116	117	118	119	120	121	122

c

112	112	113	114	115	115	116	117	118	119	120
112	112	113	114	115	116	117	117	118	119	120
112	113	113	114	115	116	117	118	119	120	121
112	113	114	114	115	116	117	118	119	120	121
112	113	114	115	115	116	117	118	119	120	121
113	113	114	115	116	117	117	118	119	120	121
113	114	114	115	116	117	118	119	120	121	122
113	114	115	115	116	117	118	119	120	121	122
113	114	115	116	117	117	118	119	120	121	122
114	114	115	116	117	118	119	120	121	122	123
114	115	116	116	117	118	119	120	121	122	123

Fig. 7.25a-c. Simulazione 4, secondo test. **a** Sovrapposizione tra semisfera e lesione; **b** valore dei pixel nella zona dove è presente la lesione; **c** valore dei pixel nella zona simmetrica della semisfera dove la lesione è assente

Alcuni sistemi ACM, anche in queste condizioni, sono ancora in grado di individuare la lesione (Fig. 7.26).

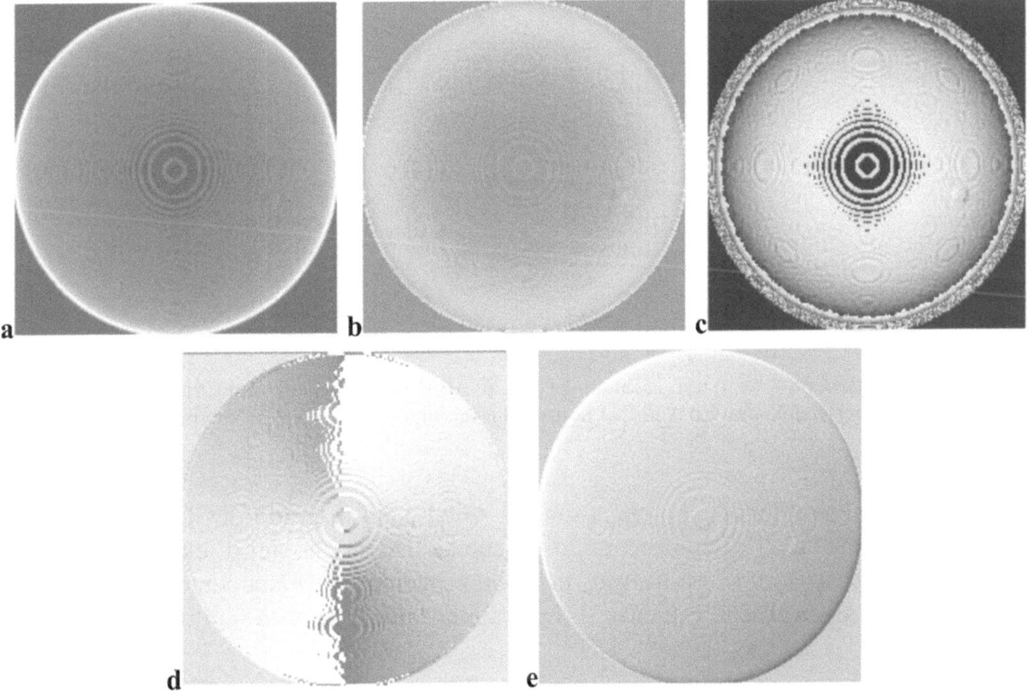

Fig. 7.26a-e. Simulazione 4, secondo test. Risultati dei sistemi ACM. **a** CM Base (varianza pesi); **b** Anti CM Squashed Rem (modulo pesi); **c** CM Rem (modulo pesi); **d** Local Sine Base (fase pesi); **e** Pop Net (pixel di nord-ovest)

Nell'ultimo test abbiamo ridotto ancora le dimensioni della lesione:

- semiasse secondo z = 3 pixel
- semiasse secondo y = 3 pixel
- semiasse secondo x = 3 pixel
- ascissa del centro = 120 pixel
- ordinata del centro = 160 pixel
- coefficiente di estizione k = 0.0120 (1/pixel)

Come è ovvio, anche in questo caso (Fig. 7.27a), non è possibile percepire alcuna lesione, né ad occhio nudo, tanto meno utilizzando gli strumenti classici di elaborazione delle immagini.

In questo esperimento limite, tramite alcuni sistemi ACM è ancora possibile percepire la presenza della lesione artificiale, anche se in modo molto tenue (Fig. 7.27b-e).

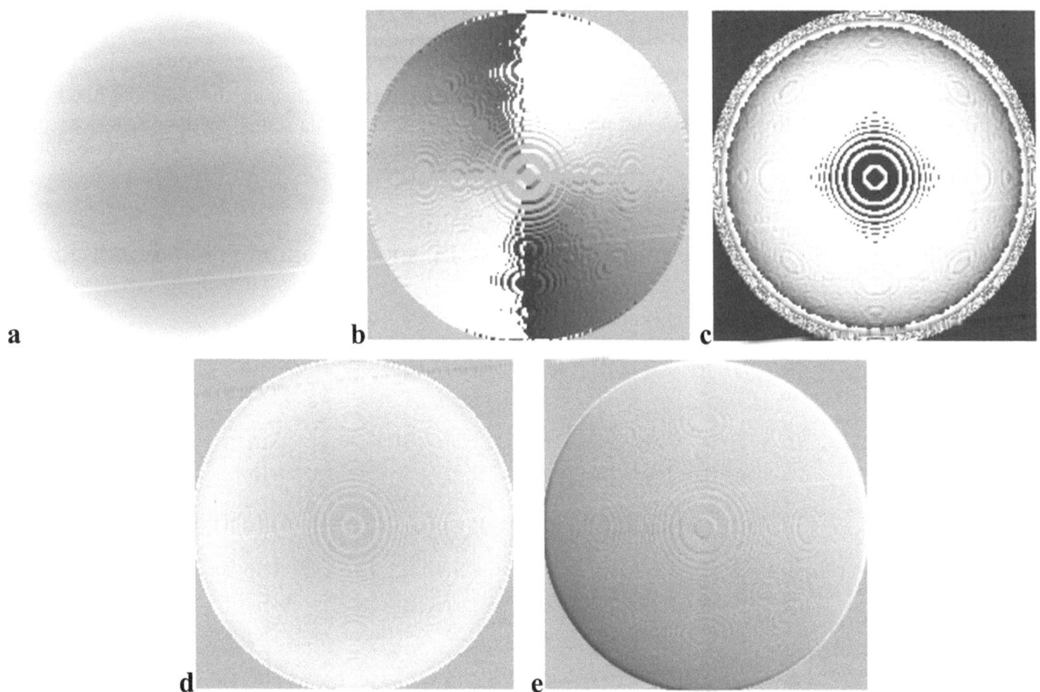

Fig. 7.27a-e. Simulazione 4, terzo test. Risultati dei sistemi ACM. **a** Sorgente; **b** Anti CM Squashed Base (fase pesi); **c** CM Rem (modulo pesi); **d** Anti CM Squashed Rem (modulo pesi); **e** Pop Net (pixel di nord-est)

Questi ultimi test dimostrano che i sistemi ACM sono in grado di rilevare forme che sono invisibili anche all'occhio umano, oltre che ai sistemi classici di elaborazione delle immagini. In tal senso un loro utilizzo in ambito medico, adeguatamente approfondito e tarato secondo le specifiche esigenze di ogni applicazione, sembra molto utile e promettente.

Capitolo 8

Applicazioni su immagini mediche

8.1 Rx microcalcificazioni: New IAC e New CS

Massimo Buscema

Descrizione

Si tratta di un database, ricavato dall'Atlante di immagini digitalizzate (Rita Campi, Claudia Borghi, Carlo Del Favero, Atlante di films eco-mammografici. Ed. Ospedale Valduce, Como, pubblicazione su CD), composto di 9 immagini mammografiche (Rx), dove sono presenti microcalcificazioni. Le immagini sono state analizzate con il sistema ACM (Active Connection Matrix) utilizzando i modelli New IAC e New CS. In totale sono state effettuate 18 elaborazioni, di cui si riportano alcuni risultati e una tabella riassuntiva delle valutazioni da parte del dr. Perona dell'Istituto Galeazzi di Milano.

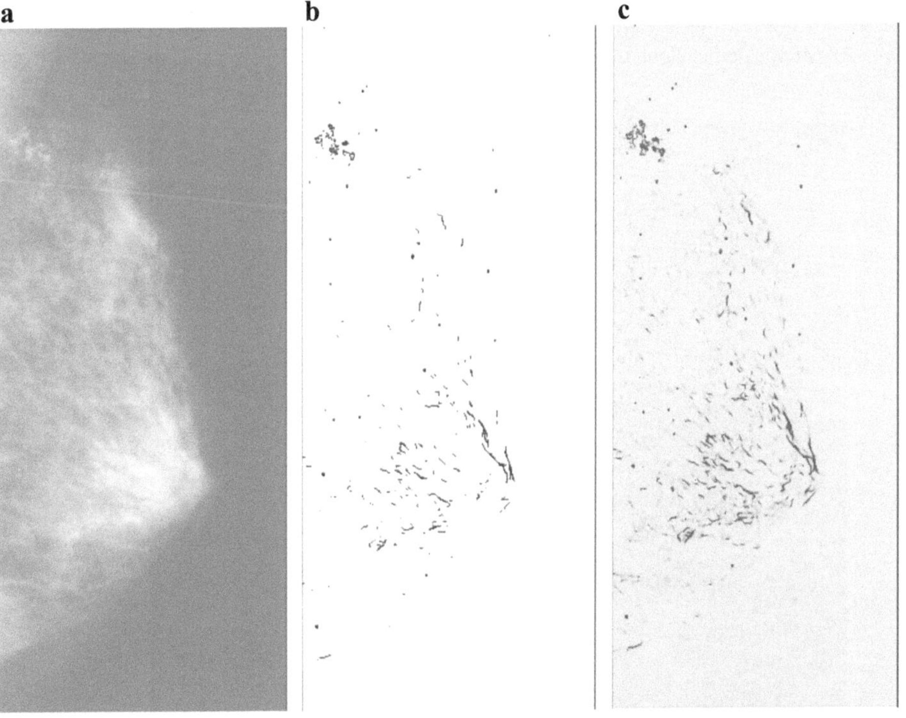

Fig. 8.1a-c. Rx Microcalcificazioni. **a** Sorgente; **b** rielaborazione con New CS; **c** rielaborazione con New IAC

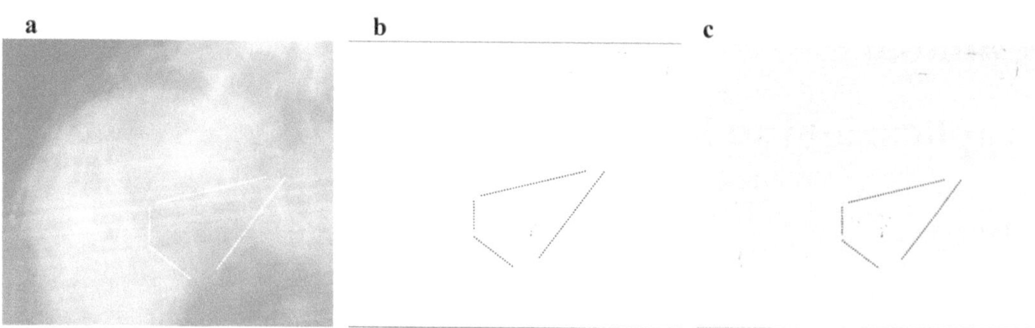

Fig. 8.2a-c. Rx Microcalcificazioni. **a** Sorgente; **b** rielaborata con New CS; **c** rielaborata con New IAC

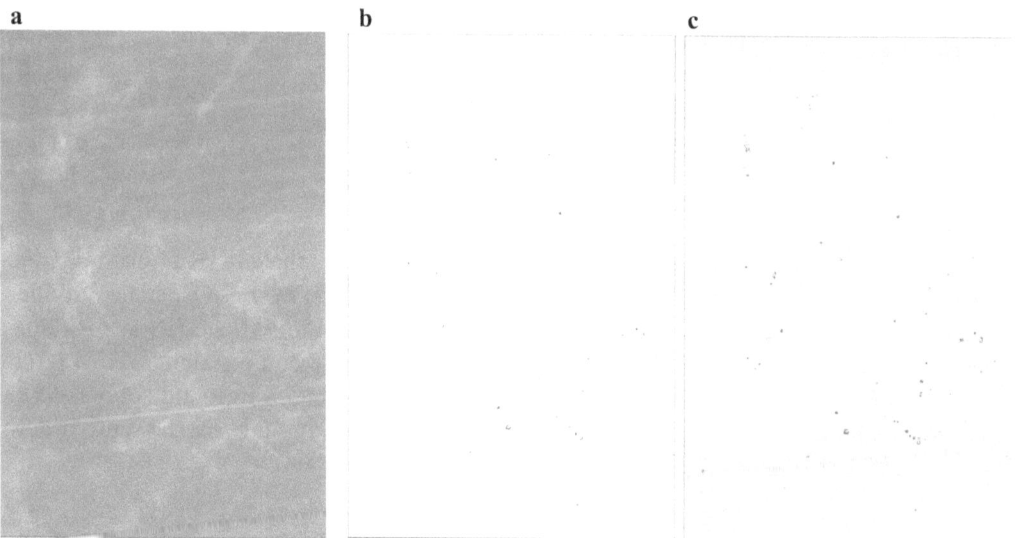

Fig. 8.3a-c. Rx Microcalcificazioni. **a** Sorgente; **b** rielaborata con New CS; **c** rielaborata con New IAC

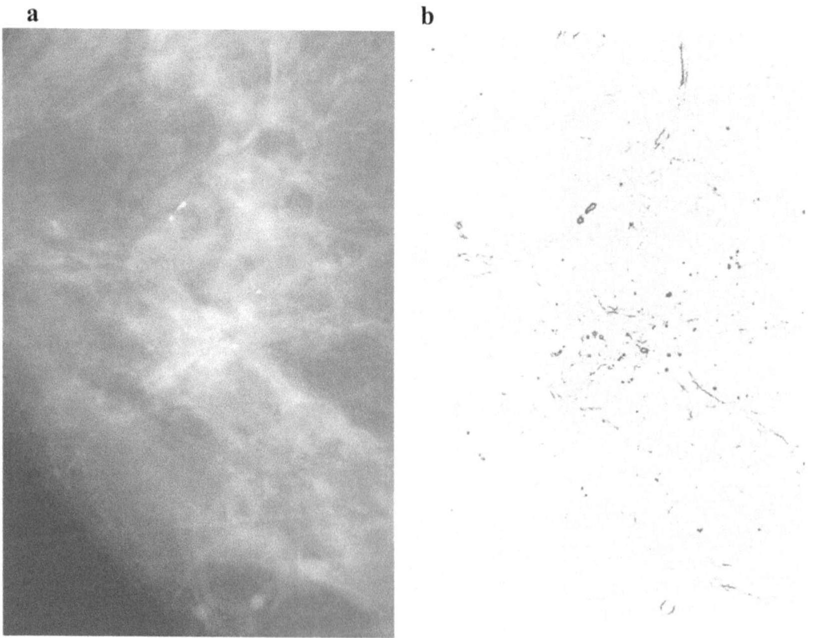

Fig. 8.4a-b. Rx Microcalcificazioni. **a** Sorgente; **b** rielaborata con New IAC

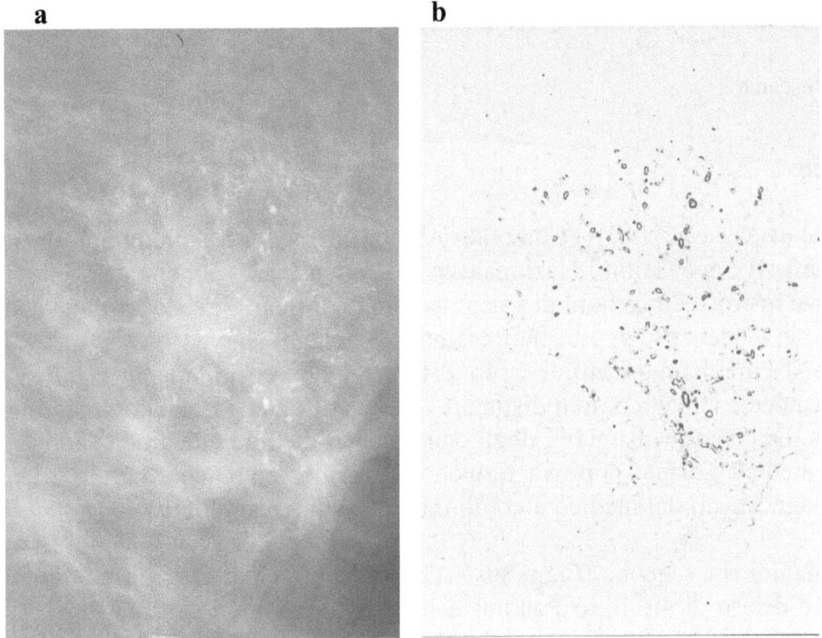

Fig. 8.5a-b. Rx Microcalcificazioni. **a** Sorgente; **b** rielaborata con New IAC

MICROCALCIFICAZIONI - Valutazione del contributo qualitativo del sistema ACM			
TIPO GIUDIZIO	**DESCRIZIONE**	**IMMAGINI**	**%**
ASSENTE	Nessun vantaggio nell'interpretazione dell'immagine	-	-
LIEVE	Un modesto vantaggio/utilità è ottenibile	1	11%
DISCRETO	Vi è un incremento di informazioni rilevabili che risulta di una certa utilità	5	56%
BUONO	L'immagine risulta decisamente più informativa ai fini diagnostici	3	33%
ECCELLENTE	Vi è un completo stravolgimento dell'ipotesi iniziale grazie alle nuove informazioni presenti nell'immagine	-	-
TOTALI		**9**	**100%**

Tab. 8.1. Rx Microcalcificazioni. Criteri e frequenze delle valutazioni

Come visibile dalla Tabella 8.1, sopra riportata, l'applicazione del sistema ACM ad immagini mammografiche con la presenza di microcalcificazioni, ha permesso di ottenere nel 89% delle immagini (8 su 9) dei vantaggi rilevanti nell'interpretazione delle stesse.

8.2 Rx microcalcificazioni: PmH

Massimo Buscema

Descrizione

Si tratta del database CALMA (Computer Aided Library for Mammography) composto da mammografie Rx dell'Istituto Nazionale di Fisica Nucleare. Sono state scelte alcune immagini dove microcalcificazioni di vario tipo erano presenti. Il sistema PmH è stato scelto per mettere in evidenza le microcalcificazioni più invisibili e/o nascoste.

Il sistema PmH ha mostrato di essere estremamente sensibile, anche se essendo un sistema unicamente sintattico, non distingue tra oggetti diversi di analoga luminosità e forma diversa. Di conseguenza molti degli oggetti che PmH individua non sono stati diagnosticati dal medico e manca la prova, quindi, dell'esame istologico. Ma tutti gli oggetti evidenziati diagnosticati dal medico e confermati dall'esame istologico sono stati individuati da PmH.

Le immagini che seguono (Figg. 8.6-8.12) sono una scelta dalle oltre 20 immagini elaborate. Si è deciso di mostrare l'output delle elaborazioni del sistema PmH (in bianco e nero) miscelato al 50% con l'immagine originale, in modo da evidenziare il vantaggio interpretativo che il sistema permette.

Da notare come il sistema PmH individui una polvere sparsa di "puntini bianchi" anche in un seno considerato sano dai medici (Fig. 8.8). Non siamo sicuri che ciò che il sistema evidenzia in questo caso sia semplice "rumore". In primo luogo perché la grandezza, la densità e il numero di queste attivazioni è molto diversa dalla grandezza, dalla densità e dal numero di attivazioni che lo stesso sistema evidenzia nel caso di seni dove le microcalcificazioni sono istologicamente certe.

In secondo luogo perché riteniamo improbabile da un punto di vista radiologico che possa esistere un adulto con un seno completamente libero da microcalcificazioni di qualsiasi genere e dimensione.

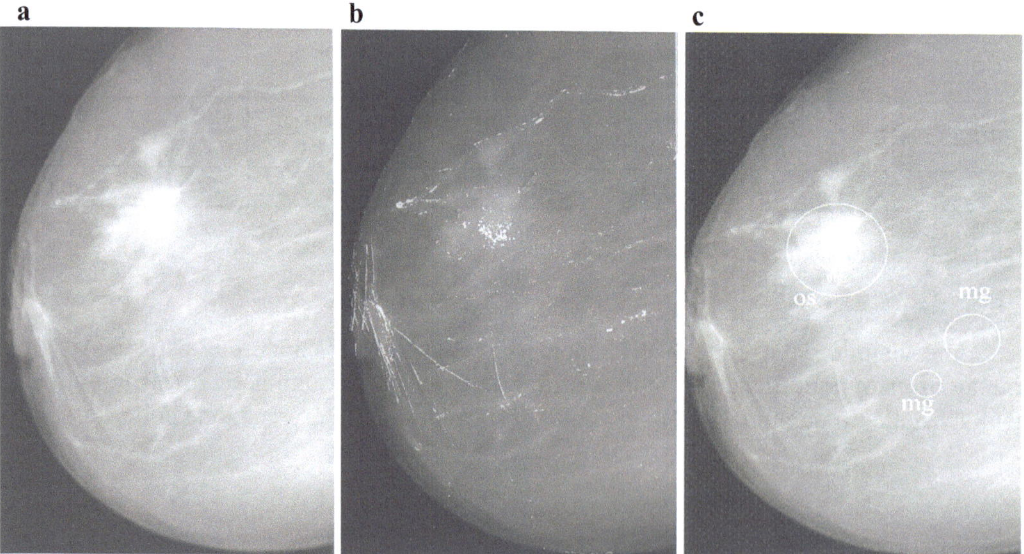

Fig. 8.6a-c. Microcalcificazioni granulari sospette. **a** Sorgente; **b** rielaborazione con PmH; **c** diagnosi del radiologo

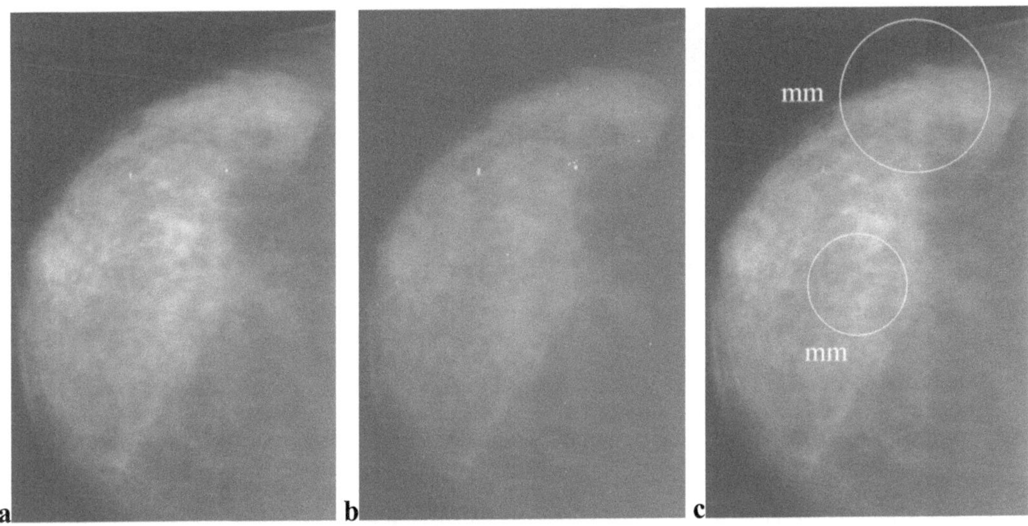

Fig. 8.7a-c. Microcalcificazioni miste. **a** Sorgente; **b** rielaborazione con PmH; **c** diagnosi del radiologo

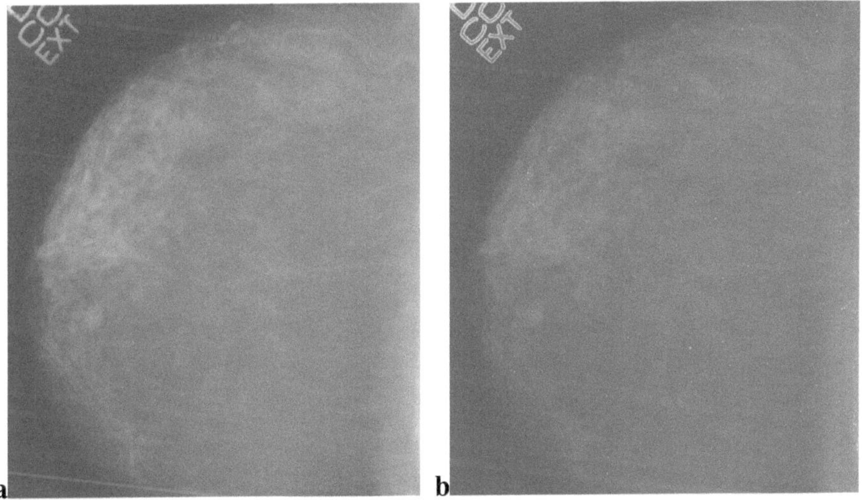

Fig. 8.8a-b. Seno considerato sano. **a** Sorgente; **b** rielaborazione con PmH

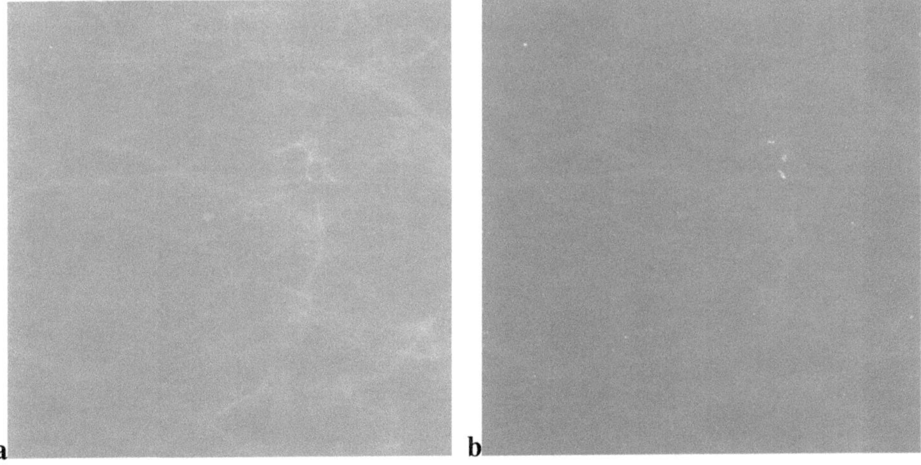

Fig. 8.9a-b. Microcalcificazioni bastoncellari benigne. **a** Sorgente; **b** rielaborazione con PmH

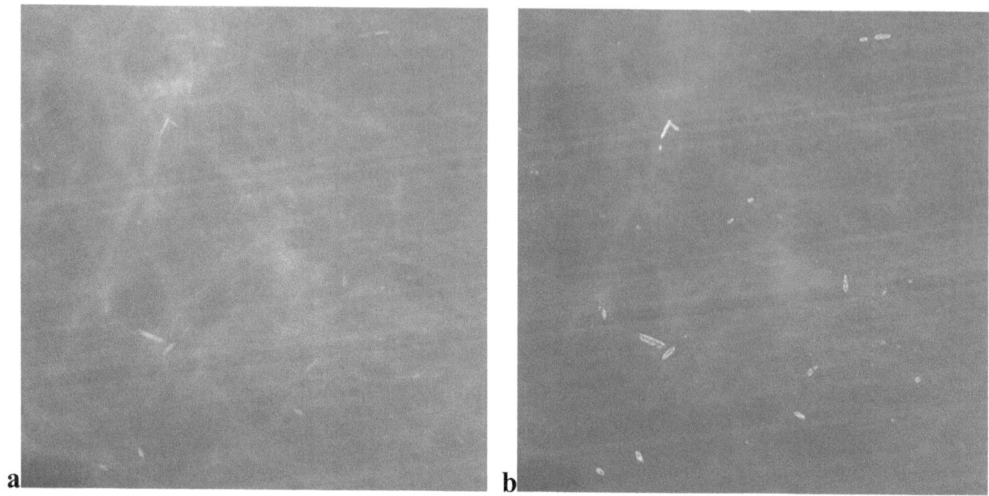

Fig. 8.10a-b. Microcalcificazioni bastoncellari benigne. **a** Sorgente; **b** rielaborazione con PmH

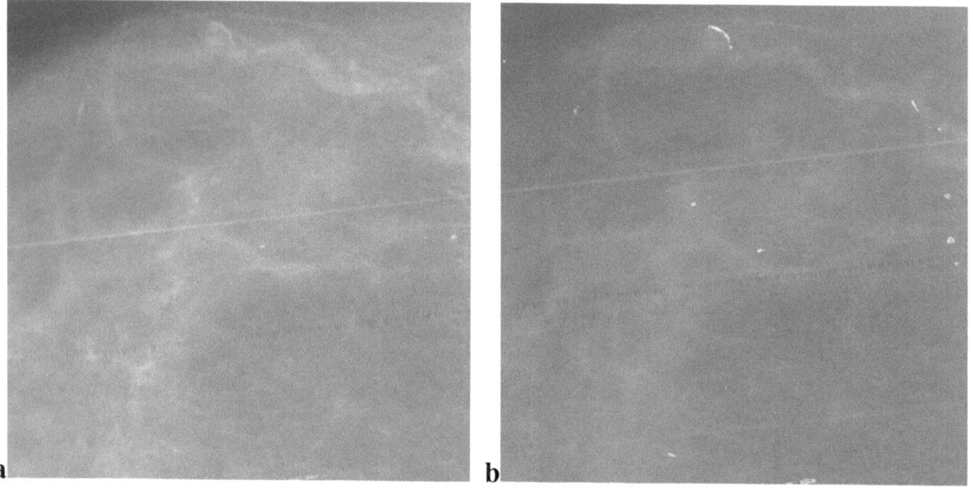

Fig. 8.11a-b. Microcalcificazioni bastoncellari benigne. **a** Sorgente; **b** rielaborazione con PmH

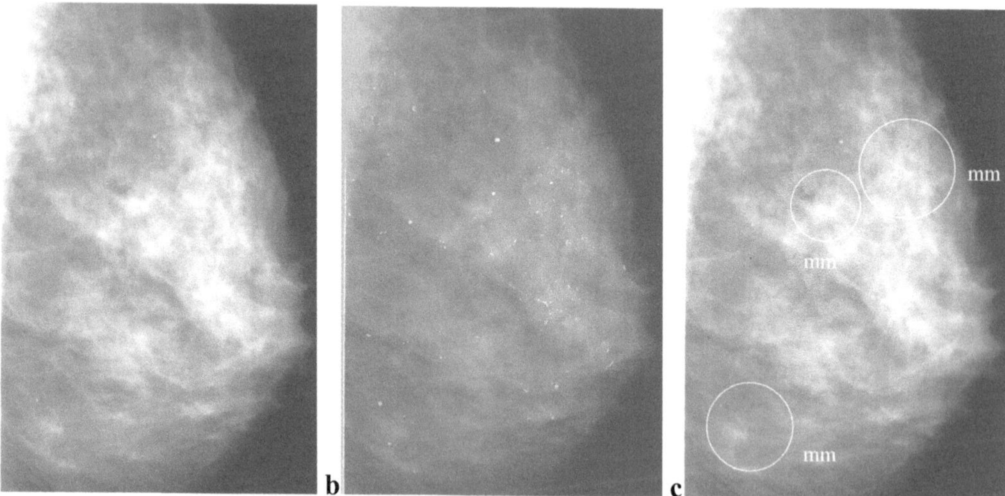

Fig. 8.12a-c. Microcalcificazioni miste. **a** Sorgente; **b** rielaborazione con PmH; **c** diagnosi del radiologo.

8.3 Rx microcalcificazioni: ACM e reti neurali

Giulia Massini, Massimo Buscema

L'efficacia dei sistemi ACM di individuare le caratteristiche salienti di una immagine è stata finora dimostrata tramite il confronto con l'occhio umano.

Un modo alternativo e più oggettivo per provare le capacità di questi sistemi consiste nell'utilizzarli come strumenti di pre-processing per la diagnosi automatica, tramite Reti Neurali Artificiali. A tale scopo abbiamo concepito un esperimento su dati reali.

Dal dataset di immagini RX del progetto CALMA, abbiamo estratto 156 mammografie contenenti 199 clusters di microcalcificazioni (tutte diagnosticate con esame istologico) e 241 parti di tessuto sano. Abbiamo ridotto tutte le mammografie ad una risoluzione di 256 valori di grigi (dai 4096 originari). Da queste mammografie abbiamo ritagliato finestre di dimensioni 60×60 pixel, ottenendo 383 finestre con microcalcificazioni e 837 finestre con tessuto sano [Amendolia et al 2001; Fantacci et al 2002; Delogu et al 2004-2005].

Abbiamo scelto come strumenti di pre-processing per tutte le 1220 finestre 3 sistemi:

a. il sistema ACM New IAC;
b. il sistema ACM PmH;
c. un filtro Wavelet appositamente programmato dai ricercatori del INFN di Pisa (da ora Wavelet UniPisa) per individuare le microcalcificazioni.

La sperimentazione, quindi, è stata basata sui seguenti campioni di dati:

1. le 1220 finestre con i loro valori di grigi originari (da ora: **Base–IM**);
2. le 1220 finestre processate dal sistema New IAC (da ora: **IAC–IM**);
3. le 1220 finestre processate dal sistema PmH (da ora: **PmH–IM**);
4. le 1220 finestre processate dal filtro Wavelet UniPisa (da ora: **W–IM**);
5. le 1220 finestre processate prima con il filtro Wavelet e poi con New IAC (da ora: **IAC–W–IM**);
6. le 1220 finestre processate prima con il filtro Wavelet e poi con PmH (da ora: **PmH–W–IM**).

Ciascuno di questi 6 campioni è stato utilizzato in *modo indipendente* come dataset per la classificazione delle singole finestre in 2 classi: finestre con Microcalcificazioni (da ora Micro) e finestre con tessuto sano (Sana).

La classificazione è stata effettuata nel modo più semplice possibile, al solo scopo di poter misurare eventuali scarti significativi di risultato a partire dalle singole tecniche di preprocessing.

Tutte le finestre dei 6 dataset sono state, quindi, ridotte a records di 256 input, in funzione della frequenza dei loro valori di grigio (distribuzione delle frequenze). Si tratta del metodo più elementare che si possa concepire, ma l'obiettivo di questa analisi consiste nel misurare l'efficacia diagnostica dei sistemi ACM e non di costruire un sistema CAD (Computer Aided Diagnosis) completo.

I 6 dataset, così ridotti alla distribuzione delle loro frequenze, sono stati divisi in due metà casuali di 610 records ciascuna: SubSampleA e SubSampleB.

Ciascuna coppia dei 6 dataset aveva lo stesso numero di finestre sia nel SubSampleA che nel SubSampleB, ciò allo scopo di rendere il confronto più omogeneo possibile.

Come classificatore è stato utilizzato un MPL (Multilayer Perceptron) con 24 *hidden units*, che ha effettuato l'apprendimento utilizzando una elementare "Back Propagation".

Per ognuno dei 6 dataset sono state effettuate 2 prove indipendenti: apprendimento sul campione SubSampleA e testing cieco sul campione SubSampleB e viceversa.

Base-IM	Micro	Sane	Accuratezza	Errori
ANN(SubA->SubB)	82.20%	77.57%	79.02%	128
ANN(SubB->SubA)	82.29%	78.71%	79.84%	123
Media	**82.25%**	**78.14%**	**79.43%**	**125.50**

Tab. 8.2. Risultati sul Dataset Base–IM

I risultati in Tabella 8.2 rappresentano il baseline per le elaborazioni che seguono. Qualsiasi incremento positivo, significativo statisticamente, rappresenterà una prova oggettiva della utilità dei sistemi ACM come strumento di pre-processing.

IAC-IM	Micro	Sane	Accuratezza	Errori
ANN(SubA->SubB)	89.01%	92.84%	91.64%	51
ANN(SubB->SubA)	85.94%	92.82%	90.66%	57
Media	**87.48%**	**92.83%**	**91.15%**	**54.00**

Tab. 8.3. Risultati sul Dataset IAC–IM

L'incremento ottenuto nel pre-processing delle finestre tramite il sistema New IAC ha permesso una riduzione del 57% degli errori.

PmH-IM	Micro	Sane	Accuratezza	Errori
ANN(SubA->SubB)	91.10%	93.79%	92.95%	43
ANN(SubB->SubA)	88.02%	94.50%	92.46%	46
Media	**89.56%**	**94.15%**	**92.71%**	**44.50**

Tab. 8.4. Risultati sul Dataset PmH–IM

Tramite il sistema PmH si ottiene una riduzione del 64% degli errori. La sensibilità cresce di 7 punti e la specificità di ben 16 punti.

La seconda serie di esperimenti ha avuto come baseline i risultati ottenuti tramite il filtraggio delle finestre con una Wavelet appositamente programmata dai ricercatori INFN di Pisa per la detection delle micro-calcificazioni.

W-IM	Micro	Sane	Accuratezza	Errori
ANN(SubA->SubB)	94.76%	92.36%	93.11%	42
ANN(SubB->SubA)	94.27%	93.78%	93.93%	37
Media	**94.52%**	**93.07%**	**93.52%**	**39.50**

Tab. 8.5. Risultati sul Dataset W–IM

Le finestre filtrate in modo mirato dalla Wavelet producono una riduzione del 68% degli errori dell'esperimento di base (Base–IM). Rispetto al sistema PmH migliorano la sensibilità, ma riducono la specificità.

Bisogna, comunque tener presente che mentre il filtro Wavelet è stato appositamente tarato per riconoscere le micro-calcificazioni, i sistemi New IAC e PmH sono dei filtri universali e generali, per i quali non è stata prevista nessuna ottimizzazione mirata al riconoscimento delle micro calcificazioni mammografiche.

Quanto detto è supportato da una sorta di "prova del nove": se i sistemi New IAC e PmH ricevono in entrata le finestre già filtrate dalle Wavelet, il risultato elaborativo che si ottiene migliora ulteriormente in modo significativo:

IAC-W-IM	Micro	Sane	Accuratezza	Errori
ANN(SubA->SubB)	97.38%	93.32%	94.59%	33
ANN(SubB->SubA)	93.75%	95.22%	94.75%	32
Media	**95.57%**	**94.27%**	**94.67%**	**32.50**

Tab. 8.6. Risultati sul Dataset IAC–W–IM

Grazie alle New IAC l'errore viene ridotto del 74%, e sia la sensibilità che la specificità crescono di un punto pieno rispetto ai risultati ottenuti con le sole Wavelet.

PmH-W-IM	Micro	Sane	Accuratezza	Errori
ANN(SubA->SubB)	97.38%	93.32%	94.59%	33
ANN(SubB->SubA)	93.75%	97.61%	96.39%	22
Media	**95.57%**	**95.47%**	**95.49%**	**27.50**

Tab. 8.7. Risultati sul Dataset PmH–W–IM

Tramite PmH la riduzione degli errori sugli stessi campioni arriva al 78% (rispetto a Base–Im) e la specificità sale ancora di 2.5 rispetto ai risultati ottenuti con il filtro Wavelet.

In Figura 8.13 mostriamo i grafici della sensitività, specificità e accuratezza ottenuti dalle sperimentazioni sopra descritte.

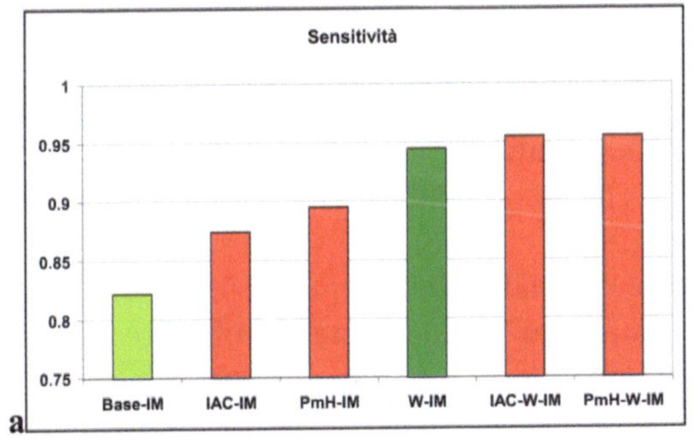

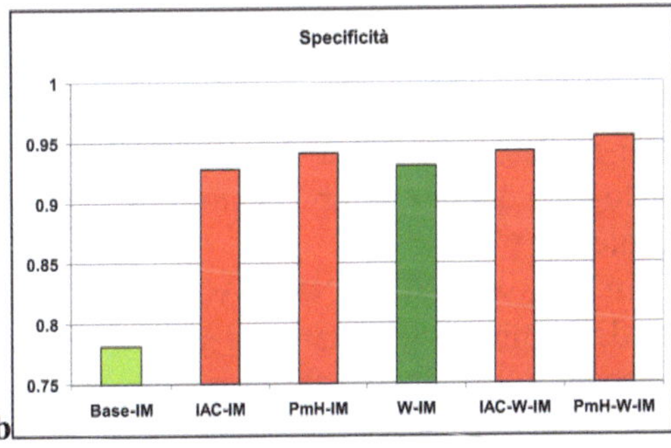

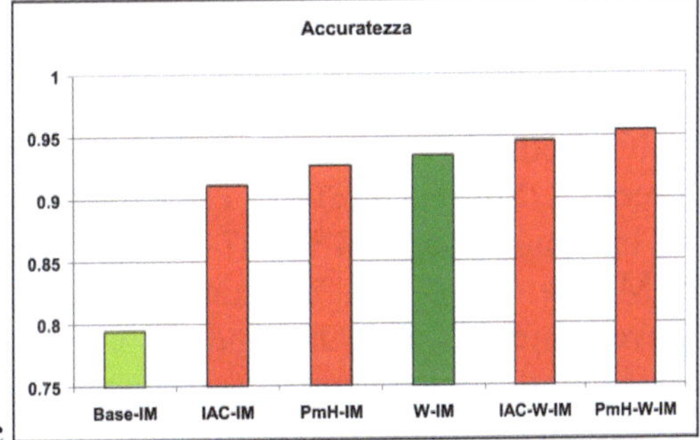

Fig. 8.13a-c. Grafici dei risultati ottenuti nelle sperimentazioni. **a** Sensitività; **b** specificità; **c** accuratezza globale

Mostriamo a titolo esemplificativo una finestra contenente microcalcificazioni (Fig. 8.14) ed una contenente tessuto sano (Fig. 8.15), sia nella forma originale che in quelle elaborate con New IAC e PmH.

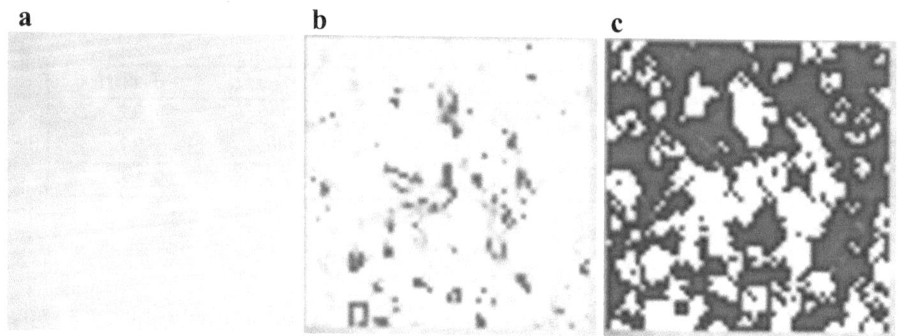

Fig. 8.14a-c. Finestra 60×60 con Micro. **a** Sorgente; **b** elaborata con New IAC; **c** elaborata con PmH

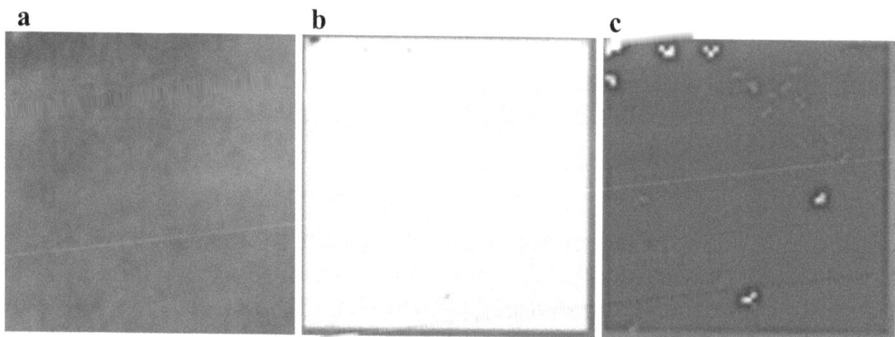

Fig. 8.15a-c. Finestra 60×60 Sana. **a** Sorgente; **b** elaborata con New IAC; **c** elaborata con PmH

Questi risultati dimostrano che i sistemi New IAC e PmH funzionano come eccellenti filtri di detection per le microcalcificazioni mammografiche, in grado di offrire risultati analoghi a quelli ottenibili tramite sofisticati filtri appositamente tarati per il problema delle micro.

Inoltre, se i sistemi New IAC e PmH vengono combinati con sistemi "ad hoc" per l'analisi delle micro, i risultati che si ottengono migliorano in modo ancora significativo quelli precedenti, al punto da farli sembrare già utili da un punto di vista diagnostico.

Riferimenti bibliografici

Amendolia SR, Bisogni MG, Bottigli U, Ceccopieri A, Delogu, P, Fantacci ME, Marchi A, Marzulli VM, Palmiero R, Stumbo S (2001) The calma project: a CAD tool in breast radiography. Nucl. Instr. and Meth. A460:107-112.

Delogu P, Fantacci ME, Masala GL, Oliva P, Retico A (2004-2005) documents D8.2: Evaluation of new developments for CADe and report; D8.4: Preliminary tests on MammoGrid/CADe and report. www.mammogrid.vitamib.com

Fantacci ME, Bottigli U, Delogu P, Fauci F, Golosio B, Lauria A, Palmiero R, Raso G, Stumbo S, Tangaro S (2002) Search of microcalcification clusters with the CALMA CAD station. SPIE 4684:1301-1310.

8.4 TC toraco-mediastinica: Contractive Map

Massimo Buscema

Le analisi che seguono non hanno l'obiettivo di suggerire risultati diagnostici completi. L'obiettivo preliminare di questo nostro studio di fattibilità è stato quello di verificare l'utilità dei sistemi ACM nel supportare il medico e il radiologo nel cogliere in alcune immagini elementi o poco visibili o del tutto invisibili.

Se ciò risultasse vero, studi più approfonditi e completi potranno essere effettuati in futuro.

I sistemi ACM analizzano il *contenuto informativo* di ogni immagine, senza tener conto dei vari *significati clinici* che gli esperti attribuiscono alle immagini stesse. Tali significati possono provenire dalle circostanze e dal contesto nel quale l'immagine è generata, oppure da conoscenze culturali che oltrepassano i limiti delle singole e sole immagini (conoscenze anatomiche, cliniche, ecc.).

Ciò significa che i sistemi ACM sono degli *organizzatori sintattici* dell'informazione visibile e di quella nascosta (quella, cioè, che appare sotto forma di rumore).

Considerando queste specifiche caratteristiche dei sistemi ACM, sono state scelte immagini "difficili" per lo studio del parenchima polmonare come delle "gif" di scansioni TC del torace mostrate con finestra mediastinica. In queste immagini, infatti, i polmoni appaiono quasi uniformemente neri e strutture normali o patologiche nel contesto polmonare possono essere di rilievo non agevole.

Le domande che ci siamo posti sono:

a. i sistemi ACM sono in grado di definire il tessuto e la struttura di formazioni normali o patologiche in modo più informativo di quanto l'immagine originale sia in grado di evidenziare?
b. i sistemi ACM sono in grado di differenziare in modo significativo la texture uniforme del parenchima polmonare, in presenza di particolarità significative dal punto di vista medico?

Per rispondere a queste domande è stato necessario ricorrere al giudizio di un esperto radiologo, il quale ha valutato le differenze tra l'immagine TC di partenza e la stessa immagine elaborata dai sistemi ACM.

Al fine di organizzare meglio questo lavoro di valutazione siamo ricorsi al supporto di un secondo medico, esperto di clinical trials. Questo secondo specialista ha definito un protocollo di valutazione, al quale il medico radiologo si è attenuto nel esplicitare i suoi giudizi.

Il protocollo di valutazione

Al radiologo è stata fornita una presentazione in PowerPoint. In ogni diapositiva erano presenti due immagini: l'immagine originale sulla sinistra, e sulla destra le elaborazioni effettuate con diversi sistemi ACM.

Tutte le elaborazioni effettuate con i sistemi ACM sono state salvate in corrispondenza della fase terminale di convergenza dell'algoritmo utilizzato.

Al radiologo è stata, inoltre, fornita una legenda, al fine di organizzare le sue valutazioni in modo semanticamente e statisticamente rilevante.

Il radiologo, quindi, ha potuto valutare ogni elaborazione tramite una scala semantica a 5 indici, secondo le seguenti modalità:

"L'immagine elaborata presenta rispetto a quella originale un miglioramento dell'informazione secondo uno dei seguenti 5 items:

1. **ASSENTE**: nessun vantaggio nell'interpretazione dell'immagine.
2. **LIEVE**: un modesto vantaggio/utilità è ottenibile.

3. **DISCRETO**: vi è una visualizzazione/interpretazione nettamente migliore di informazioni già rilevabili nell'immagine di partenza.
4. **BUONO**: l'elaborazione consente di visualizzare reperti "appena percepibili" nell'immagine di partenza.
5. **ECCELLENTE**: l'elaborazione consente di visualizzare reperti "non percepibili" nell'immagine di partenza."

Il radiologo ha dovuto allegare ad ogni elaborazione il punteggio che ha ritenuto più opportuno secondo la scala sopra esposta.

Le immagini valutate

Nel riportare i risultati delle elaborazioni e delle valutazioni del radiologo seguiremo il seguente schema logico:

a. immagine sorgente con le eventuali annotazioni grafiche del radiologo;
b. immagine sorgente, scevra da qualsiasi annotazione;
c. immagine elaborata, con il nome dell'algoritmo utilizzato e il giudizio del radiologo.

Complessivamente le immagini processate sono state 14 e le elaborazioni effettuate 58, utilizzando i sistemi New IAC, PmH e CM, con i suoi diversi algoritmi.

La serie di immagini "gif" ci è stata fornita dal prof. D. Caramella dell'Università di Pisa, radiologo, e a lui è stato successivamente chiesto di valutare le elaborazioni dei sistemi ACM. Il dr. Enzo Grossi, direttore medico della Bracco SpA, è l'autore del protocollo di valutazione.

Di seguito mostreremo solo alcune delle elaborazioni eseguite, lasciando a due tabelle (Tab. 8.8 e 8.9) il compito di sintetizzare i risultati complessivi dell'intero processo di elaborazione e di valutazione.

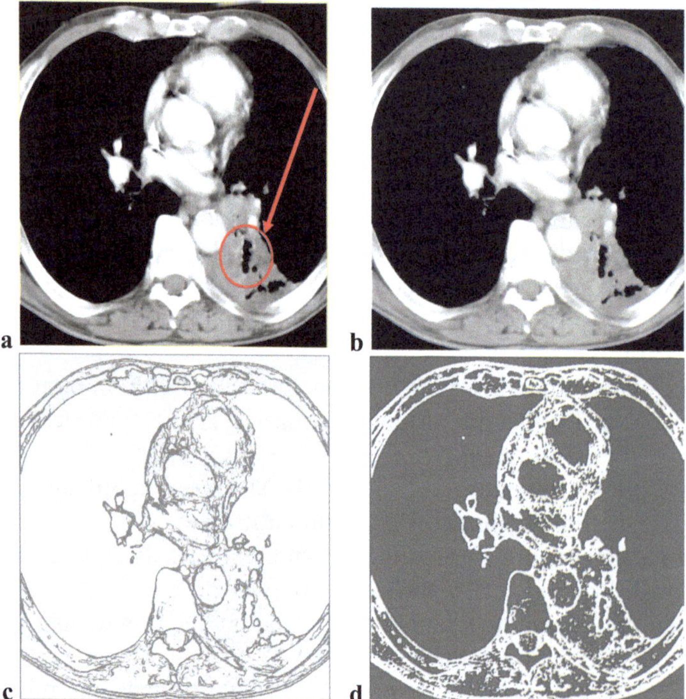

Fig. 8.16a-d. Addensamento parenchimale polmonare. **a** Sorgente con annotazioni grafiche; **b** sorgente elaborata; **c** New IAC (giudizio = 3): miglior definizione dei contorni; **d** PmH (giudizio = 3): maggiore evidenza di aree millimetriche bilateralmente

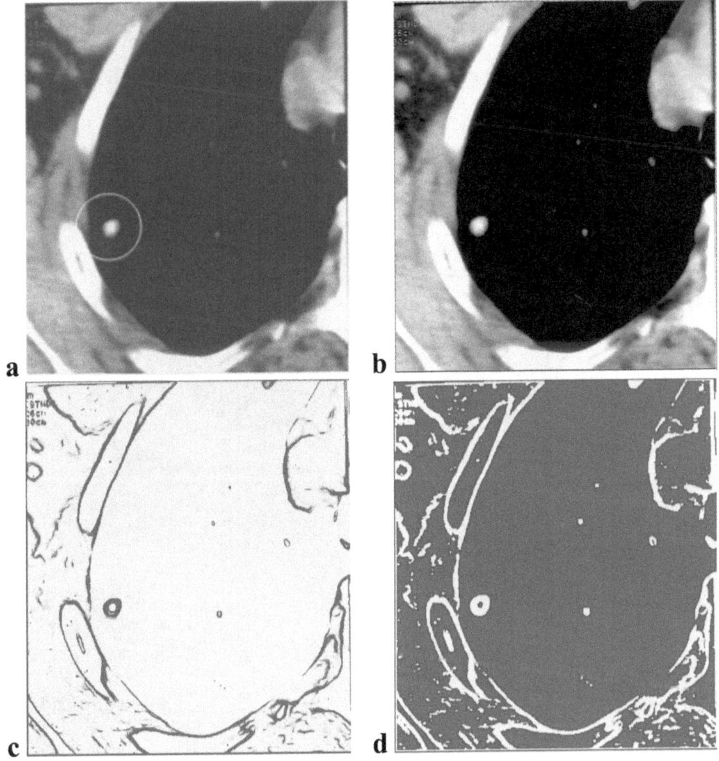

Fig. 8.17a-d. Nodulo benigno – micronodulo calcifico. **a** Sorgente con annotazioni grafiche; **b** sorgente elaborata; **c** New IAC (giudizio = 5): netto rilievo dei margini con possibilità di misurazione più precisa; **d** PmH (giudizio = 5): maggior rilievo di sezioni vascolari scarsamente visibili nell'immagine sorgente

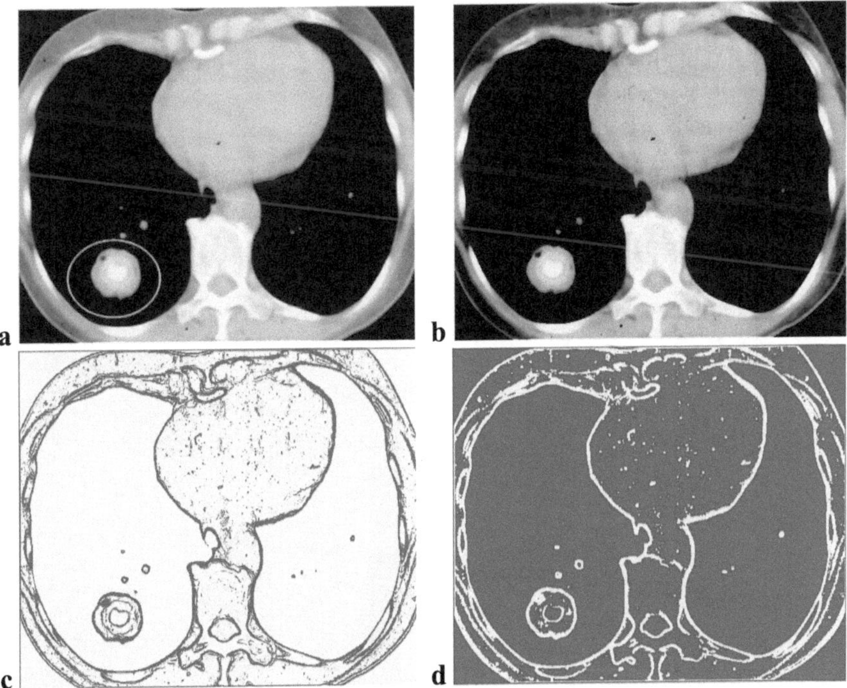

Fig. 8.18a-d. Nodulo benigno – amartoma con calcificazione tipica. **a** Sorgente con annotazioni grafiche; **b** sorgente elaborata; **c** New IAC (giudizio = 5): maggior rilievo dei margini e delle aree concentriche a diversa densità; **d** PmH (giudizio = 5): maggior rilievo di sezioni vascolari

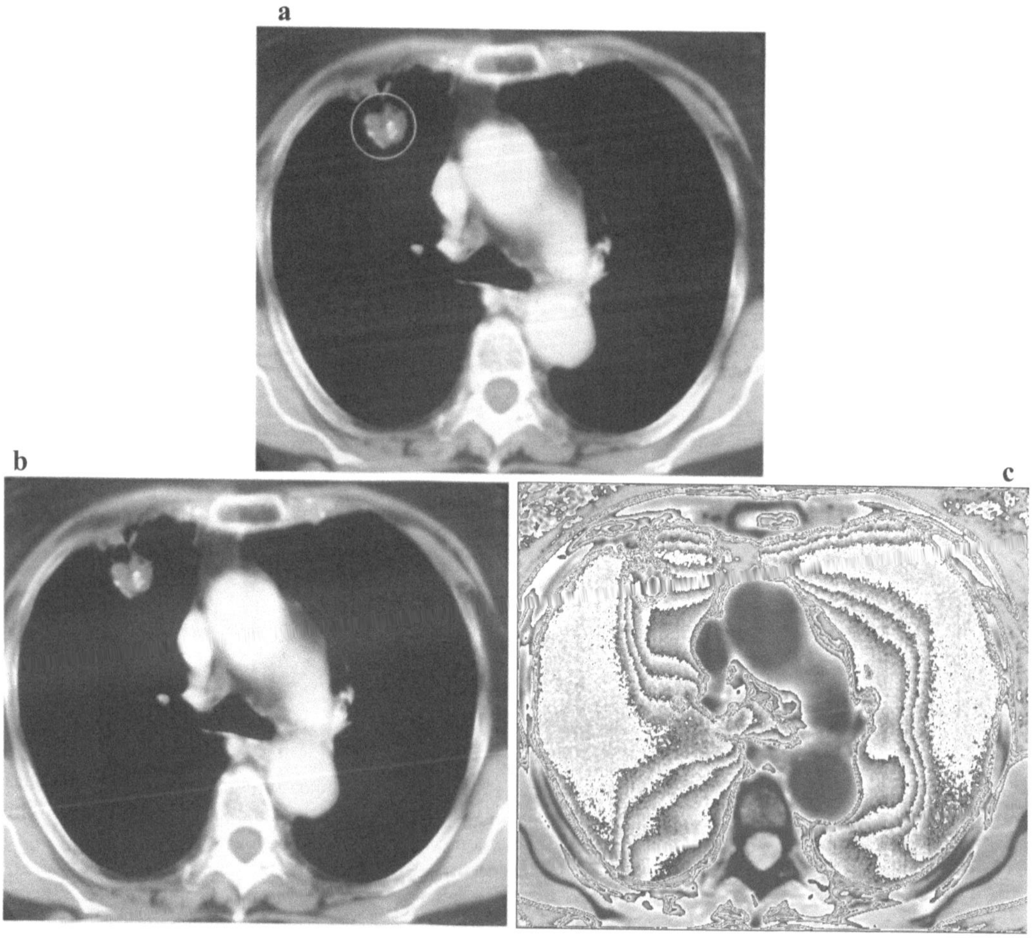

a

b

c

Fig. 8.19a-c. Tumore maligno – nodulo a margini irregolari, parzialmente calcifico, connesso alla pleura. **a** Sorgente con annotazioni grafiche; **b** sorgente elaborata; **c** CM Rem media pesi (giudizio = 5): maggior evidenza dei rapporti tra il nodulo e la pleura

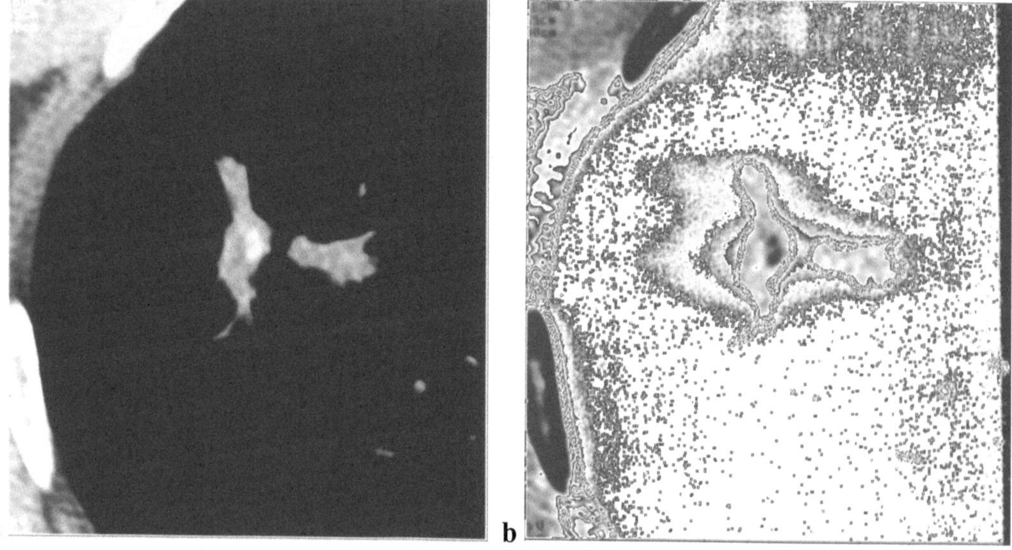

Fig. 8.20a-d. Tumore maligno – nodularità a margini marcatamente irregolari. **a** Sorgente; **b** CM Rem media pesi (giudizio=5): rilievo del rapporto tra le due immagini nodulari apparentemente distinte; **continua a pag. 139** →

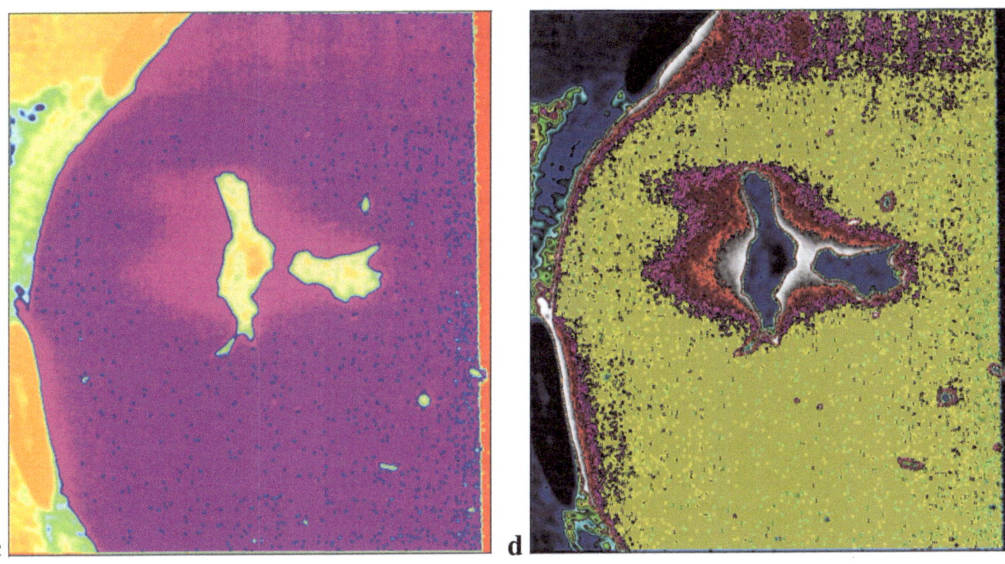

Fig. 8.20a-d. Tumore maligno – nodularità a margini marcatamente irregolari. **cont. da pag. 138**. **c** CM Base media pesi (giudizio = 5): miglior rilievo e definizione dei margini; **d** CM Rem+Quot media pesi (giudizio = 5): miglior definizione dei margini con rilievo delle connessioni tra le due nodularità

Il campione di immagini e di elaborazioni presentato non rappresenta una selezione delle performance migliori dei sistemi ACM. Di seguito, infatti, in Tabella 8.11 vengono mostrate tutte le valutazioni effettuate sulle 14 immagini, distinte per sistema di elaborazione (l'asterisco compare sulle immagini mostrate in precedenza).

TC POLMONI - Vantaggio informativo del sistema ACM				
Immagini	Valutazioni			
	NEW IAC	PmH	CM	Media
Immagine 1*	3	3	3	3
Immagine 2*	5	5	4	4.7
Immagine 3*	5	5	4	4.7
Immagine 4	3	3	3	3
Immagine 5*	3	3	5	3.7
Immagine 6*	3		5	4
Immagine 7			4	4
Immagine 8	4	4	5	4.3
Immagine 9			5	5
Immagine 10	4	4	4	4
Immagine 11	4	4	4	4
Immagine 12			3	3
Immagine 13	3	3	4	3.3
Immagine 14			4	4
Media	**3.7**	**3.8**	**4.1**	**3.90**

Tab. 8.8. Valutazioni dei risultati ottenuti dai sistemi ACM su tutte le immagini TC

Si può notare che per motivi contingenti non è stato possibile elaborare tutte le immagini con ognuno dei sistemi ACM (il sistema New IAC ha elaborato 10 immagini su 14, mentre il sistema PmH ha elaborato 9 immagini su 14). In compenso, i sistemi CM hanno elaborato più volte la stessa immagine, secondo i loro diversi algoritmi; il loro punteggio, quindi, rappresenta sempre la media di più elaborazioni.

Si può notare, altresì, che tutti i sistemi ACM mediamente si posizionano intorno al valore 4, che rappresenta un punteggio piuttosto alto nel valutare l'efficacia delle loro elaborazioni. Ricordiamo che "BUONO", nella scala di valutazione, corrisponde a "l'elaborazione consente di visualizzare reperti *appena percepibili* nell'immagine di partenza".

La Tabella 8.9 mostra la distribuzione dei punteggi in forma assoluta e percentuale e, quindi, può fornire elementi più fini di giudizio su questo test.

TC POLMONI - Vantaggio informativo del sistema ACM				
Vantaggio informativo	Valutazioni			
	NEW IAC	P.m.H.	CM	Totale
Assente	0	0	0	**0**
Lieve	0	0	0	**0**
Discreto	5	4	3	**12**
Buono	3	3	7	**13**
Eccelente	2	2	4	**8**
Totale	**10**	**9**	**14**	**33**
Vantaggio informativo %	**New Iac**	**P.m.H.**	**CM**	**ACM**
Assente	0.00%	0.00%	0.00%	**0.00%**
Lieve	0.00%	0.00%	0.00%	**0.00%**
Discreto	50.00%	44.44%	21.43%	**36.36%**
Buono	30.00%	33.33%	50.00%	**39.39%**
Eccelente	20.00%	22.22%	28.57%	**24.24%**

Tab. 8.9. Distribuzione dei punteggi ottenuti dai sistemi ACM su tutte le immagini TC

Dalle Tabelle 8.8 e 8.9 si possono effettuare varie considerazioni:

a. Tutti i sistemi ACM in 58 elaborazioni (i sistemi CM hanno effettuato 39 elaborazioni che abbiamo sintetizzato in 14, una per immagine) non hanno mai raccolto un punteggio inferiore a "DISCRETO". Nel caso peggiore, che rappresenta solo il 36% dei casi, hanno fornito una visualizzazione/interpretazione pari o migliore rispetto ad informazioni già rilevabili nell'immagine di partenza.
b. Più in dettaglio, è possibile sostenere che in quasi il 64% dei casi i sistemi ACM sono stati di un qualche ausilio al radiologo.
c. Ricordiamo che il giudizio "BUONO" significa che l'elaborazione ha consentito di dare maggior rilievo a reperti *appena percepibili* nell'immagine di partenza. E questo si è verificato nel 39% dei casi. Il giudizio "ECCELLENTE", invece, è stato attribuito nel 24% delle elaborazioni e significa che l'elaborazione può consentire di rilevare particolari *percepibili a fatica* nell'immagine sorgente.
d. I sistemi New IAC e PmH ottengono risultati tra il "BUONO" e l'"ECCELLENTE" in oltre il 50% delle valutazioni. Il che significa che una volta su due risultano di ausilio per la migliore lettura dell'immagine e in oltre il 20% dei casi permettono al radiologo di visualizzare con maggiore facilità reperti che sarebbero potuti sfuggire ad un occhio meno attento.
e. I sistemi CM, nei loro diversi algoritmi, hanno raggiunto in questo test i risultati migliori. In oltre il 78% dei casi ottengono un punteggio tra "BUONO" e "ECCELENTE". Inoltre, quasi una volta su tre (28.57%) permettono al radiologo di "sottolineare" elementi scarsamente visibili ad occhio nudo.

I risultati del test appena effettuato permettono di concludere che i sistemi ACM, nella loro varietà, funzionano come discreti analizzatori di eventi poco visibili o mal delimitabili nelle immagini sorgente. Ovviamente, questi risultati devono considerarsi solo un primo esame, da verificare con elaborazioni effettuate su immagini con contenuto informativo più completo, come ad esempio studi TC in formato DICOM.

8.5 Angiografia

Marco Intraligi, Massimo Buscema, Franco Perona

Le analisi che verranno mostrate in questo capitolo sono state effettuate su immagini fornite dal prof. Franco Perona, primario del Dipartimento di Radiologia Interventistica dell'Istituto Ortopedico Galeazzi di Milano.

Si tratta di immagini angiografiche registrate *prima*, *durante* e *dopo* l'intervento operatorio su pazienti con stenosi.

Dai risultati ottenuti con i sistemi ACM su alcune immagini di prova, è stato ritenuto necessario procedere con le analisi seguendo un protocollo sistematico su immagini di casi reali e immagini su protesi artificiali.

A tal proposito, abbiamo suddiviso questa applicazione in due parti:

1. esperimenti su protesi artificiali;
2. esperimenti su immagini di casi reali.

8.5.1 Esperimenti su protesi artificiale

Gli obiettivi di questa analisi sono i seguenti:

- è possibile individuare la *direzione del flusso* da una sola immagine?
- è possibile individuare le *pareti della protesi* e, quindi, misurarne lo spessore e il diametro interno?
- è possibile individuare la *presenza di una stenosi nascosta* sul retro?
- la luminosità è connessa alla quantità di flusso presente?

Protocollo di sperimentazione

Le immagini elaborate sono state prodotte presso la Sala Angiografica del Dip. di Radiologia Interventistica dell'Istituto Ortopedico Galeazzi di Milano.

Si tratta di immagini angiografiche a sottrazione digitale, realizzate con una apparecchiatura della Philips, modello "Integris Allura".

L'esperimento è stato effettuato su una protesi inserita coassialmente (cannula in – protesi out) con stenosi indotta artificialmente tramite compressione esterna.

È stato prodotto un flusso di mezzo di contrasto, prodotto dalla Bracco SpA (Iomeron 400 mg I/ml), immesso nella protesi con una pressione di 300 PSI (prima in un senso e poi nell'altro), in modo da essere riempita correttamente onde evitare artefatti da infiltrazioni d'aria. Prima del flusso di mezzo di contrasto la protesi era riempita con soluzione fisiologica isotonica.

È stata eseguita DSA nelle 2 proiezioni Antero-Posteriore (AP) e Latero-Laterale (LL) e nei due sensi di flusso. Sono state prelevate sia le immagini DSA, sia le immagini radiografiche e sono state prodotte 11 serie per un totale di 248 immagini (slices).

Delle 11 serie di immagini a disposizione ne sono state processate 6 complete, per un totale di 142 slices (sia al positivo che al negativo). Il sistema ACM permette l'utilizzo di diversi modelli di elaborazione, dai quali è possibile ottenere diverse combinazioni di risultati. Da ognuna di queste combinazioni è possibile generare una immagine. In totale sono state prodotte 4220 immagini, ognuna delle quali mostra particolari differenti dalle altre.

Per ogni serie elaborata, mostreremo la sequenza di slices originali affiancate dalle immagini prodotte dal sistema ACM.

ANGIOGRAFIA - ELABORAZIONI SU IMMAGINI DI PROTESI ARTIFICIALE									
DESCRIZIONE						ELABORAZIONI ACM			
Serie	Proiezione	Riempimento	Frame Sec	N.Slices	Verso del Flusso	Slices Elaborate	Immagini prodotte Positive	Negative	Totali
1	A-P	Vuoto	1F/S	4	↑	4	34	55	89
2	A-P	Contrasto	1F/S	18		18	214	249	463
3	L-L	Vuoto	1F/S	5					
4	L-L	Contrasto	1F/S	17					
5	L-L	Contrasto	2F/S	36					
6	L-L	Vuoto->Contrasto	2F/S	27					
8	A-P	Vuoto	2F/S	11	↓				
9	A-P	Contrasto	2F/S	32		32	571	160	731
11	L-L	Contrasto	2F/S	42		32	564	575	1139
16	L-L	Stenosi	2F/S	32		32	576	576	1152
17	A-P	Stenosi	2F/S	24		24	384	262	646
		TOTALI				142	2343	1877	4220

Tab. 8.10. Sintesi dell'esperimento effettuato su protesi artificiale

Risultati SERIE 1 (4 slices)

– Proiezione antero-posteriore
– Assenza di mezzo di contrasto (MC)

Le elaborazioni effettuate su questa serie mettono in evidenza l'assenza di pressione esterna e sono utili per confrontare le prime slices delle altre serie dove c'è stato il passaggio di mezzo di contrasto (MC) e, quindi, dove c'è pressione esterna.

Di questa serie, vengono mostrate due diapositive.

Diapositiva 1: risultati ottenuti da un modello di ACM (CM Rem) sulle 4 slices al positivo (Fig. 8.21). Le quattro elaborazioni risultano identiche a dimostrazione dell'assenza di movimento all'interno della protesi.

Diapositiva 2: risultati ottenuti da alcuni modelli di ACM sulla prima delle 4 slices al positivo (Fig. 8.22). In questa diapositiva è interessante notare il risultato di CM Quot(c) dove non appare nemmeno la sagoma della protesi. Questo particolare sarà utile per confrontarlo con le slices della serie 2 dove c'è il passaggio di MC.

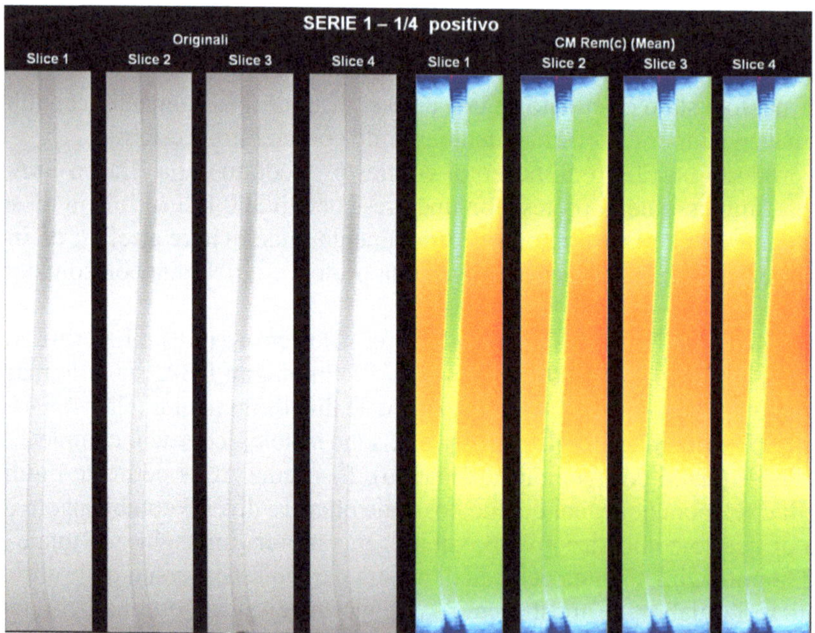

Fig. 8.21. Risultati ottenuti da CM Rem sulle 4 slices della serie 1

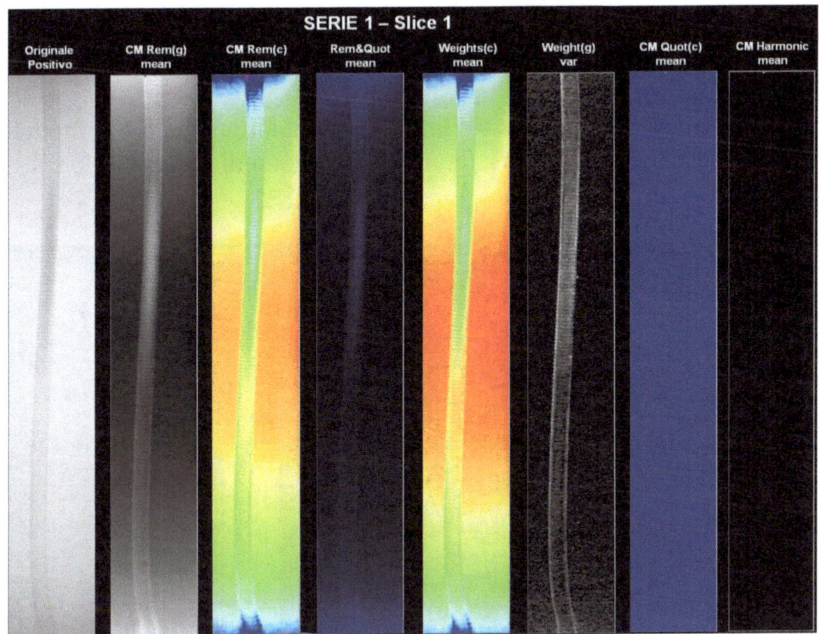

Fig. 8.22. Risultati ottenuti da alcuni modelli di ACM sulla prima delle 4 slices della serie 1

Risultati SERIE 2 (18 slices)

- Proiezione antero-posteriore
- Passaggio di mezzo di contrasto (MC)
- Direzione del flusso dal basso verso l'alto

Le elaborazioni effettuate su questa serie mettono in evidenza la presenza di pressione esterna e il successivo passaggio di MC all'interno della protesi.

Di questa serie vengono mostrate 16 diapositive, dove sono riportati i risultati di 7 modelli di ACM ottenuti su ogni slice (Fig. 8.23a-r).

Slices 1-3: in queste 3 diapositive si nota lo stesso fenomeno già descritto per la serie 1, ovvero la totale assenza di pressione esterna e, quindi, l'assenza di passaggio di MC. In pratica le immagini sono identiche a quelle della serie 1, e pertanto mostreremo soltanto la slice 3 (Fig. 8.23a).

Slices 4-5: osservando l'elaborazione sul positivo, dalla slice 4 (Fig. 8.23b) si comincia a percepire un certo movimento, che si ripete nella 5 (Fig. 8.23c), dovuto a pressione esterna proveniente dal basso verso l'alto.

Dalla slice 6 in poi è evidente il passaggio di MC (Fig. 8.23d-h): infatti, si può notare la differenza della forma delle onde che entrano dal basso, rispetto a quelle che escono dall'alto della protesi. Dai colori della CM Weights e della CM Rem, è possibile distinguere il MC (in basso con colore viola) dal liquido presente nella protesi.

Nella slice 7 la doppia onda che si forma dal basso può essere causata dalla sequenza degli impulsi che immettono il MC nella protesi (Fig. 8.23e). Questo fenomeno si nota bene in CM Rem, in Rem+Quot e in CM Harmonic.

Dalla slice 11 alla 16, in base alla differenza della forma delle onde, si nota la fine degli impulsi che immettono il MC nella protesi (Fig. 8.23i-p).

Infine, la **slice 18** dimostra l'assenza totale di MC (Fig. 8.23r), così che l'immagine ritorna quasi completamente allo stato iniziale (slices 1, 2 e 3).

Il passaggio di MC è comunque molto evidente dal risultato che si ottiene con CM Quot(c): infatti, in CM Quot la protesi viene evidenziata soltanto quando al suo interno è presente il MC (cfr. slices 6-18).

Inoltre, durante il passaggio di MC, è interessante notare come tutti i modelli di ACM mettano in risalto i bordi della protesi e, quindi, permettano di misurarne lo spessore.

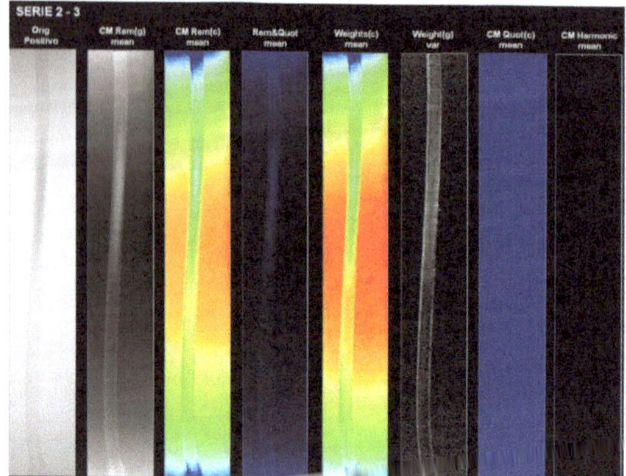

Fig. 8.23a. Serie 2, slice 3

Fig. 8.23b. Serie 2, slice 4

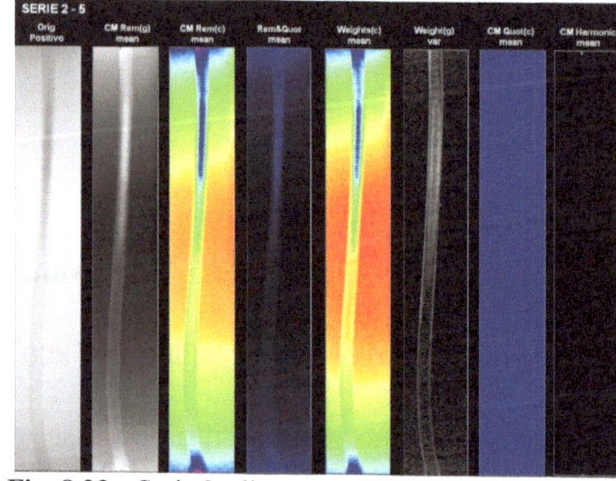

Fig. 8.23c. Serie 2, slice 5

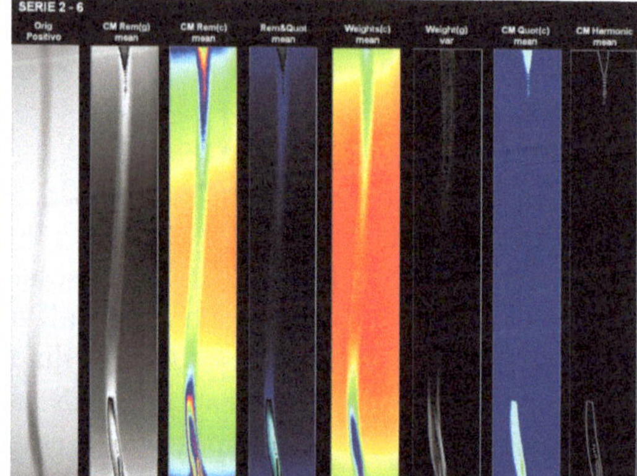

Fig. 8.23d. Serie 2, slice 6

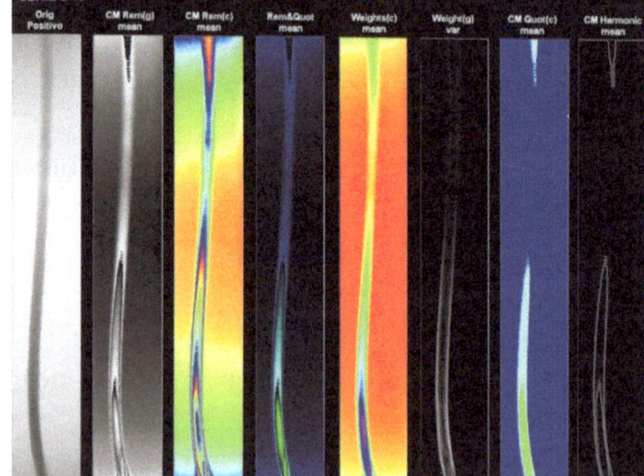

Fig. 8.23e. Serie 2, slice 7

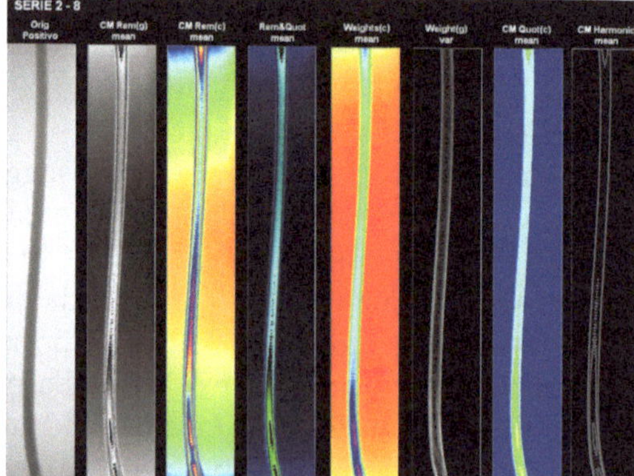

Fig. 8.23f. Serie 2, slice 8

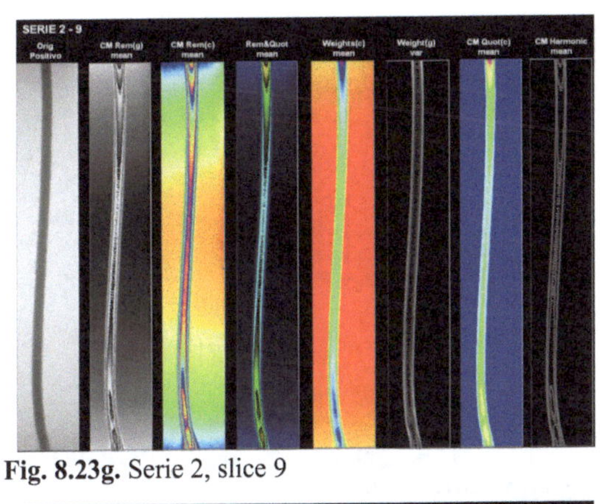

Fig. 8.23g. Serie 2, slice 9

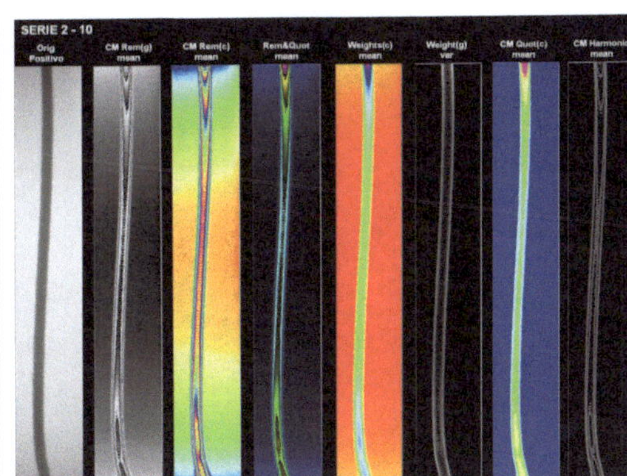

Fig. 8.23h. Serie 2, slice 10

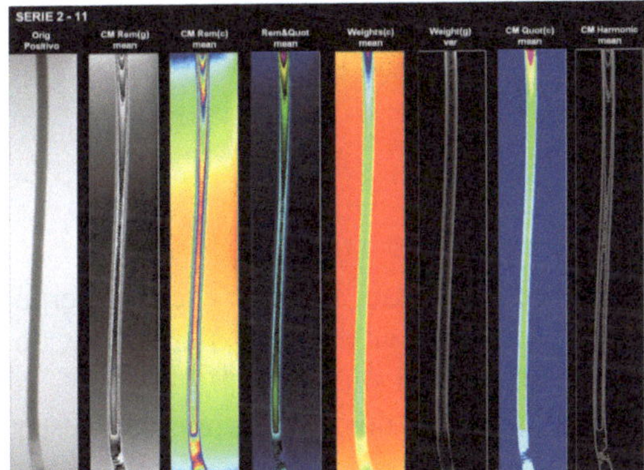

Fig. 8.23i. Serie 2, slice 11

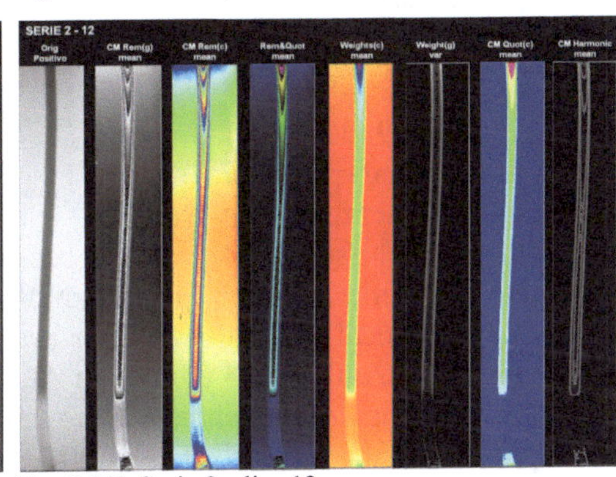

Fig. 8.23l. Serie 2, slice 12

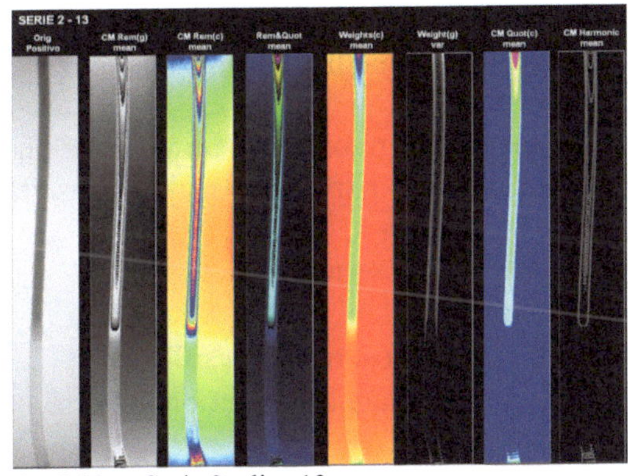

Fig. 8.23m. Serie 2, slice 13

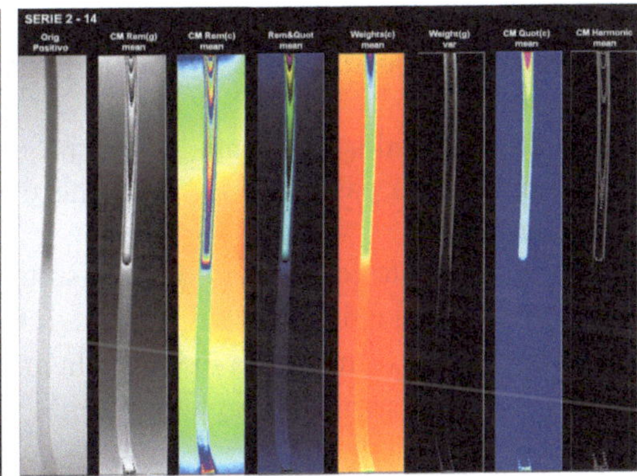

Fig. 8.23n. Serie 2, slice 14

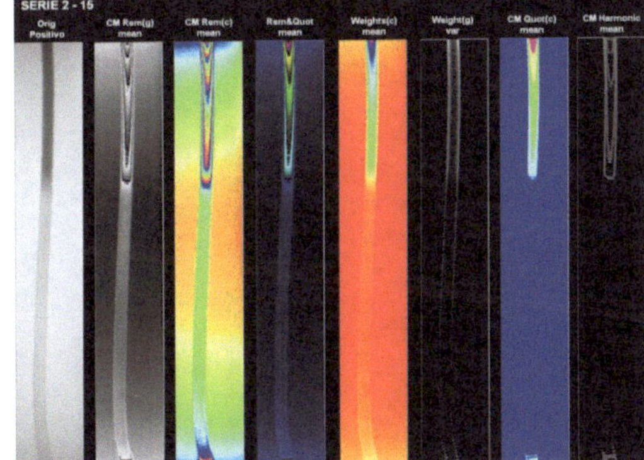

Fig. 8.23o. Serie 2, slice 15

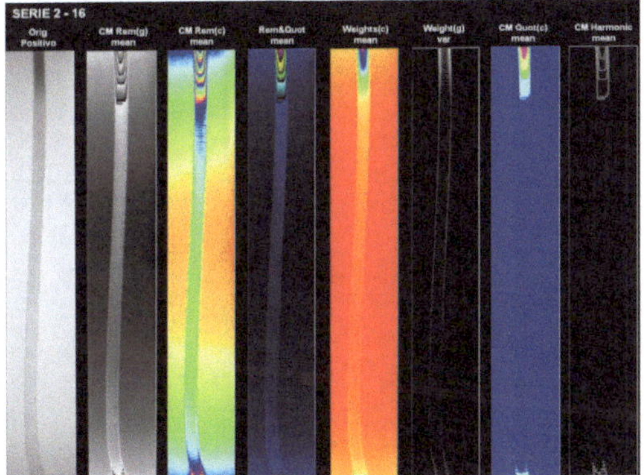

Fig. 8.23p. Serie 2, slice 16

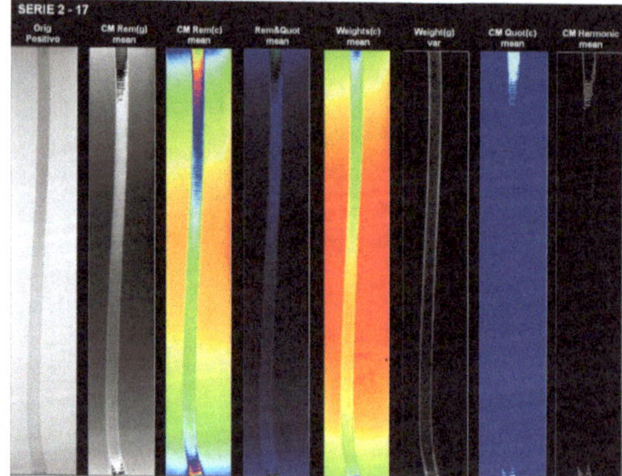

Fig. 8.23q. Serie 2, slice 17

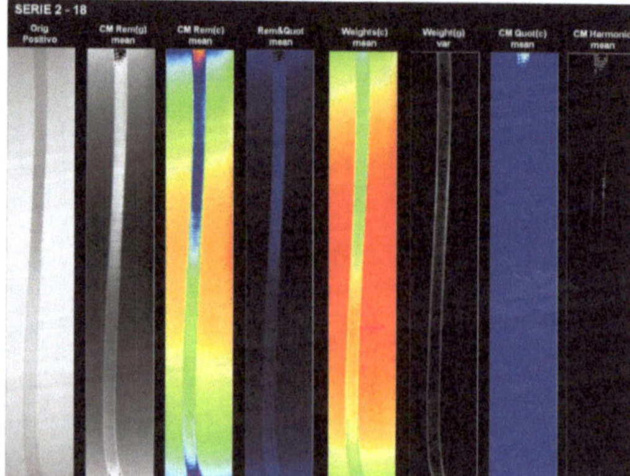

Fig. 8.23r. Serie 2, slice 18

Risultati SERIE 9 (32 slices)

- Proiezione antero-posteriore
- Passaggio di mezzo di contrasto (MC)
- Direzione del flusso dall'alto verso il basso

Rispetto alla serie 2, cambia il verso di provenienza del flusso. In questa serie emergono gli stessi fenomeni già evidenziati per la serie 2. Verranno mostrate 16 diapositive, dove sono riportati i risultati di 8 modelli di ACM ottenuti su ogni slice (Fig. 8.24a-r).

Nella slice 5 è interessante notare il movimento della protesi dovuto alla pressione esterna che precede l'arrivo del MC (Fig. 8.24b).

Dalla slice 9 alla 11 è evidente la forma delle onde del liquido in uscita dalla protesi (Fig. 8.24d-f).

Nella slice 18, cessata la pressione esterna, la protesi torna nella sua posizione iniziale (Fig. 8.24l).

Dalla slice 19 alla 24 si nota, anche in questa serie, la differenza nella forma delle onde interne dopo il passaggio di MC, che è più tondeggiante rispetto a quelle in uscita (Fig.8.24m-r).

Sarà interessante confrontare questi risultati con quelli della serie 2, 17 e 11:

- con la serie 2 si evidenzia la direzione di flusso contraria;
- con la serie 17 viene messa in risalto la presenza di una stenosi nascosta sul retro;
- con la serie 11 si analizzano le differenze tra immagini ricavate da proiezioni diverse.

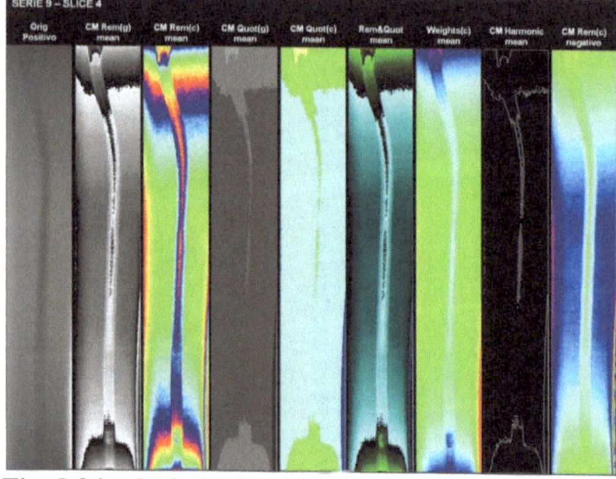

Fig. 8.24a. Seric 9, slice 4

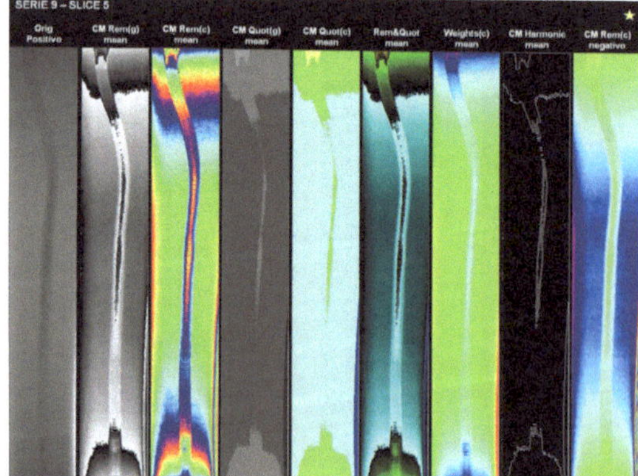

Fig. 8.24b. Serie 9, slice 5

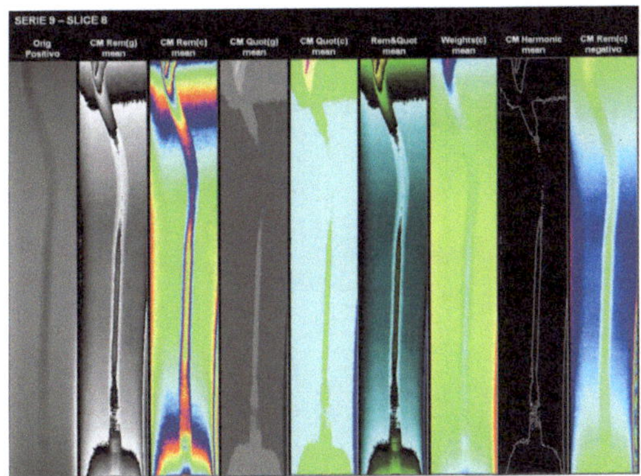

Fig. 8.24c. Serie 9, slice 8

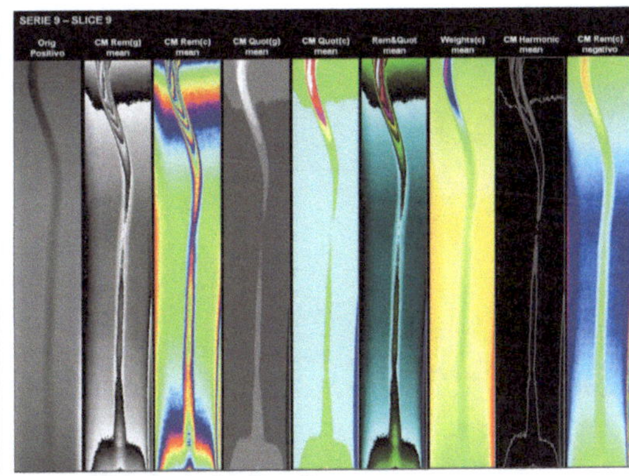

Fig. 8.24d. Serie 9, slice 9

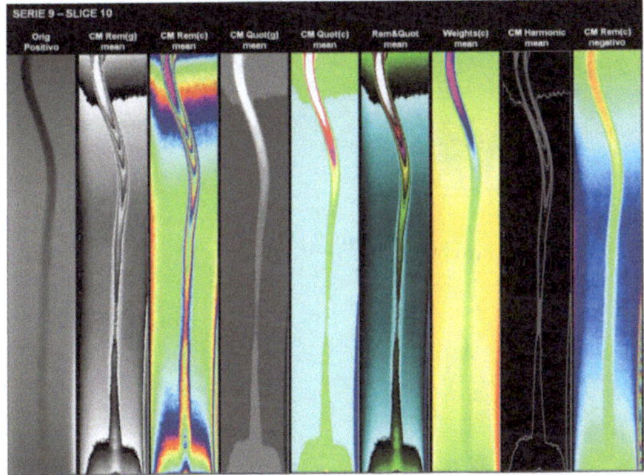

Fig. 8.24e. Serie 9, slice 10

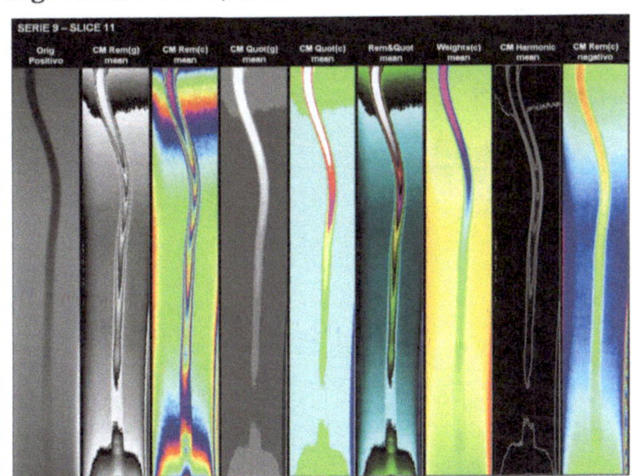

Fig. 8.24f. Serie 9, slice 11

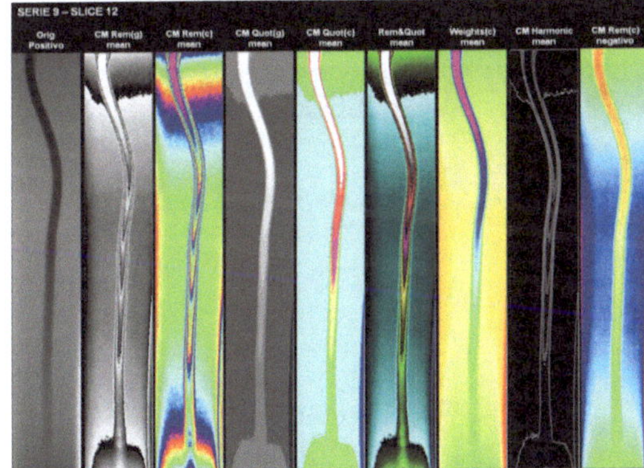

Fig. 8.24g. Serie 9, slice 12

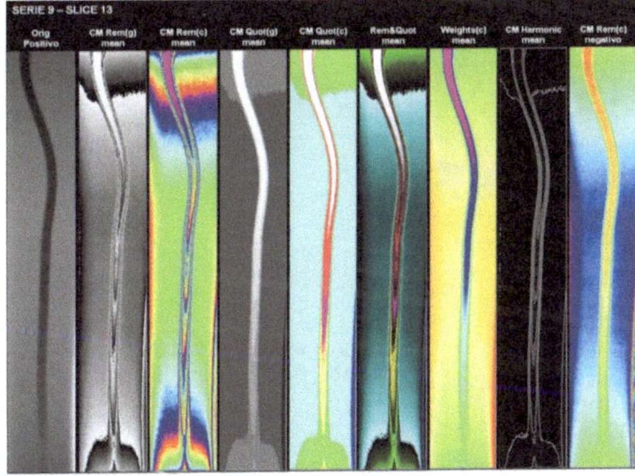

Fig. 8.24h. Serie 9, slice 13

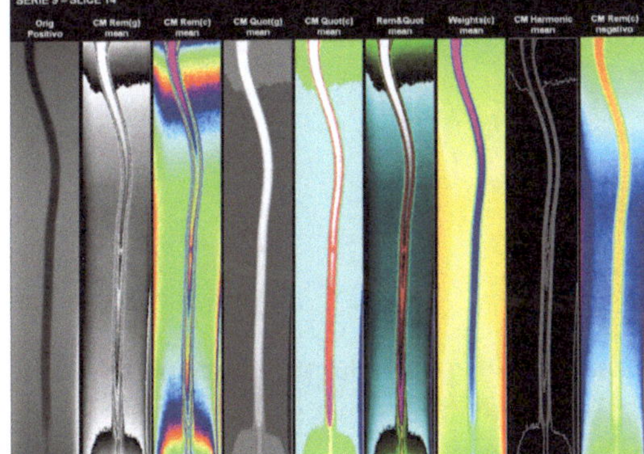

Fig. 8.24i. Serie 9, slice 14

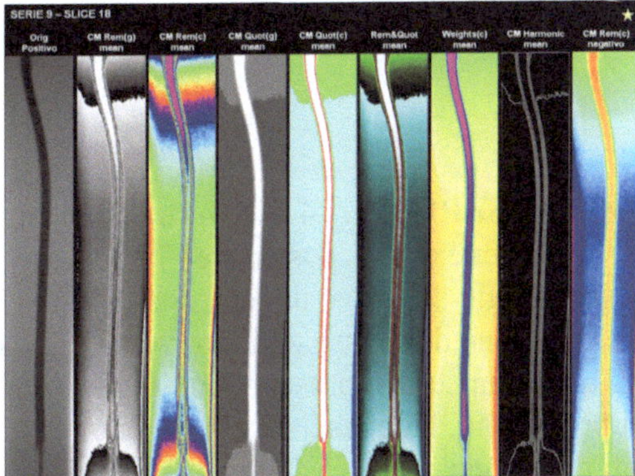

Fig. 8.24l. Serie 9, slice 18

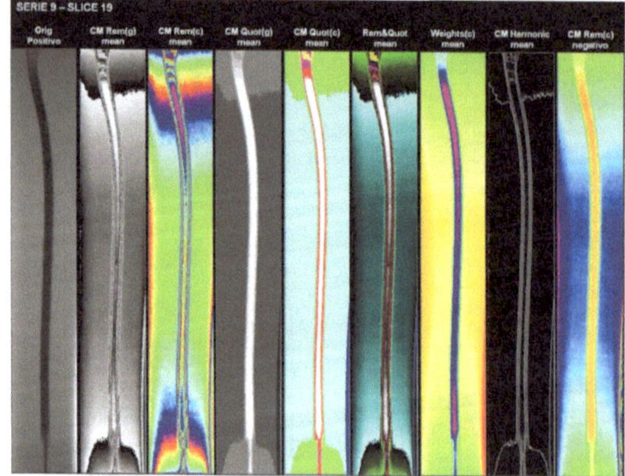

Fig. 8.24m. Serie 9, slice 19

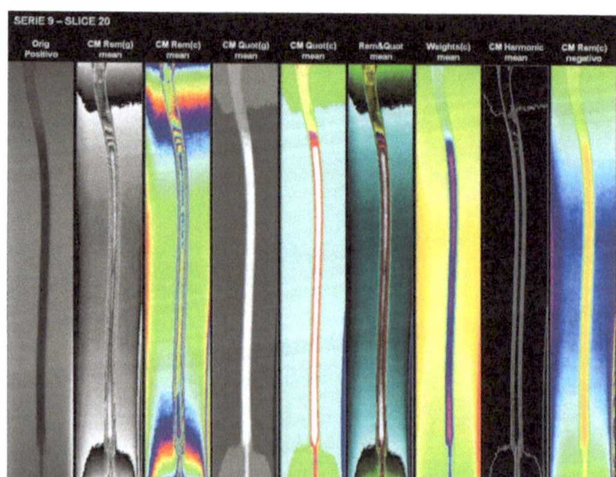

Fig. 8.24n. Serie 9, slice 20

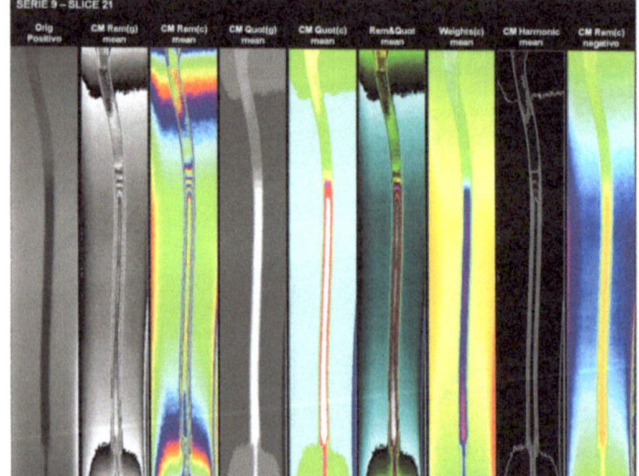

Fig. 8.24o. Serie 9, slice 21

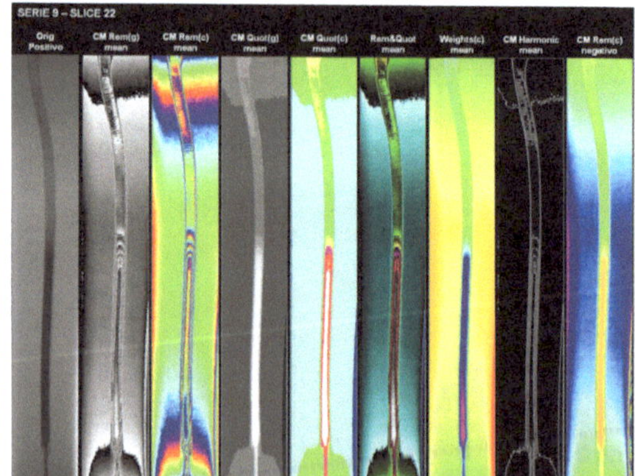

Fig. 8.24p. Serie 9, slice 22

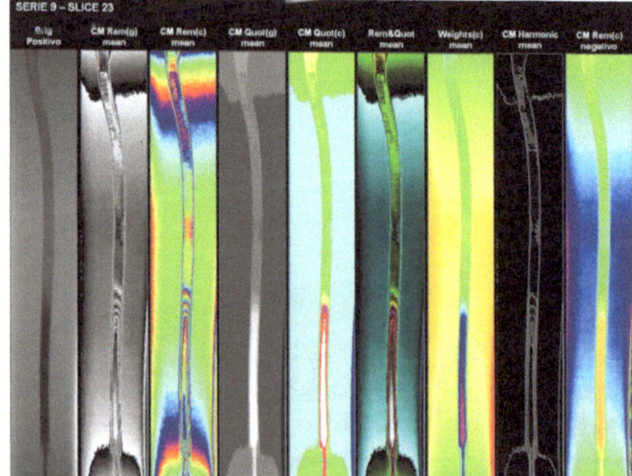

Fig. 8.24q. Serie 9, slice 23

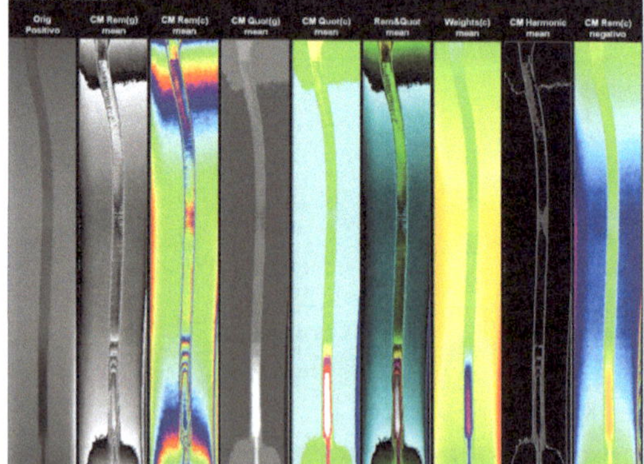

Fig. 8.24r. Serie 9, slice 24

Risultati SERIE 17 (24 slices) **con Stenosi**

- Proiezione antero-posteriore
- Passaggio di mezzo di contrasto (MC)
- Direzione del flusso dall'alto verso il basso

In questa serie è presente una *stenosi posizionata sul retro* della protesi rispetto al lato di proiezione. Di questa serie vengono mostrate 14 diapositive, dove sono riportati i risultati di 8 modelli di ACM ottenuti su ogni slice (Fig. 8.25a-p).

Il fenomeno più interessante in queste elaborazioni è la capacità del sistema ACM di evidenziare la presenza di molte turbolenze all'interno della protesi, che nelle immagini originali non sono visibili. Tale fenomeno è molto evidente **dalla slice 7 alla 16** (Fig. 8.25e-p).

Queste turbolenze sono causate sicuramente dalla presenza della stenosi che disturba il passaggio di MC: infatti, è interessante notare che **dalla slice 9 alla 15** (Fig. 8.25g-o) queste turbolenze si trovano prima e dopo il punto dove è presente la stenosi, mentre nella slice 8 (Fig. 8.25f) si trovano soltanto prima e nella slice 16 (Fig. 8.25p) soltanto dopo. Il modello di ACM che mette in evidenza maggiormente questo fenomeno è CM Rem.

Questo fenomeno si potrà osservare anche dai risultati ottenuti sulla serie 16, della quale mostreremo alcune slices successivamente. Inoltre sarà interessante confrontare questi risultati con quelli della serie 9 e della 11.

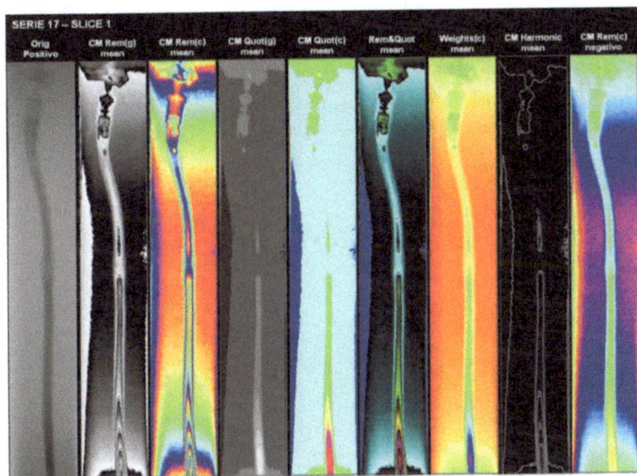

Fig. 8.25a. Serie 17, slice 1

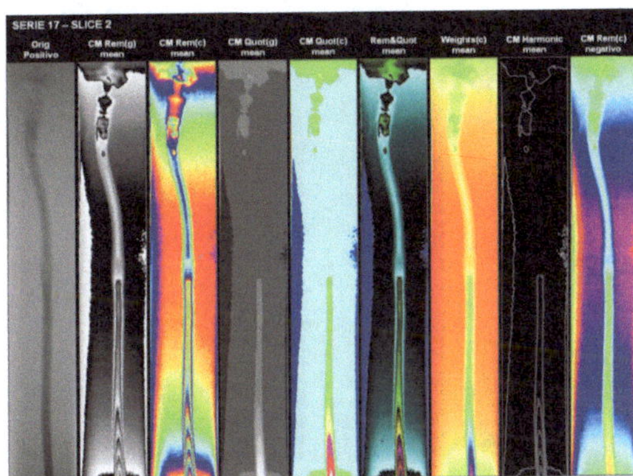

Fig. 8.25b. Serie 17, slice 2

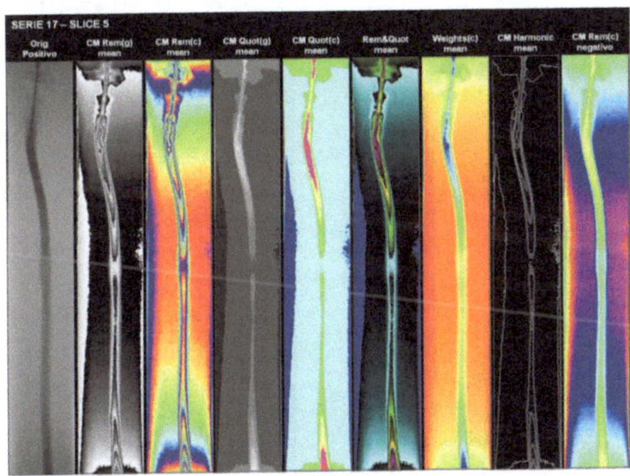

Fig. 8.25c. Serie 17, slice 5

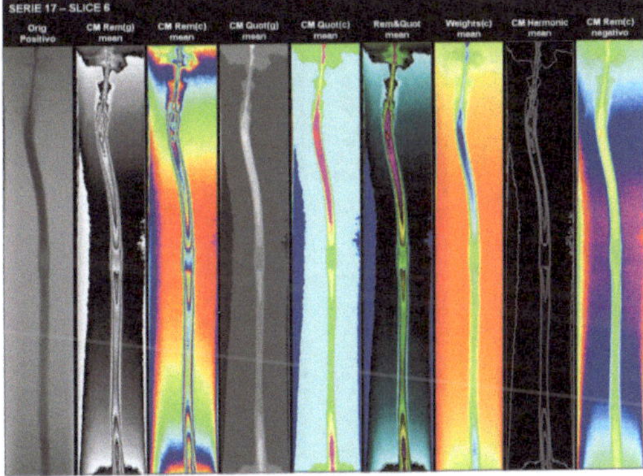

Fig. 8.25d. Serie 17, slice 6

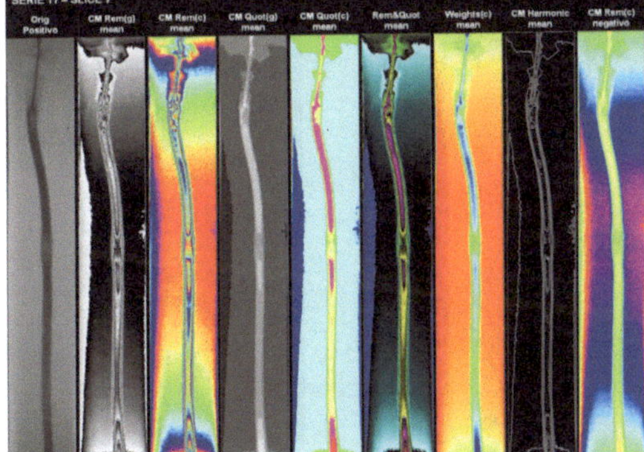

Fig. 8.25e. Serie 17, slice 7

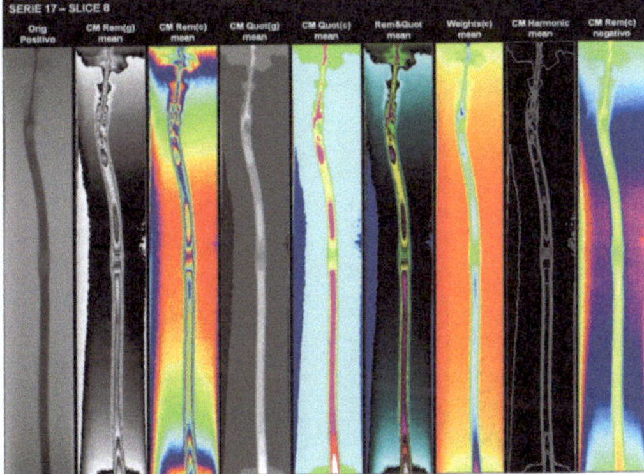

Fig. 8.25f. Serie 17, slice 8

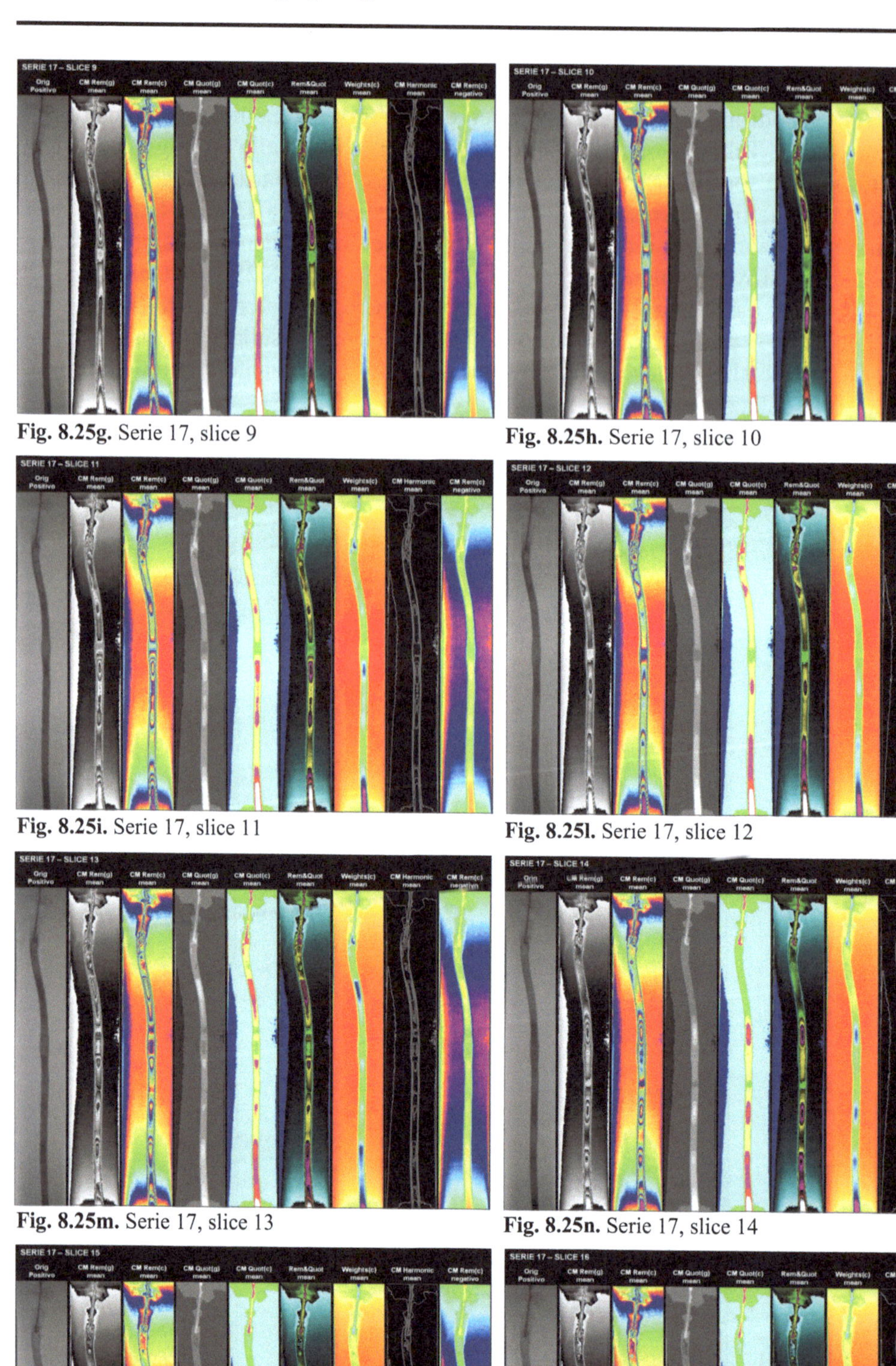

Fig. 8.25g. Serie 17, slice 9

Fig. 8.25h. Serie 17, slice 10

Fig. 8.25i. Serie 17, slice 11

Fig. 8.25l. Serie 17, slice 12

Fig. 8.25m. Serie 17, slice 13

Fig. 8.25n. Serie 17, slice 14

Fig. 8.25o. Serie 17, slice 15

Fig. 8.25p. Serie 17, slice 16

Risultati SERIE 11 (32 slices)

- Proiezione latero-laterale
- Passaggio di mezzo di contrasto (MC)
- Direzione del flusso dall'alto verso il basso

Le immagini di questa serie sono state realizzate da una proiezione latero-laterale e, come si potrà notare, sono completamente differenti rispetto alle precedenti serie.

Di questa serie mostreremo 14 diapositive dove sono riportati i risultati di 8 modelli di ACM ottenuti su ogni slice (Fig. 8.26a-p).

Anche in questa serie il sistema ACM mette chiaramente in evidenza il passaggio del MC e, soprattutto, la differenza di colore tra il liquido presente nella protesi e il MC.

Dalla slice 5 alla 7 si nota chiaramente lo spostamento del liquido presente nella protesi dovuto alla pressione esterna proveniente dall'alto verso il basso (Fig. 8.26b-d). Il modello che mette maggiormente in evidenza questo fenomeno è CM Rem.

Dalla slice 8 alla 11 è evidente il passaggio di MC all'interno della protesi (Fig. 8.26e-h). Si vede benissimo la doppia onda che si forma a causa della sequenza degli impulsi che immettono il MC nella protesi. Anche in questa serie tale fenomeno si nota bene in CM Rem, in CM Rem+Quot e in CM Harmonic.

Dalla slice 13 alla 20 si nota una stabilità delle forme all'interno della protesi (Fig. 8.26l-m).

Dalla slice 21 in poi, invece, è evidente l'interruzione di flusso (Fig. 8.26m-p).

I risultati ottenuti in questa serie saranno confrontati con quelli della serie 9, della 17 e soprattutto della 16.

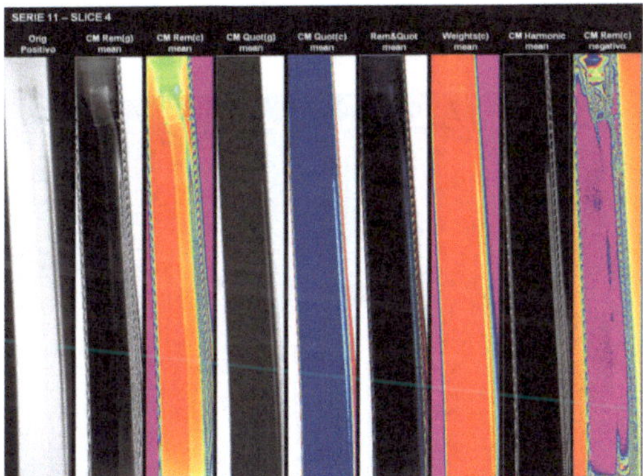

Fig. 8.26a. Serie 11, slice 4

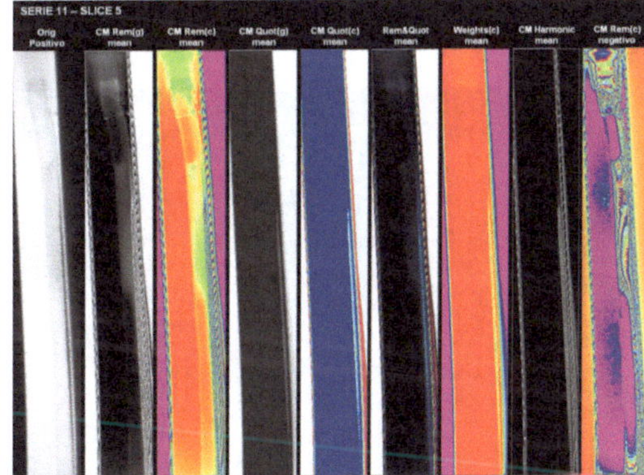

Fig. 8.26b. Serie 11, slice 5

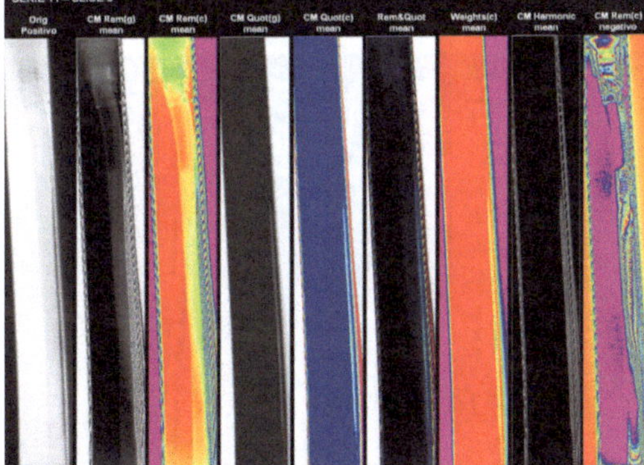

Fig. 8.26c. Serie 11, slice 6

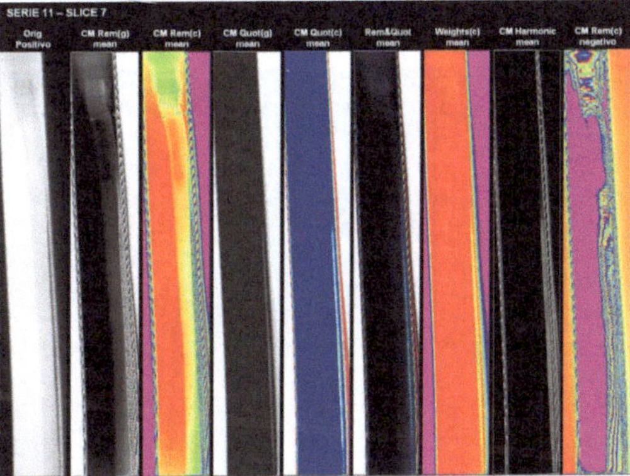

Fig. 8.26d. Serie 11, slice 7

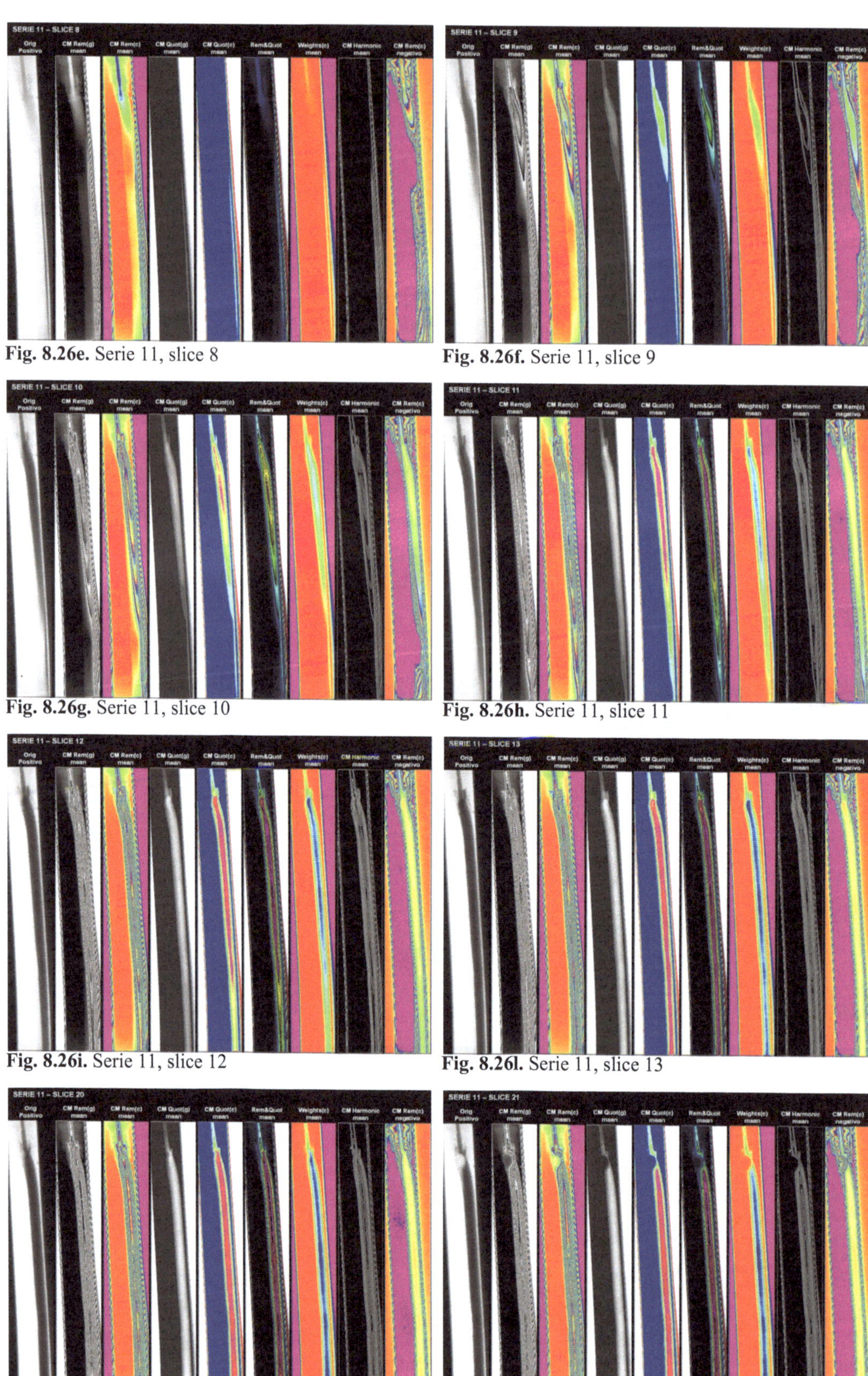

Fig. 8.26e. Serie 11, slice 8

Fig. 8.26f. Serie 11, slice 9

Fig. 8.26g. Serie 11, slice 10

Fig. 8.26h. Serie 11, slice 11

Fig. 8.26i. Serie 11, slice 12

Fig. 8.26l. Serie 11, slice 13

Fig. 8.26m. Serie 11, slice 20

Fig. 8.26n. Serie 11, slice 21

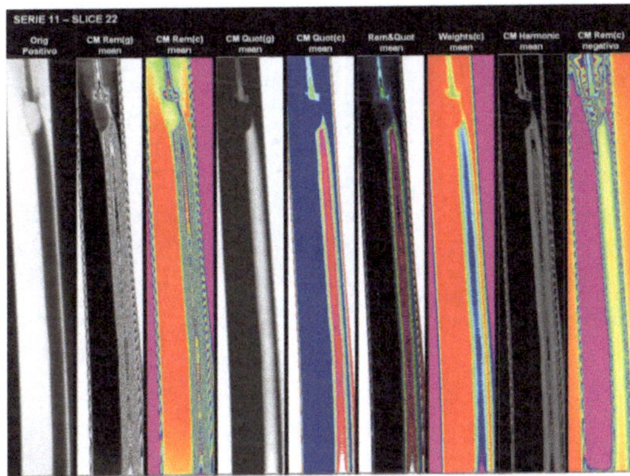

Fig. 8.26o. Serie 11, slice 22

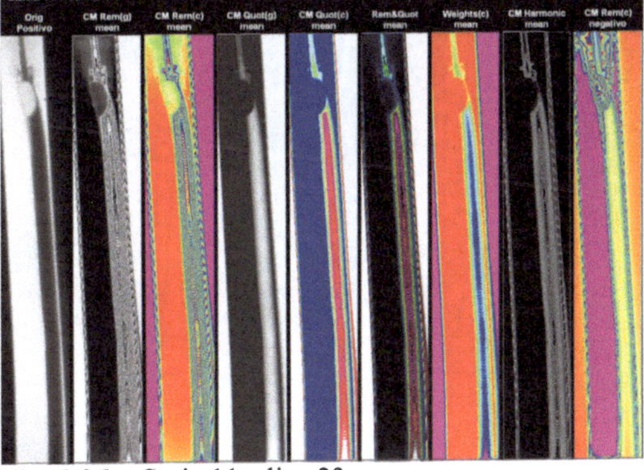

Fig. 8.26p. Serie 11, slice 23

Risultati SERIE 16 (32 slices) **con Stenosi**

- Proiezione latero-laterale
- Passaggio di mezzo di contrasto (MC)
- Direzione del flusso dall'alto verso il basso

In questa ultima serie è presente la stessa *stenosi* mostrata nella serie 17: l'unica differenza riguarda la proiezione che è latero-laterale e, quindi, si nota perfettamente lo schiacciamento della protesi.

In questa serie sarà possibile osservare le stesse turbolenze evidenziate nella serie 17, dal punto di vista laterale rispetto alla protesi.

Di questa serie vengono mostrate 18 diapositive, dove sono riportati i risultati di 8 modelli di ACM ottenuti su ogni slice (Fig. 8.27a-t).

Fino alla slice 5 si vede chiaramente lo schiacciamento della protesi e l'assenza di MC nella protesi (Fig. 8.27a).

Dalla slice 6 in poi, il passaggio di MC viene messo in evidenza da tutti i modelli di ACM ed è evidente anche nell'immagine originale.

Nella slice 16 (Fig. 8.27n) si nota chiaramente, in tutti modelli, il disegno delle onde nei punti in cui sono presenti le stesse turbolenze che si notavano anche nella slice 12 della serie 17 (Fig. 8.25l).

Il modello di ACM che mette in evidenza maggiormente questo fenomeno è CM Rem, il quale rispetto agli altri mostra sempre i contorni della protesi.

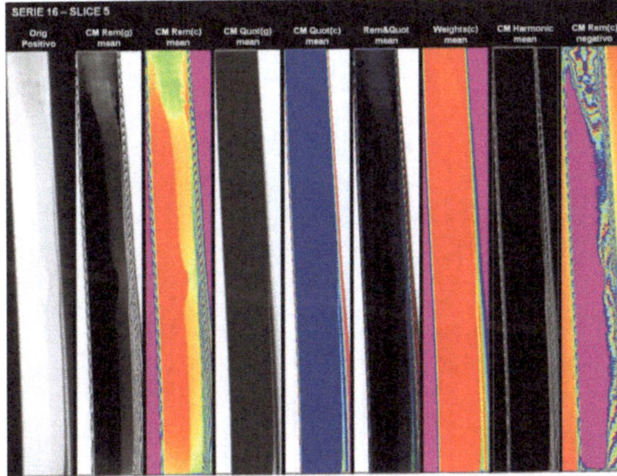

Fig. 8.27a. Serie 16, slice 5

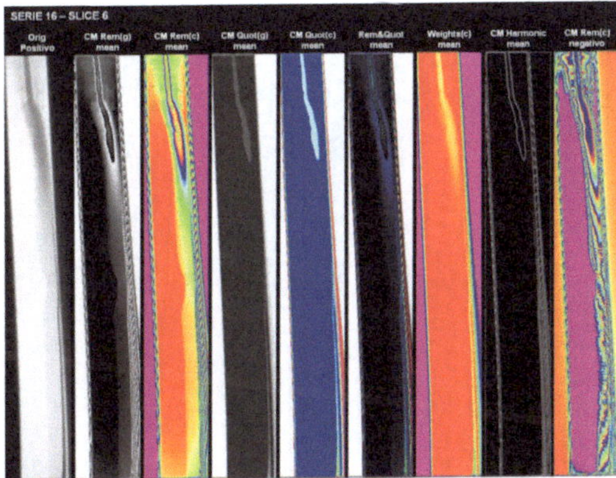

Fig. 8.27b. Serie 16, slice 6

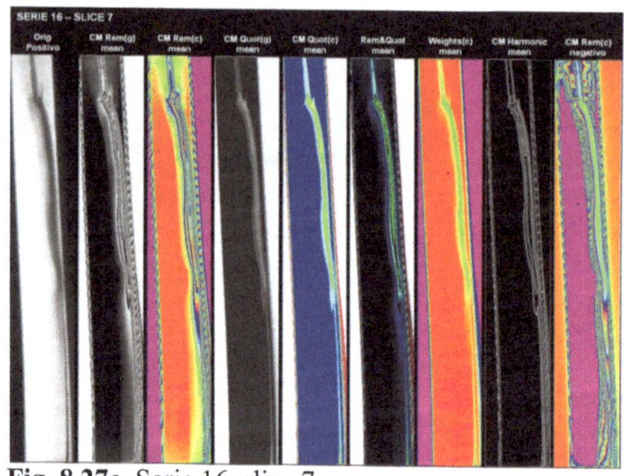

Fig. 8.27c. Serie 16, slice 7

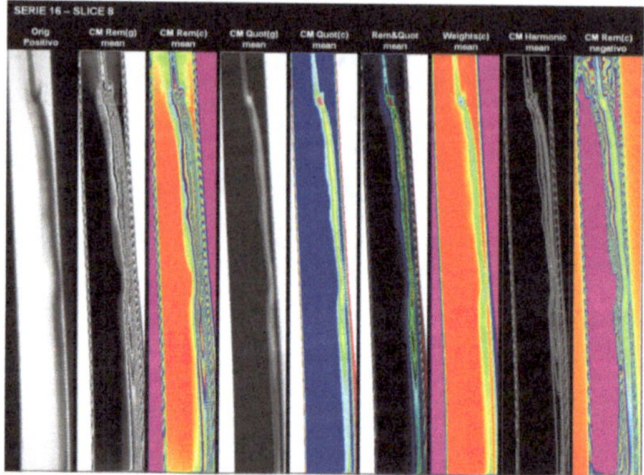

Fig. 8.27d. Serie 16, slice 8

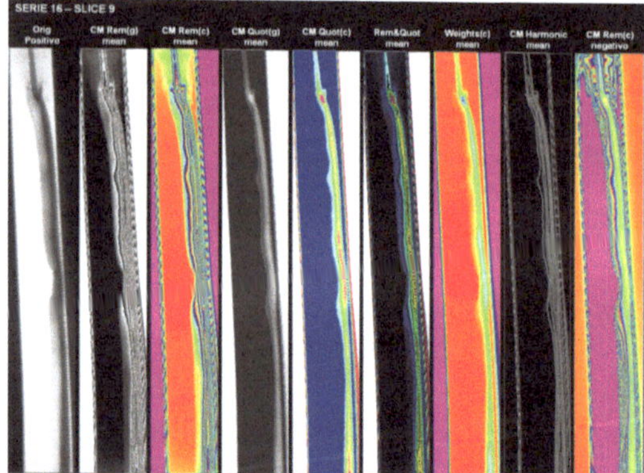

Fig. 8.27e. Serie 16, slice 9

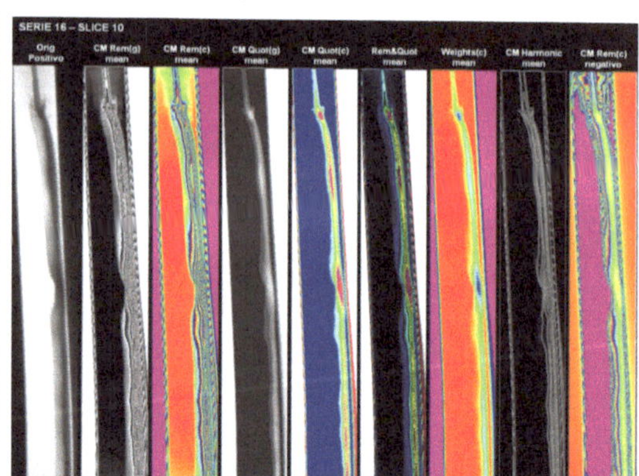

Fig. 8.27f. Serie 16, slice 10

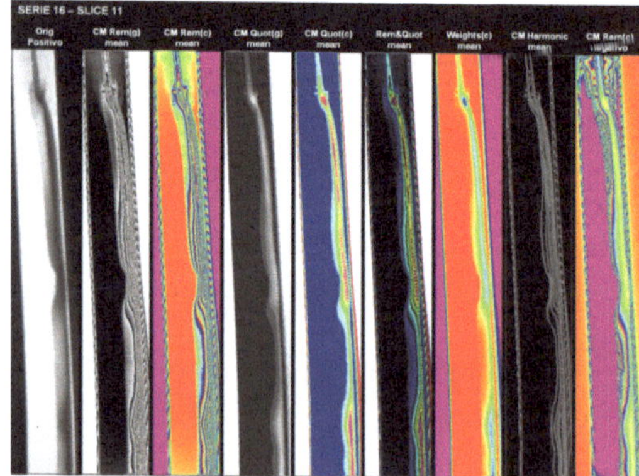

Fig. 8.27g. Serie 16, slice 11

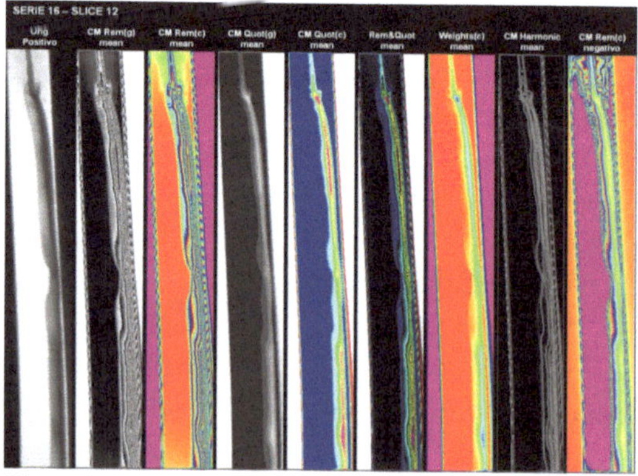

Fig. 8.27h. Serie 16, slice 12

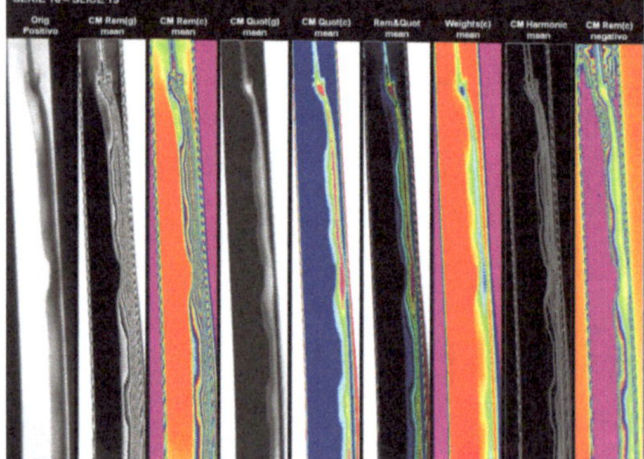

Fig. 8.27i. Serie 16, slice 13

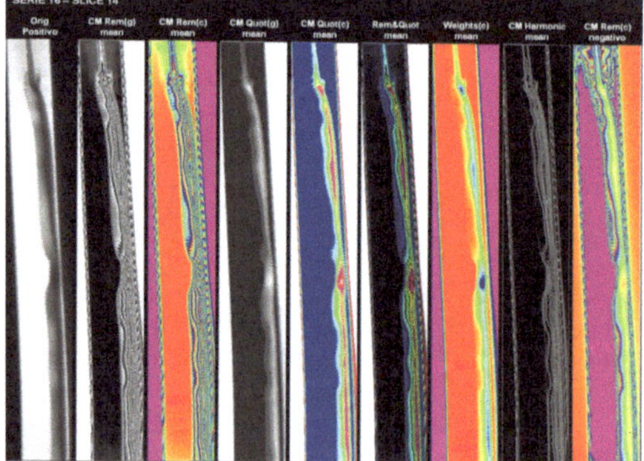

Fig. 8.27l. Serie 16, slice 14

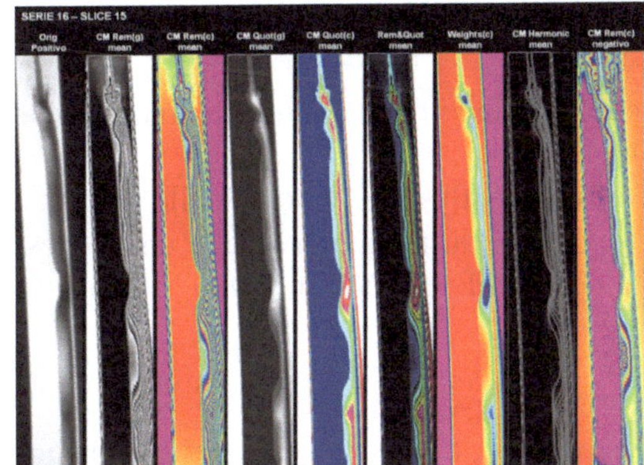

Fig. 8.27m. Serie 16, slice 15

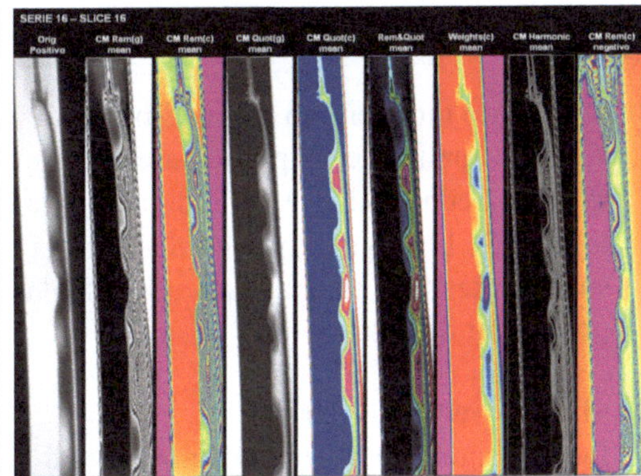

Fig. 8.27n. Serie 16, slice 16

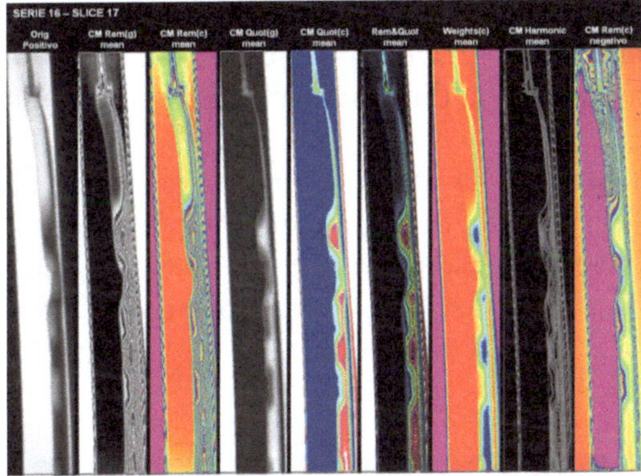

Fig. 8.27o. Serie 16, slice 17

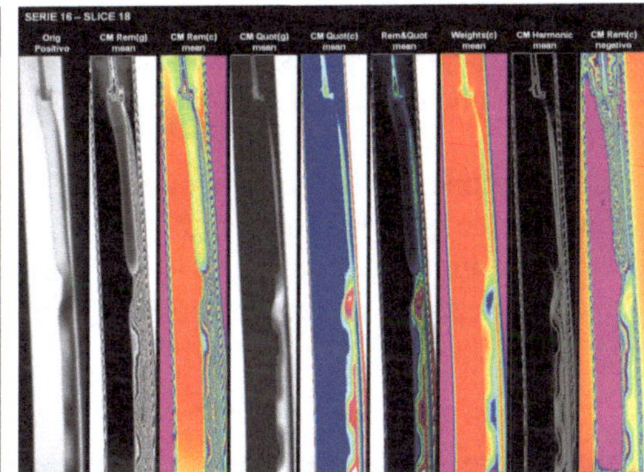

Fig. 8.27p. Serie 16, slice 18

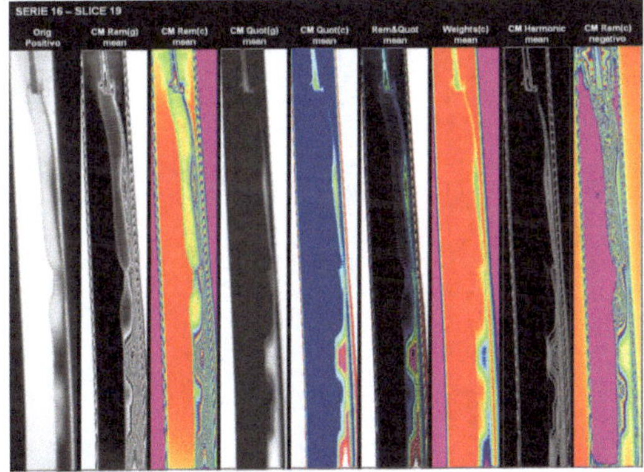

Fig. 8.27q. Serie 16, slice 19

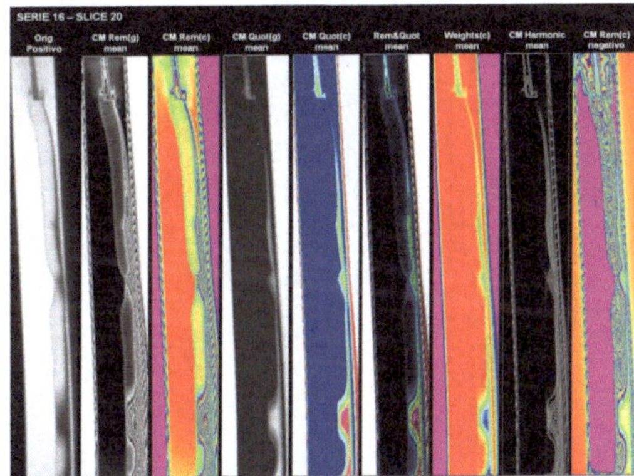

Fig. 8.27r. Serie 16, slice 20

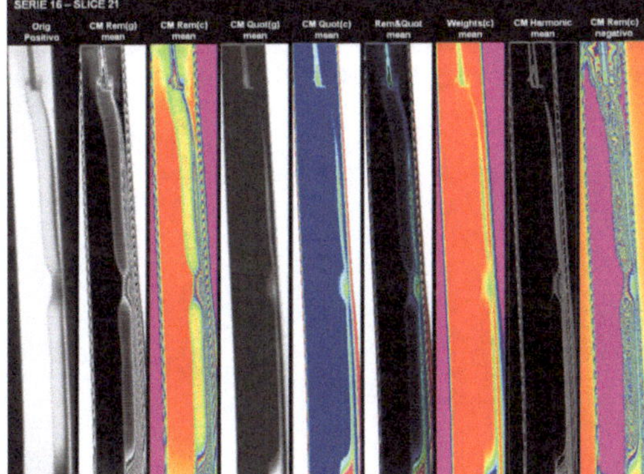

Fig. 8.27s. Serie 16, slice 21

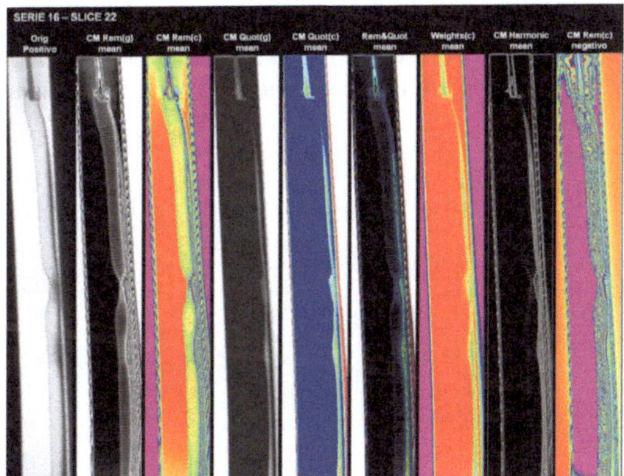

Fig. 8.27t. Serie 16, slice 22

Confronti tra Serie

Di seguito mostreremo alcune immagini per confrontare i risultati ottenuti sulle diverse serie finora analizzate. In particolare confronteremo:

- la serie 2 con la serie 9 per individuare la direzione del flusso all'interno della protesi;
- le serie 9, 11, 16 e 17 per evidenziare la diversità del flusso in presenza di una stenosi sulla protesi, in base ai dati ottenuti dal modello CM Rem su immagini ricavate da proiezioni diverse.

Confronto Serie 2 – Serie 9

Le immagini che vengono mostrate di seguito (Figg. 8.28-8.30) evidenziano chiaramente la differenza di direzione del flusso nelle due serie analizzate (2 e 9). Il modello selezionato è CM Rem nelle modalità bianco e nero e a colori.

In ogni diapositiva, a sinistra si trova sempre l'elaborazione sulla serie 2 e a destra la serie 9, ognuna con la relativa freccia rossa che ricorda la direzione del flusso all'interno della protesi.

La direzione del flusso si percepisce chiaramente dalla forma allungata e a punta che hanno le onde quando il mezzo di contrasto inizia (Fig. 8.28) e continua (Fig. 8.29) a passare all'interno della protesi grazie alla pressione esterna; sono, invece, più rotondeggianti quando il mezzo di contrasto è in fase di uscita, cioè in assenza di pressione dall'esterno (Fig. 8.30).

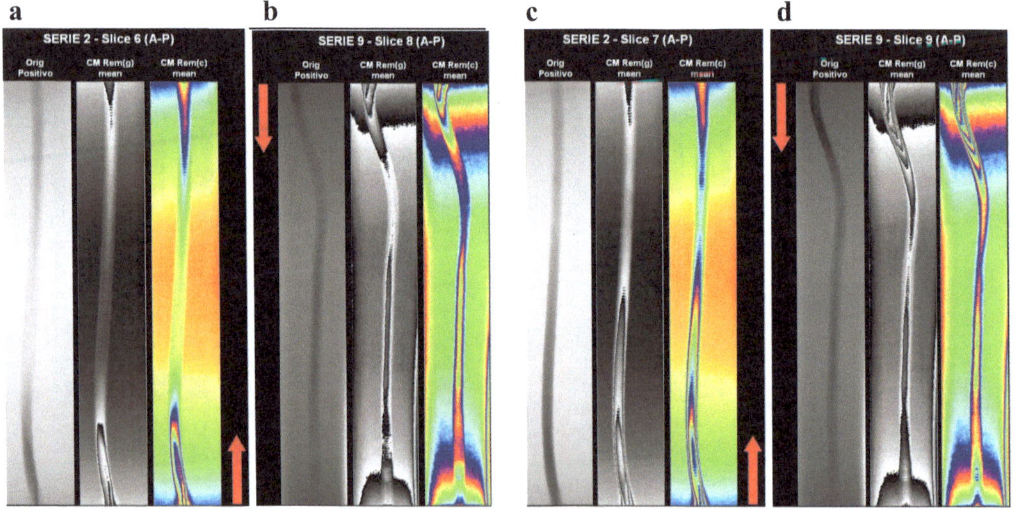

Fig. 8.28a-d. Confronto tra le serie 2 e 9. **a** Serie 2 (slice 6); **b** serie 9 (slice 8); **c** serie 2 (slice 7); **d** serie 9 (slice 9). Immagini riprese quando sta per iniziare il passaggio di mezzo di contrasto nella protesi

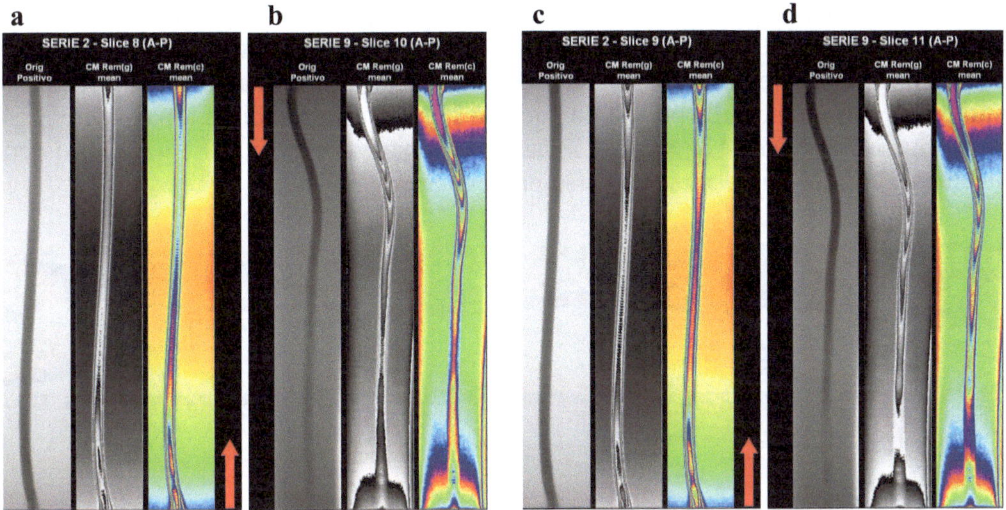

Fig. 8.29a-d. Confronto tra le serie 2 e 9. **a** Serie 2 (slice 8); **b** serie 9 (slice 10); **c** serie 2 (slice 9); **d** serie 9 (slice 11). Immagini riprese quando il mezzo di contrasto è già presente nella protesi

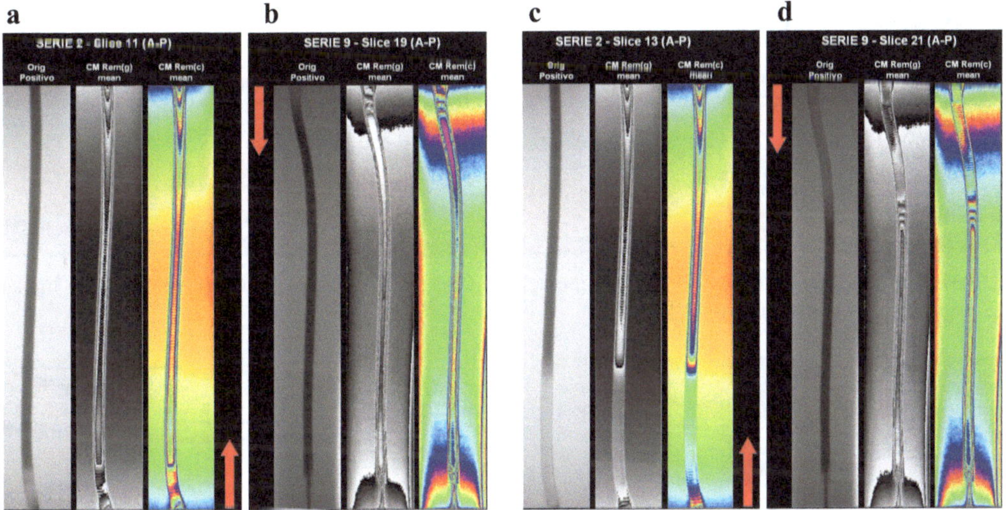

Fig. 8.30a-d. Confronto tra le serie 2 e 9. **a** Serie 2 (slice 11); **b** serie 9 (slice 19); **c** serie 2 (slice 13); **d** serie 9 (slice 21). Immagini riprese quando il mezzo di contrasto è in fase di uscita dalla protesi

Confronto Serie 9 - 11 - 17 - 16

Le immagini che vengono mostrate di seguito (Figg. 8.31-8.36) evidenziano la diversità del flusso in presenza e in assenza di stenosi sulla protesi vista da proiezioni diverse. Il modello selezionato è CM Rem nella modalità a colori. Per facilitare la lettura dei risultati, le immagini sono poste in orizzontale e in ognuna la direzione del flusso è la stessa (da sinistra verso destra). In ogni diapositiva, dall'alto in basso, vengono visualizzate le immagini delle seguenti serie:

- serie 9, assenza di stenosi con proiezione Antero-Posteriore (A-P);
- serie 11, assenza di stenosi con proiezione Latero-Laterale (L-L);
- serie 17, presenza di stenosi con proiezione Antero-Posteriore (A-P);
- serie 16, presenza di stenosi con proiezione Latero-Laterale (L-L).

Per disporre di esempi confrontabili di immagini, da ogni serie sono state selezionate le slices in cui il flusso, all'interno della protesi, fosse presente in quantità uguale.

Da questo confronto, emerge chiaramente la capacità del sistema ACM di evidenziare le turbolenze all'interno della protesi dovute alla stenosi, che impedisce il passaggio regolare del flusso (serie 16 e 17); mentre, in caso di assenza di stenosi (serie 9 e 11), si vede chiaramente come il flusso abbia un corso più regolare.

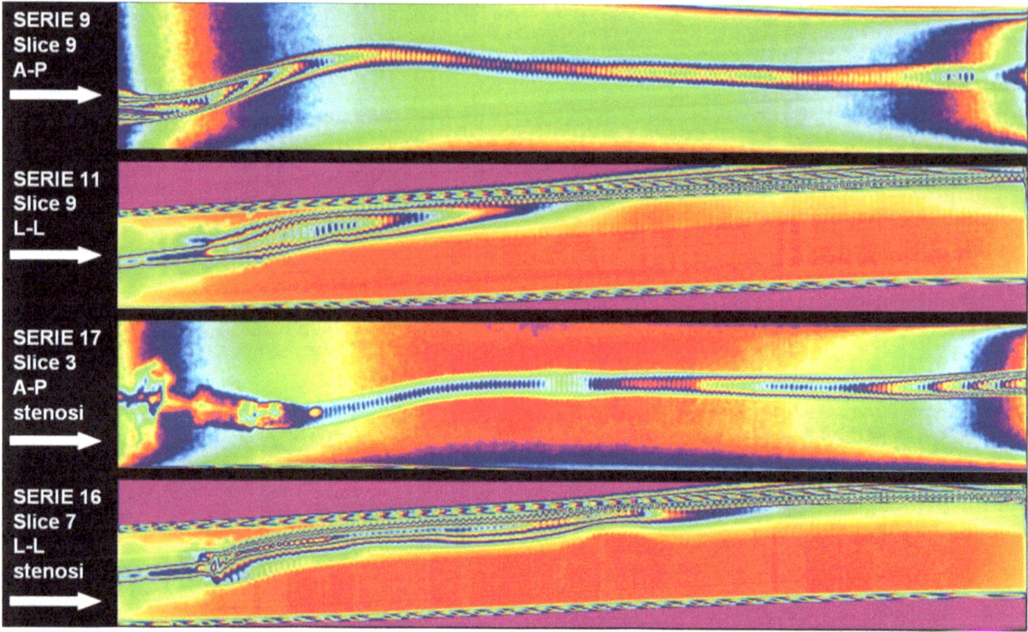

Fig. 8.31. Confronto tra le serie 9, 11, 17, 16. Immagini riprese durante la fase iniziale, quando sta per iniziare il passaggio di mezzo di contrasto nella protesi

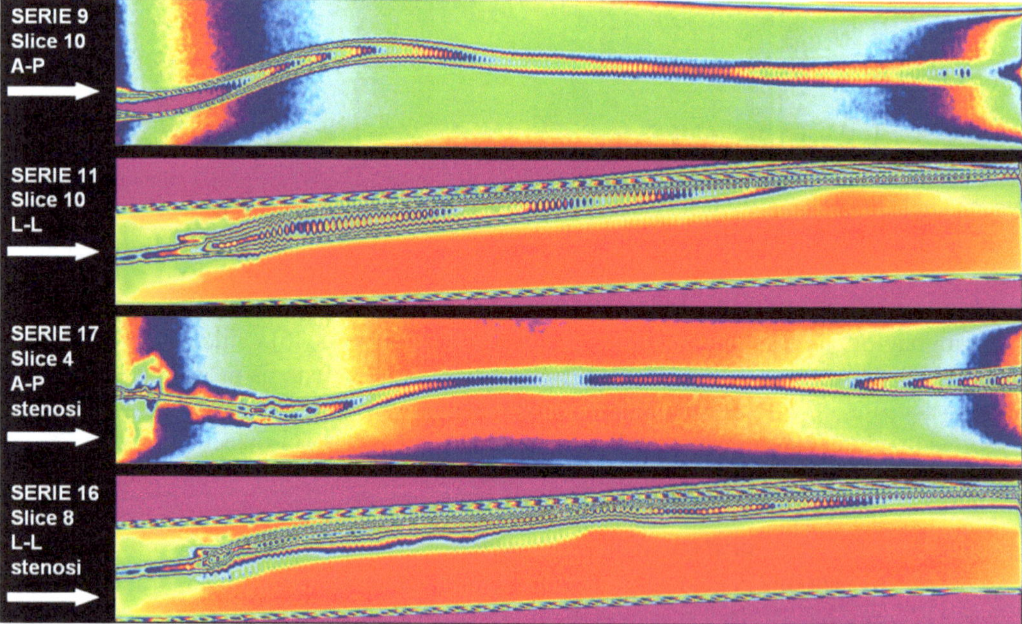

Fig. 8.32. Confronto tra le serie 9, 11, 17, 16. Immagini riprese durante la fase iniziale, quando inizia il passaggio di mezzo di contrasto nella protesi

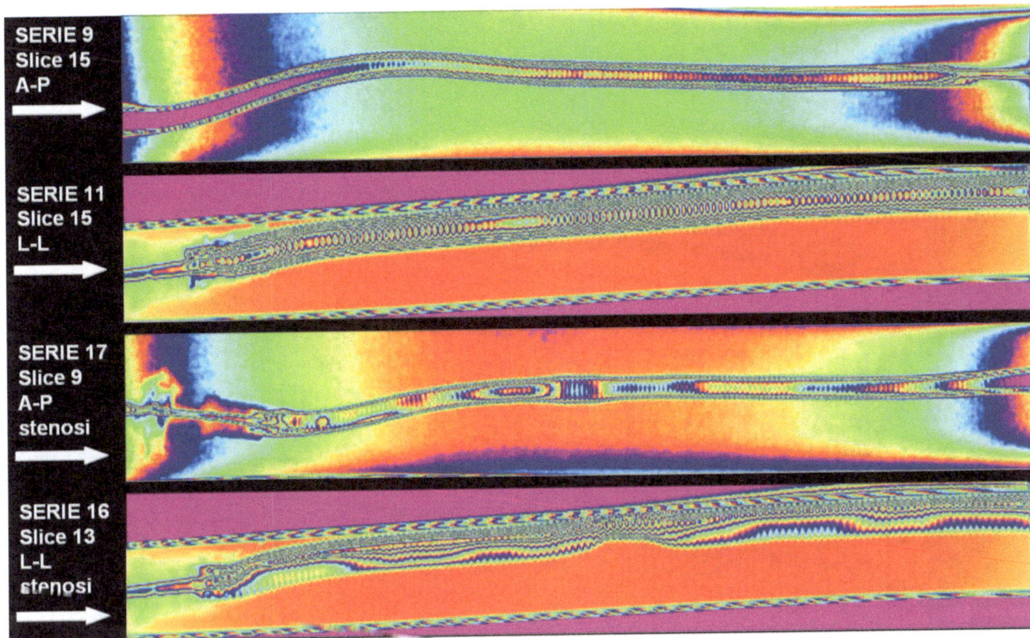

Fig. 8.33. Confronto tra le serie 9, 11, 17, 16. Immagini riprese durante la fase intermedia, quando il mezzo di contrasto è presente nella protesi, dove si possono notare le turbolenze causate dalla stenosi

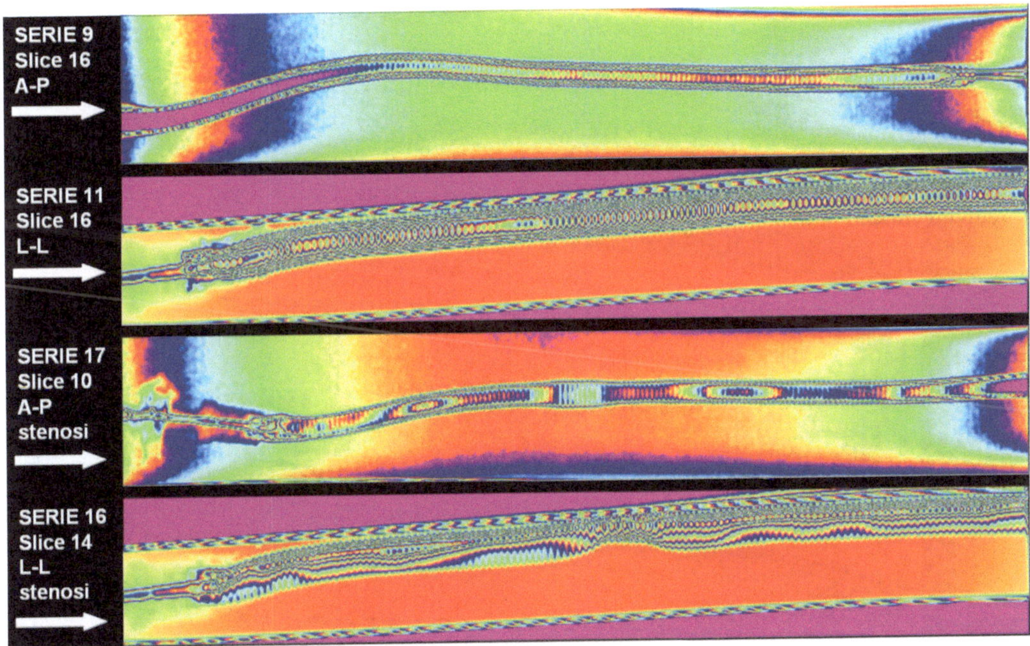

Fig. 8.34. Confronto tra le serie 9, 11, 17, 16. Immagini riprese durante la fase intermedia, slices successive a quelle in Figura 8.33, dalle quali è possibile vedere meglio le turbolenze causate dalla stenosi

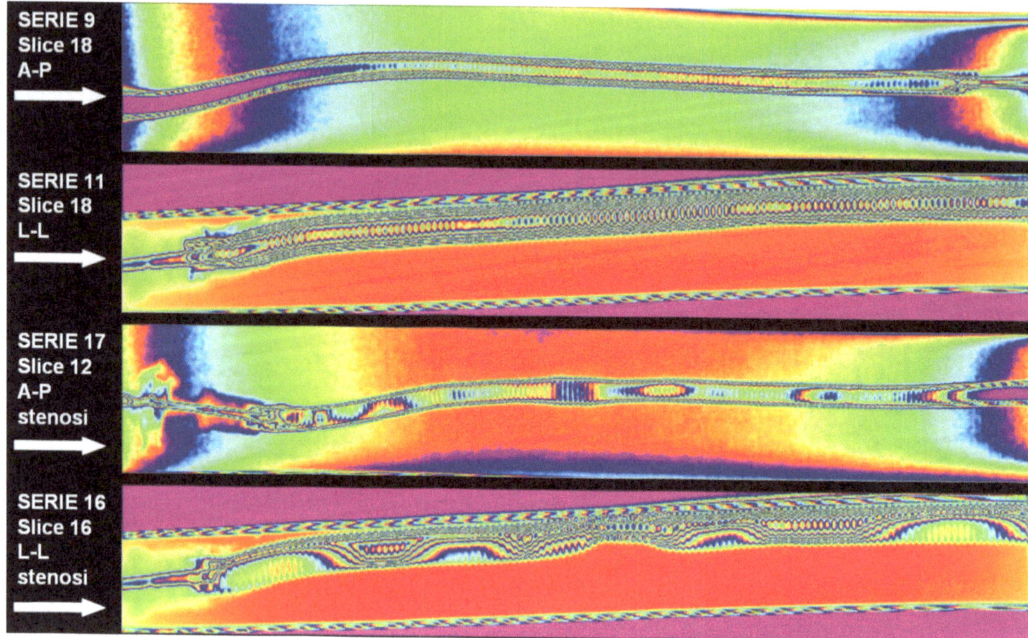

Fig. 8.35. Confronto tra le serie 9, 11, 17, 16. Immagini riprese durante la fase avanzata, quando il mezzo di contrasto è ancora presente, dalle quali si possono vedere ancora delle turbolenze

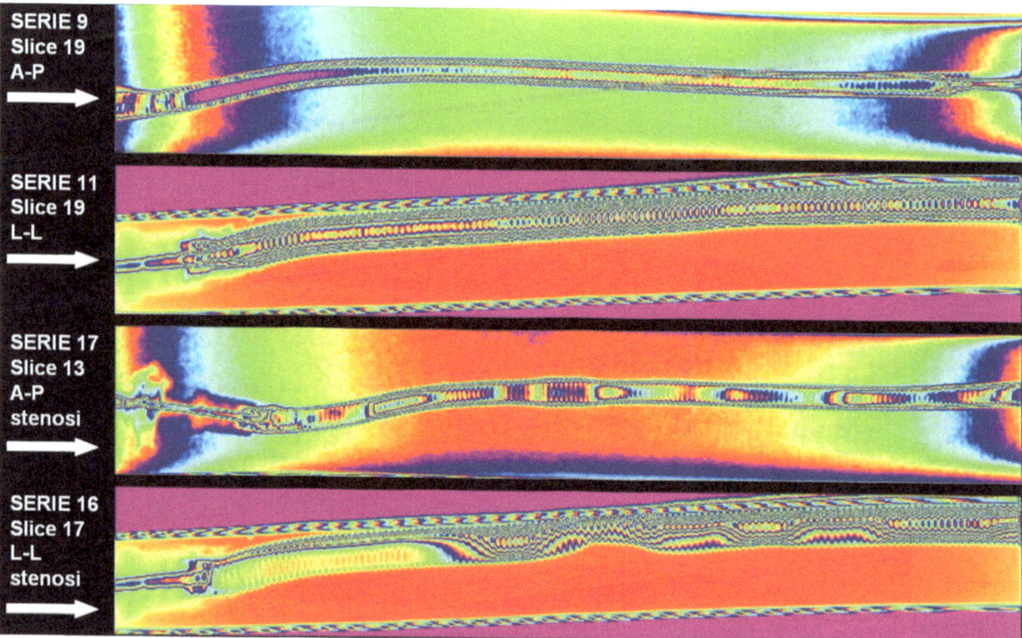

Fig. 8.36. Confronto tra le serie 9, 11, 17, 16. Immagini riprese durante la fase finale, quando il mezzo di contrasto è in fase di uscita, si possono vedere ancora delle turbolenze

Conclusioni

Da questo esperimento "in vitro" effettuato su una protesi artificiale, emergono risultati importanti che possono essere di aiuto per l'interpretazione dei risultati che il sistema ACM, nelle sue diverse modalità, ottiene su casi reali.

Quindi, prima di analizzare i risultati ottenuti sui casi reali, possiamo concludere che:

- *la direzione del flusso* è evidente nei risultati di tutte le serie elaborate, soprattutto dal modello CM Rem (color); le onde interne hanno una forma diversa a seconda della provenienza del flusso (cfr. serie 2 e 9);
- sono molti i modelli di ACM che permettono di individuare *le pareti della protesi* e, quindi, di misurarne lo spessore e il diametro interno; tra tutti, CM Rem e CM Harmonic sembrano fornire maggiori informazioni;
- nelle serie 16 e 17, la presenza di *stenosi nascosta sul retro* viene messa in evidenza da tutti i modelli, ma in modo più evidente dai modelli CM Rem, CM Rem+Quot, e CM Harmonic;
- il modello CM Quot (color) mette in risalto l'esistenza di una connessione tra la *luminosità e la quantità di flusso* presente nella protesi: ciò è evidente nella serie 9, dove il flusso è sicuramente di maggiore quantità rispetto alla serie 17 in cui è presente la stenosi.

8.5.2 Esperimenti su immagini angiografiche reali

Si tratta di immagini angiografiche, fornite dal prof. Franco Perona e registrate *prima*, *durante* e *dopo* l'intervento operatorio su casi con stenosi alle arterie. In particolare analizzeremo i risultati ottenuti da diversi modelli del sistema ACM sulle seguenti immagini:

- un caso di stenosi all'arteria *poplitea* (continuazione dell'arteria femorale superficiale, che ramifica per rifornire gambe e piedi); di questo paziente sono state elaborate due immagini: prima e dopo l'intervento;
- un caso di stenosi all'arteria *succlavia* (grosso vaso arterioso che origina a destra dall'arteria anonima, e a sinistra dall'arco dell'aorta; passa al di sotto della clavicola e continua con l'arteria ascellare); di questo paziente sono state elaborate 4 immagini: prima, durante (2) e dopo l'intervento;
- un caso di stenosi alla *carotide interna* (ramo dell'arteria carotide comune, ciascuna delle due grosse arterie che distribuiscono il sangue al collo e alla testa; l'arteria carotide destra nasce dall'arteria anonima, la sinistra direttamente dall'arco aortico); di questo paziente sono state elaborate 3 immagini: prima, durante e dopo l'intervento;
- un caso di stenosi all'arteria *femorale superficiale* (il maggior vaso arterioso della coscia, che origina dall'arteria iliaca esterna e prosegue direttamente nell'arteria poplitea); di questo paziente sono state elaborate 2 immagini: prima e dopo l'intervento.

Stenosi poplitea

Dalle immagini che seguono (Figg. 8.37, 8.38), si può notare chiaramente il contributo che i modelli CM possono fornire al radiologo in occasione di un intervento operatorio. Infatti, dall'immagine ricavata prima dell'intervento, la stenosi principale (num 1) è visibile anche nell'originale, mentre non è visibile la seconda stenosi (num 2). I modelli ACM mettono chiaramente in risalto entrambe le stenosi. Quindi, sarebbe importante per il radiologo avere un informazione del genere prima di operare. Inoltre, è interessante osservare come CM mette in risalto i bordi dell'arteria, elemento non visibile nell'originale.

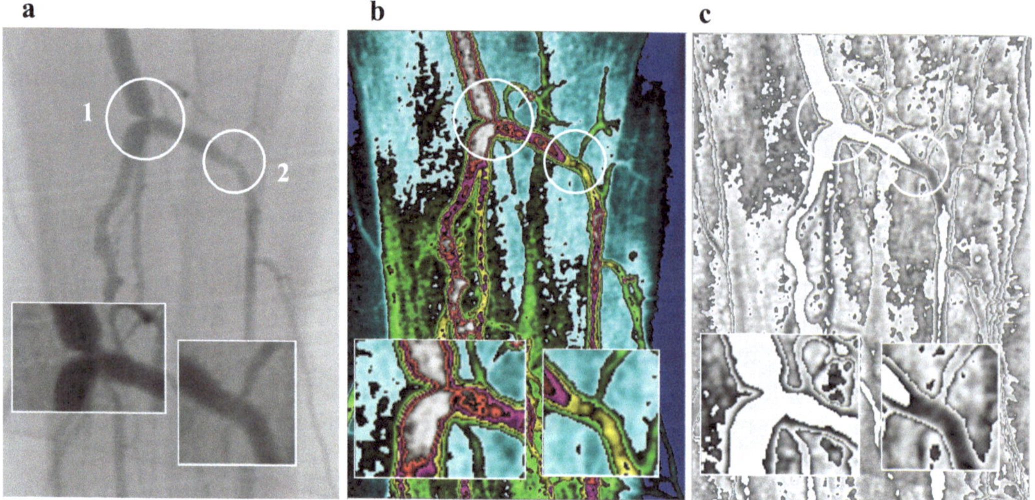

Fig. 8.37a-c. Stenosi poplitea prima dell'intervento. **a** Immagine originale con la stenosi evidente (1) e quella nascosta (2) messa in risalto dai modelli ACM; **b** CM Rem+Quot; **c** CM Anti Squashed Rem

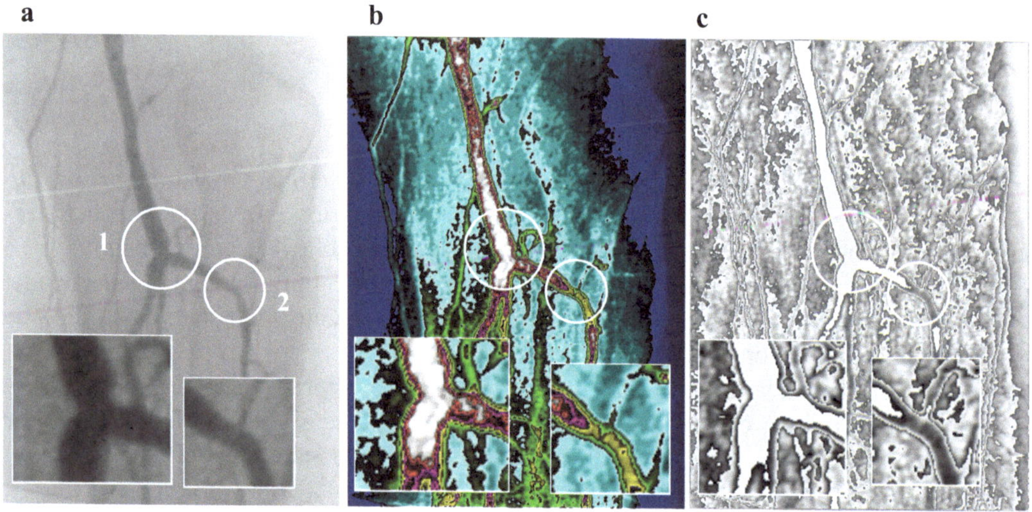

Fig. 8.38a-c. Stenosi poplitea dopo l'intervento. **a** Stessa immagine ripresa dopo l'intervento; **b** CM Rem+Quot, notare come questo sistema mette in evidenza il passaggio regolare del flusso nel punto della stenosi (1); **c** CM Anti Squashed Rem

Stenosi succlavia

Le immagini di questo caso (Figg. 8.39-8.42) mostrano come i modelli ACM, nella zona dove è stato inserito lo stent, evidenzino molti particolari. Abbiamo quindi ingrandito quella zona proprio per far notare meglio questi aspetti:

- il primo particolare interessante è la definizione della maglia dello stent, che si nota bene in tutte le immagini ACM, in particolar modo nelle Figure 8.41 e 8.42, cioè durante e dopo l'intervento;
- il secondo è la visibilità della placca non asportata durante l'intervento (di colore azzurro chiaro nella CM Rem+Quot, e grigio scuro nella AntiSquash) che si nota molto bene nella Figura 8.41;
- il terzo è l'apparente interruzione di flusso (di colore bianco in CM Rem+Quot) pro-

prio nel punto dove è presente lo stent (nella New IAC è meno evidente), il quale con la sua diversa luminosità sembra coprirlo;

- infine, tutti i sistemi mettono in risalto i bordi dell'arteria, ma in modo particolare il modello CM Anti Squashed e New IAC.

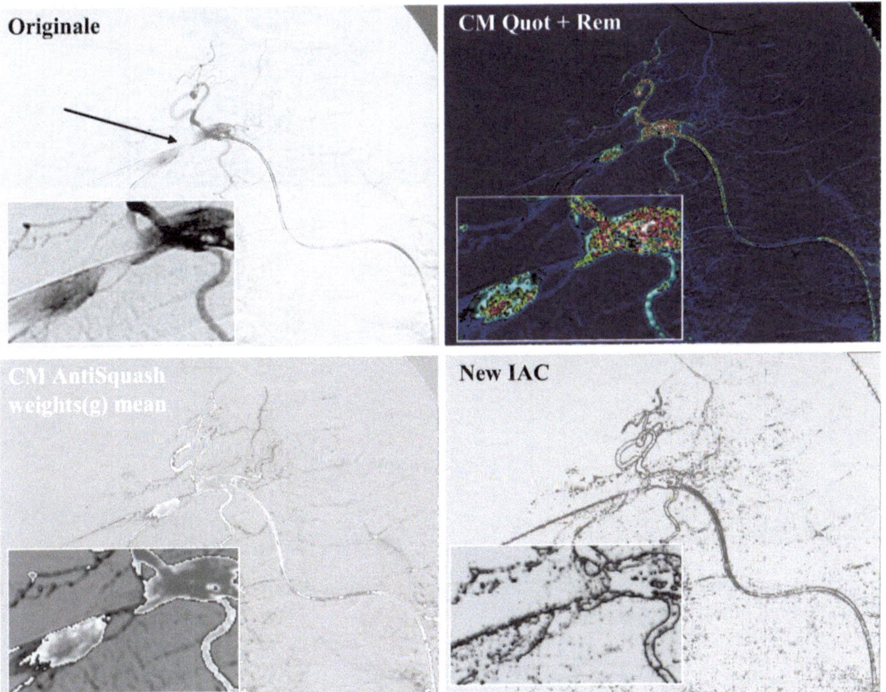

Fig. 8.39. Stenosi succlavia prima dell'intervento. Immagine originale, con la stenosi indicata dalla freccia e riportata nel riquadro, e i risultati di 3 sistemi ACM che mettono in evidenza particolari differenti

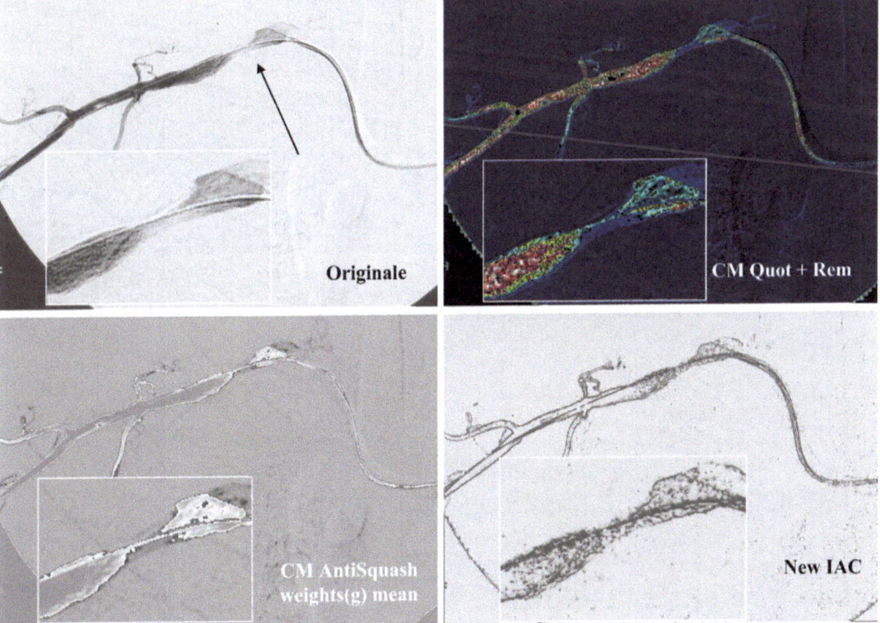

Fig. 8.40. Stenosi succlavia durante l'intervento. Immagine ripresa durante l'intervento mentre il chirurgo sta inserendo lo stent nel punto indicato dalla freccia

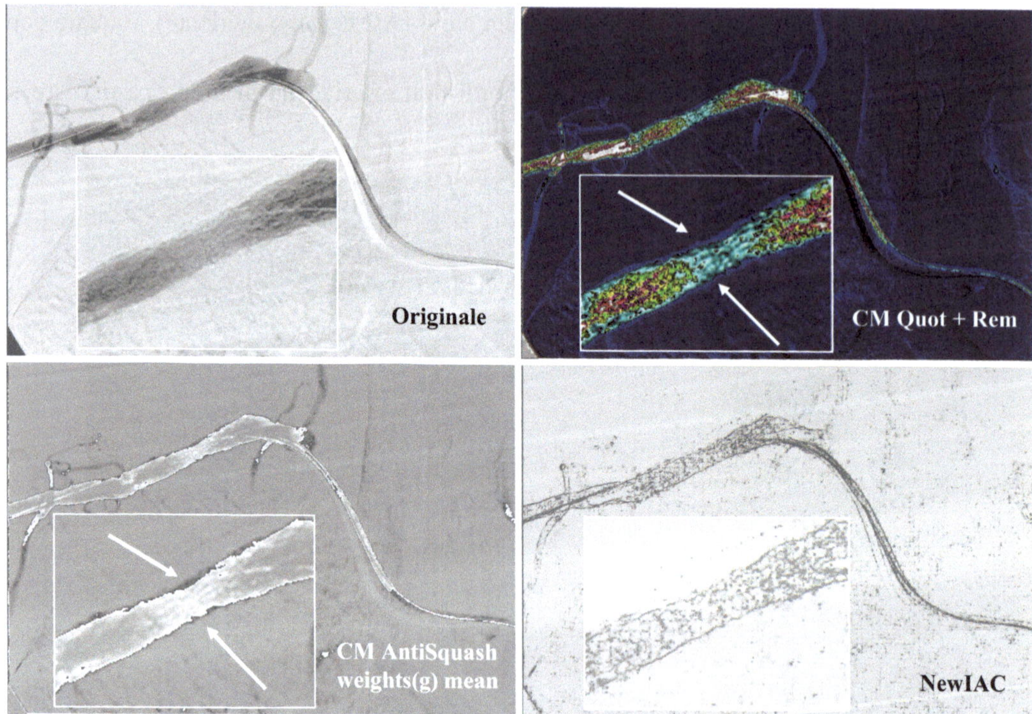

Fig. 8.41. Stenosi succlavia durante l'intervento. Immagine ripresa durante l'intervento dopo che il chirurgo ha inserito lo stent nel punto indicato dalle frecce.

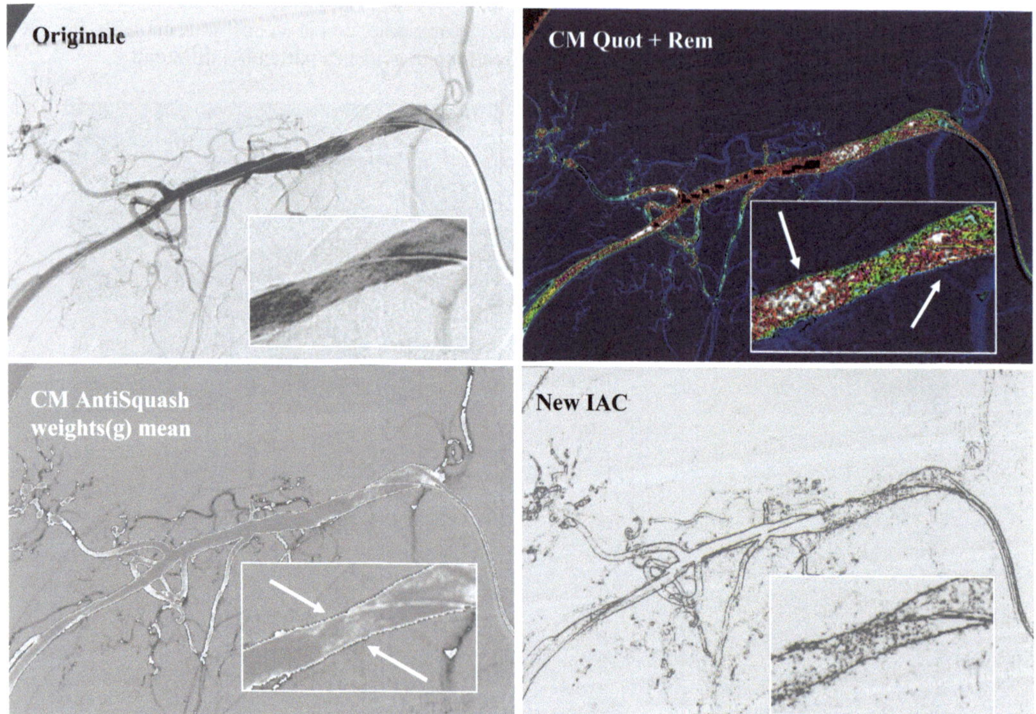

Fig. 8.42. Stenosi succlavia dopo l'intervento. Immagine ripresa al termine dell'intervento.

Stenosi carotide

Anche in questo caso dalle immagini elaborate dai modelli ACM si notano particolari simili al caso precedente. Le immagini che seguono (Figg. 8.43-8.47) sono molto interessanti e mettono in risalto molti particolari utili al chirurgo. In ogni figura abbiamo ingrandito la zona interessata, dove è presente la stenosi e dove è stato inserito lo stent, per evidenziare meglio i risultati ottenuti dai sistemi ACM. In particolare:

- In Figura 8.43 (immagine ripresa prima dell'intervento) si vede chiaramente la stenosi, nella zona indicata dalla freccia. Rispetto all'immagine originale, quelle prodotte dai sistemi ACM sono molto più chiare, soprattutto CM Rem+Quot e AntiSquash. Questa differenza è evidente nell'immagine ingrandita (Fig. 8.44).
- In Figura 8.45 (immagine ripresa durante l'intervento), nel punto indicato dalla freccia, si vede chiaramente l'interruzione di flusso (di colore bianco in CM Rem+Quot) che equivale alla stenosi. Molto interessante è il risultato di IAC per come mette in evidenza lo spessore dei bordi dell'arteria.
- Nelle Figure 8.46 e 8.47 (immagine ripresa dopo l'intervento) emergono i risultati più interessanti. In particolare è rilevante l'immagine generata da CM Rem+Quot, dove si può notare il flusso (di colore bianco) che scorre attraverso la maglia dello Stent (con struttura reticolare). In tutte le immagini è possibile osservare la placca non asportata durante l'intervento (di colore azzurro chiaro nella CM Rem+Quot, grigio scuro nella CM Anti Squashed e nella New IAC). Infine, è importante come tutti i sistemi mettano in risalto i bordi dell'arteria.

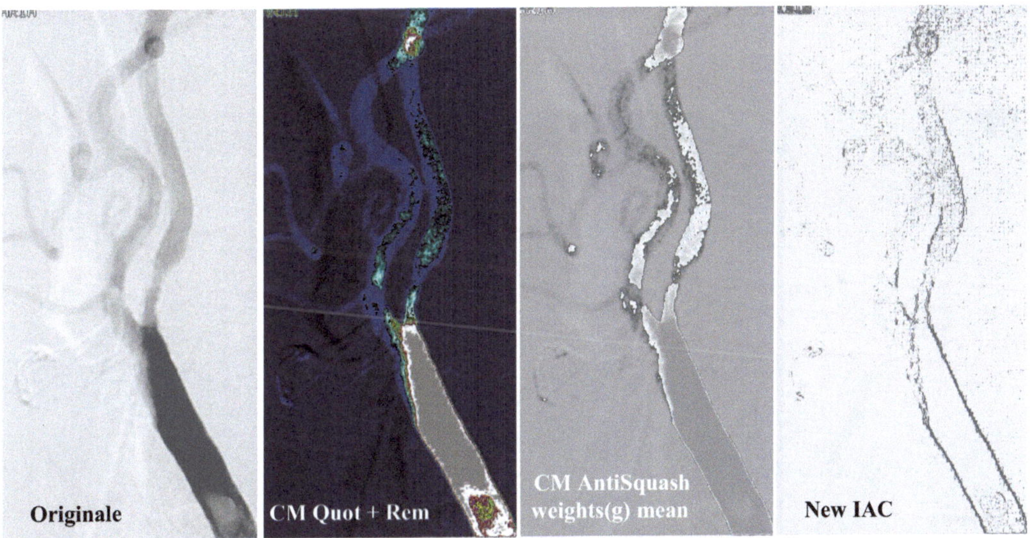

Fig. 8.43. Stenosi carotide prima dell'intervento. Immagine originale e 3 modelli ACM

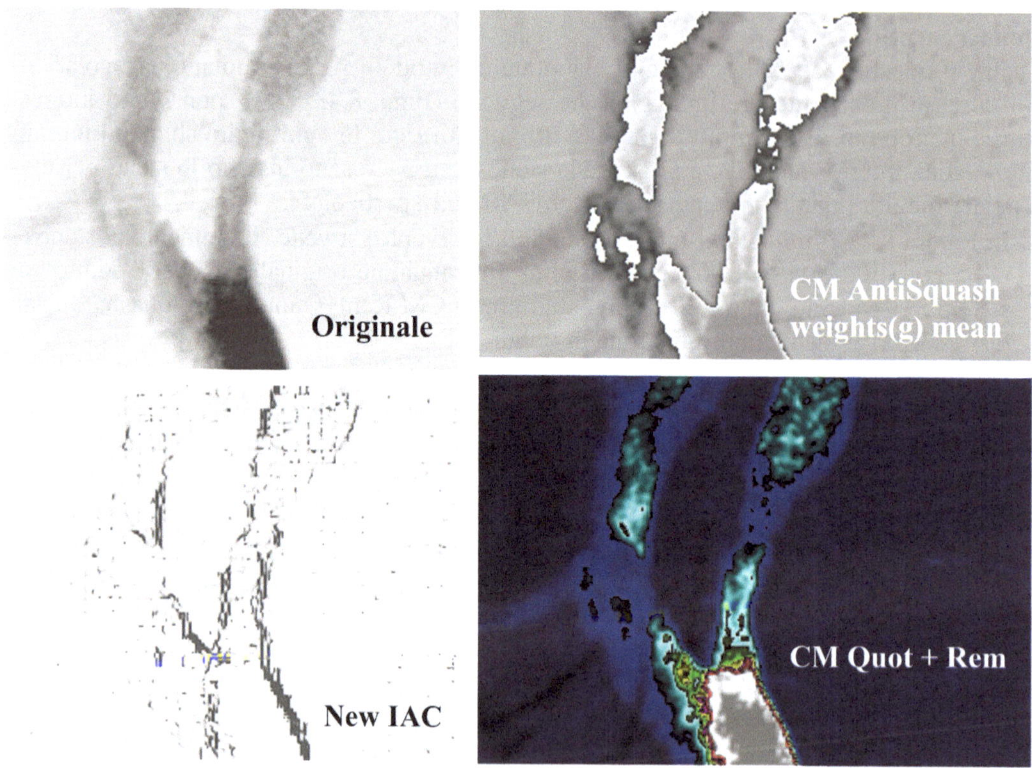

Fig. 8.44. Stenosi carotide prima dell'intervento. Particolare ingrandito della stenosi presente nelle immagini in Figura 8.43

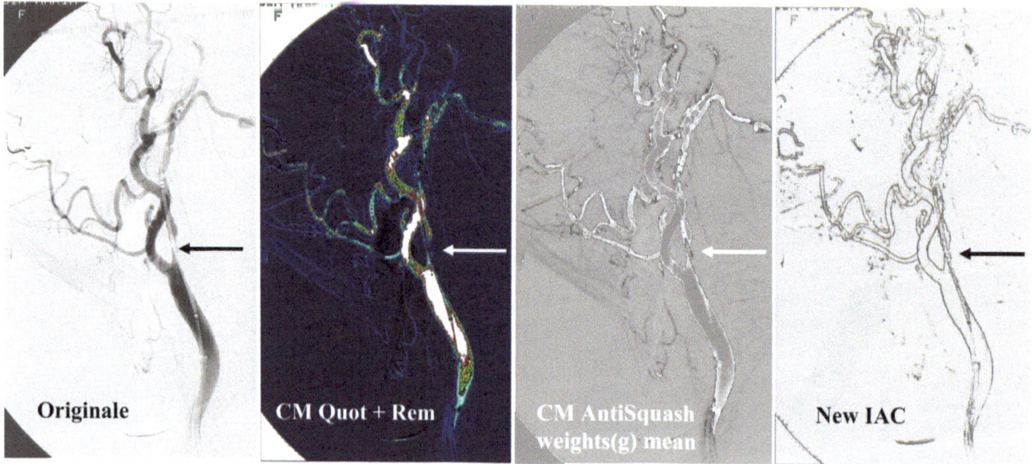

Fig. 8.45. Stenosi carotide durante l'intervento. Immagine originale e 3 modelli ACM

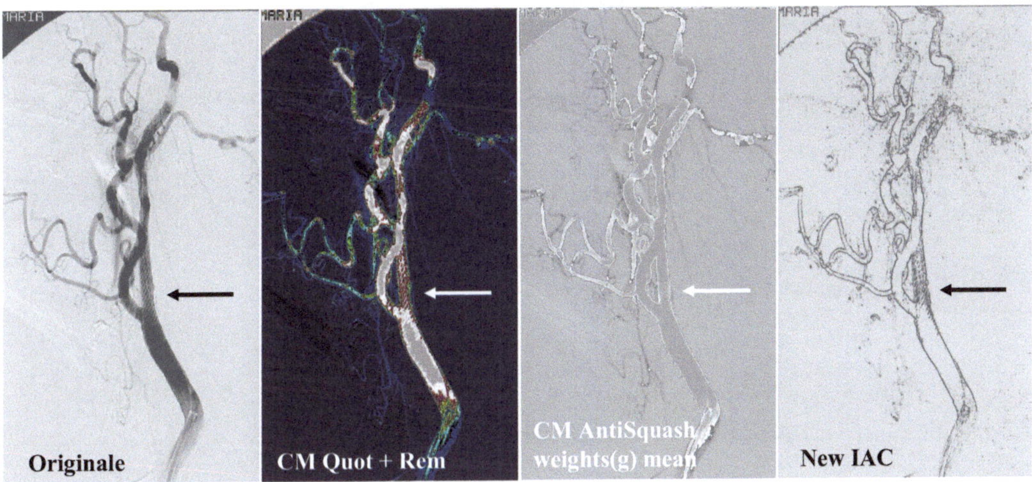

Fig. 8.46. Stenosi carotide dopo l'intervento. Immagine originale e 3 modelli ACM.

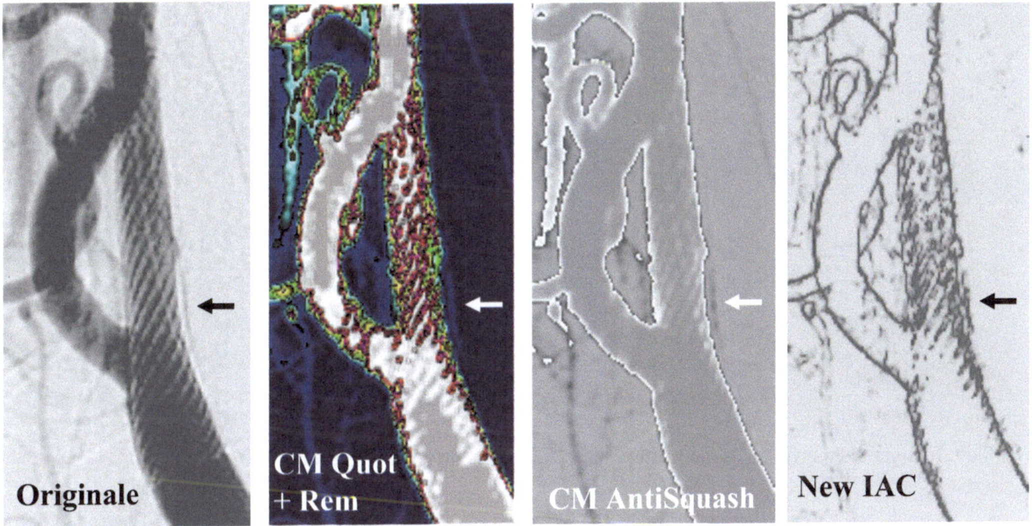

Fig. 8.47. Stenosi carotide dopo l'intervento. Particolare ingrandito delle immagini in Figura 8.46

Femorale superficiale

Di questo caso mostreremo 2 immagini elaborate: prima e dopo l'intervento. Queste immagini mostrano come, in presenza di un'ostruzione dovuta a una stenosi, il flusso tende a ridistribuirsi nelle arterie periferiche (Fig. 8.48). Dopo l'intervento (Figg. 8.49, 8.50), è possibile notare la diminuzione del flusso stesso nelle arterie periferiche e la ripresa regolare a livello dell'arteria femorale. Anche in questo caso, come nei precedenti, la CM Rem+Quot mette in evidenza il flusso (di colore celeste) attraverso la maglia dello Stent; inoltre, nella figura ingrandita, si può osservare la presenza della placca non asportata durante l'intervento (di colore azzurro chiaro nella CM Rem+Quot, grigio scuro nella AntiSquash). La New IAC, invece, evidenzia bene i bordi dell'arteria.

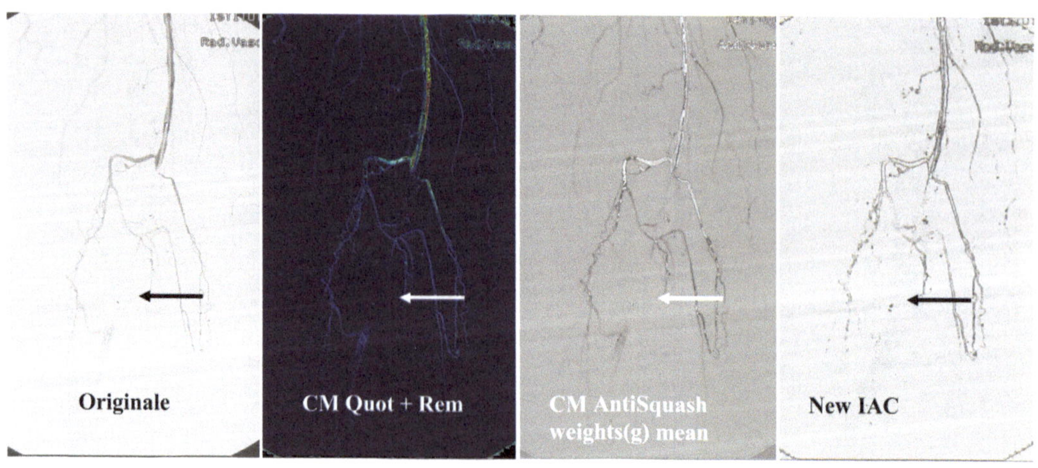

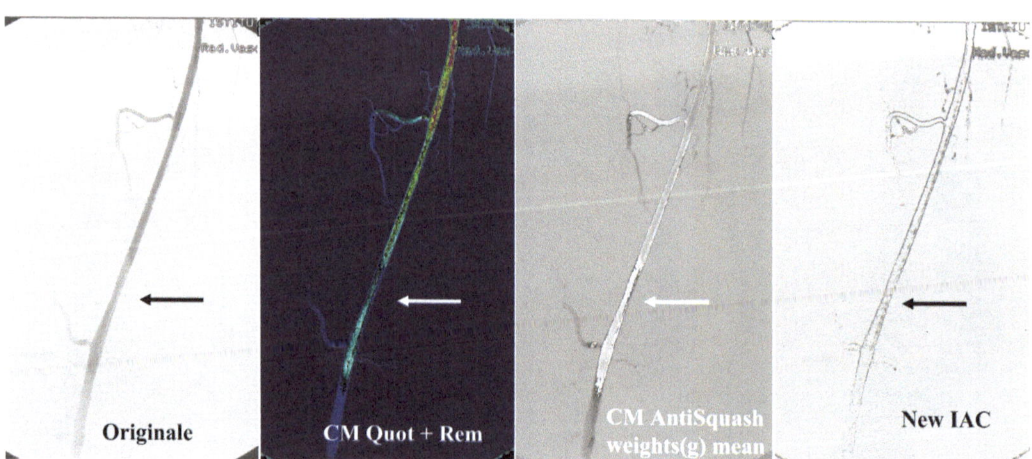

Fig. 8.49. Femorale superficiale dopo l'intervento. Immagine originale e 3 modelli ACM

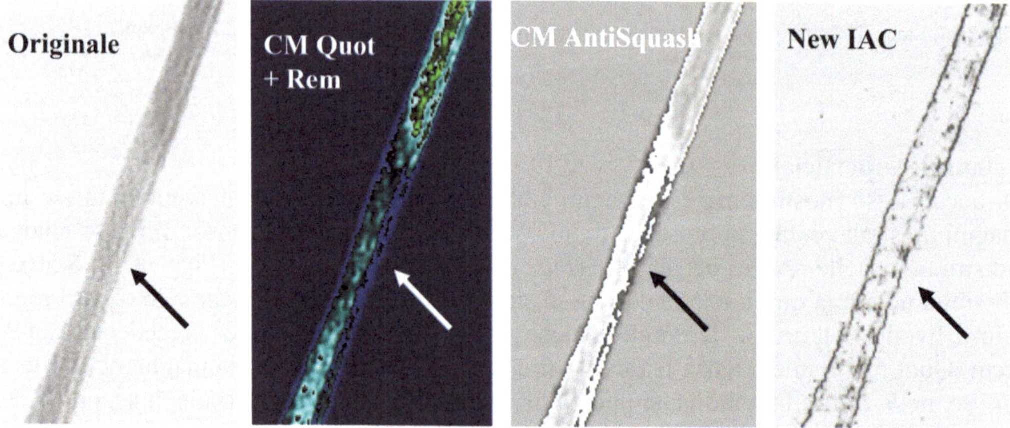

Fig. 8.50. Femorale superficiale dopo l'intervento. Particolare ingrandito delle immagini in Figura 8.49

PARTE QUARTA

Contributi e approfondimenti

Cellular Neural Network e ACM: analogie e differenze

Stefano Terzi
Ricercatore del Semeion
Ingegnere Elettronico

Le Cellular Neural Network (CNN) sono un paradigma computazionale che ha destato molto interesse a partire dalla prima pubblicazione di Chua e Yang nel 1988 per le varie dinamiche possibili che manifesta a fronte di una architettura relativamente semplice. Uno dei campi di applicazione più sviluppato è quello del processamento avanzato delle immagini.

Le caratteristiche principali di questa architettura sono: la topologia, un insieme di elementi dinamici connessi localmente in una griglia bidimensionale, e la generalità del paradigma, cioè la possibilità di modellare un numero molto ampio di sistemi differenti utilizzando la stessa architettura.

Da questa breve presentazione è possibile intravedere il motivo principale del confronto con ACM, entrambi i sistemi presentano una caratterizzazione topologica simile: elementi semplici, interconnessi, che si evolvono, modificano cioè il loro stato in funzione dello stato precedente e dello stato degli elementi nel loro intorno, e il fatto che l'interazione locale tra gli elementi sia in grado di generare, come risultato, una computazione globale.

In generale è possibile rappresentare una CNN attraverso una coppia di equazioni differenziali [(1)]:

- un equazione di evoluzione dello stato:

$$\dot{x}_{ij} = -x_{ij} + \sum_{C(k,l)\in S_r(i,j)} A(i,j;k,l)y_{kl} + \sum_{C(k,l)\in S_r(i,j)} B(i,j;k,l)u_{kl} + z_{ij} \qquad [1]$$

- e un equazione di uscita:

$$y_{ij} = f(x_{ij}) = \frac{1}{2}\left|x_{ij}+1\right| - \frac{1}{2}\left|x_{ij}-1\right| \qquad [2]$$

detta nonlinearità standard. A queste equazioni corrisponde lo schema riportato in Figura 1.

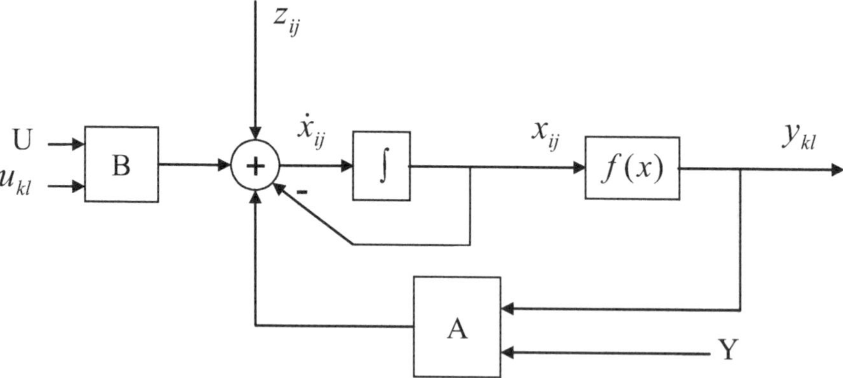

Fig. 1. Una generica cella CNN, dove x_{ij} è lo stato interno della cella, y_{kl} è la sua uscita, u_{kl} è l'input esterno e z_{ij} un valore locale chiamato bias. A e B sono due operatori generici chiamati templates, il primo di feedback e il secondo di input. I valori u_{kl} e y_{kl} provengono dall'intorno $S_r(i,j)$ e sono rappresentati dai termini U e Y nella figura

Le due equazioni [1-2] rappresentano una equazione differenziale, quindi l'evoluzione è in tempo continuo. Come si è visto finora ACM è invece un sistema tempo discreto. Per confrontare le equazioni CNN con ACM è necessario scegliere la versione tempo discreto di queste, le TDCNN [(2)], in modo da poter più agevolmente confrontare equazioni e proprietà. Le TDCNN si possono rappresentare con le equazioni alle differenze:

- un'equazione di evoluzione dello stato:

$$x^c(k) = \sum_{d \in N_r(c)} a^{c,d}(k) y^d(k) + \sum_{d \in N_r(c)} b^{c,d}(k) u^d(k) + i^c(k)$$

- e un'equazione di uscita:

$$y^c(k+1) = f(x^c(k)) = \begin{cases} 1 & se \quad x^c(k) > 0 \\ -1 & se \quad x^c(k) < 0 \end{cases}$$

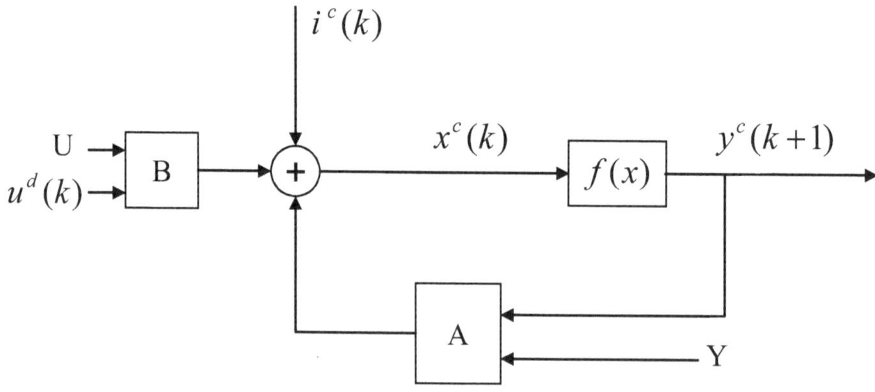

Fig. 2. Una cella TDCNN

Per poter effettuare un confronto fra i due sistemi è utile ricordare gli elementi che consentono di classificare i sistemi ACM:

- Connessioni fisse, nodi variabili
- Connessioni variabili, nodi fissi
- Connessioni e nodi variabili

Confrontiamo ciascuno di questi insiemi di modelli con le possibili configurazioni delle Cellular Neural Network che si presentano più simili.

Connessioni fisse, nodi variabili

Il modello delle CNN che si avvicina in termini di architettura generale alle ACM a connessioni fisse sono le zero-input CNN C(A,0,z), la cui caratteristica peculiare è avere tutti gli elementi del template B nulli (Fig. 3):

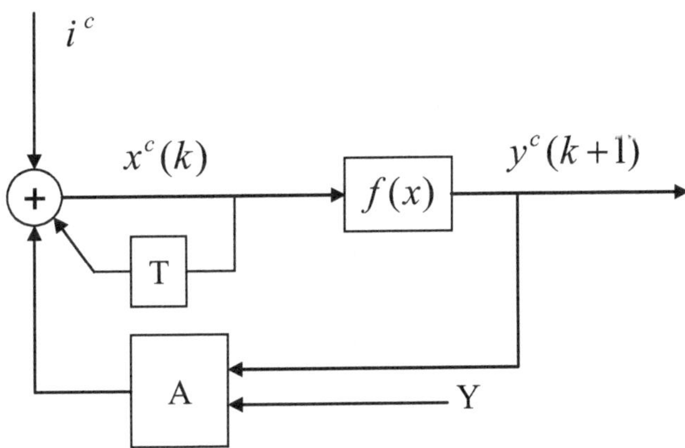

Fig. 3. Una cella TDCNN autonoma (zero-input)

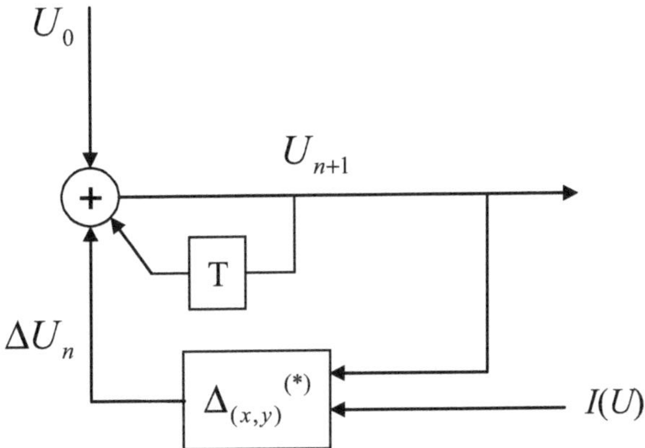

Fig. 4. La rappresentazione di un sistema ACM a connessioni fisse e nodi variabili. (*) Nel blocco delta è compreso il calcolo dell'attivazione

La Figura 4 rappresenta lo schema del sistema dinamico costituito da un nodo di un sistema ACM a connessioni fisse, Δ si caratterizza in modo differente a seconda del modello utilizzato.

L'equazione generale è:

$$Act = f(u, w)$$

$$\Delta = f(g(Act, u), P)$$

NewCS

$$\Delta_x^{[n]} = Net_x^{[n]} \cdot (1 - u_x^{[n]}) \cdot \alpha \qquad Net_x^{[n]} > 0$$

$$\Delta_x^{[n]} = Net_x^{[n]} \cdot u_x^{[n]} \cdot \alpha \qquad Net_x^{[n]} < 0$$

NewIAC e **PmH**

$$\Delta_x^{[n]} = tgh\left((Max - u_x^{[n]}) \cdot Act_x^{[n]} - decay \cdot (u_x^{[n]} - rest)\right) \qquad Act_x > 0$$

$$\Delta_x^{[n]} = tgh\left((u_x^{[n]} - Min) \cdot Act_x^{[n]} - decay \cdot (u_x^{[n]} - rest)\right) \qquad Act_x < 0$$

dove la distinzione è nel differente calcolo dell' $Act_x^{[n]}$.

Gli schemi riportati nelle Figure 3 e 4, sottolineano un elemento particolare nei due sistemi, in entrambi infatti l'evoluzione è libera, l'immagine non è l'input del sistema, ma rappresenta le condizioni iniziali da cui questo si evolve, quindi: $i_c[k] \neq 0$ solo se $k = 0$ e $U_0[k] \neq 0$ solo se $k = 0$.

La differenza più evidente è nella funzione di uscita $f(x)$ che nel caso CNN è una funzione con output -1 o 1 mentre negli ACM è un uscita continua, ed è lo stato del sistema dinamico.

La differenza più rilevante invece, poco evidente dallo schema, sta nel fatto che l'operatore Δ, è generato da un algoritmo (Automata Rule) che si basa sull'input del sistema ed ha una dipendenza spaziale, in pratica ogni elemento della matrice di stato è processato con parametri differenti. È interessante sottolineare che anche nel paradigma CNN è previsto l'utilizzo di "template" spazio varianti, cioè di matrici A dipendenti dalla posizione della cella che si sta processando, come è evidente anche dalle equazioni [1-2], ma in generale i template che si utilizzano sono spazio invarianti. Al contrario ACM nasce come sistema in cui la definizione delle relazioni tra gli elementi locali sono definite in funzione dell'immagine in ingresso.

Anche se dal confronto degli schemi riportati nelle Figure 3 e 4 risulta una notevole somiglianza dei due sistemi, in parte prevedibile trattandosi di due sistemi dinamici, è evidente, anche in questo primo confronto che coinvolge i sistemi ACM più semplici, la differente ispirazione: le CNN, un sistema di computazione locale, in grado, variando i template di computare un vasto insieme di trasformazioni di un immagine, dall'altro un sistema, le ACM, di equazioni ispirate a modelli neurali e fisici, che fanno evolvere un immagine e la cui evoluzione da luogo ad alcuni delle trasformazioni più importanti nel campo dell'image processing.

Connessioni variabili, nodi fissi

Questa differenza diventa anche più evidente dal confronto con le ACM a connessioni dinamiche. Lo schema generale di un sistema ACM a connessioni dinamiche è riportato in Figura 5.

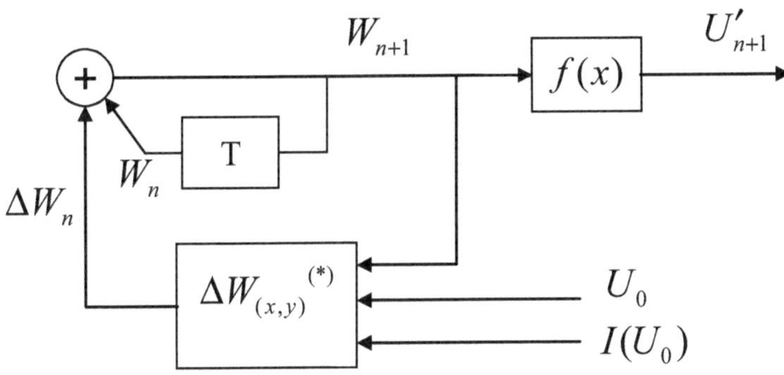

Fig. 5. Una cella di un sistema ACM con connessioni dinamiche

In questo caso quello che si evolve sono le connessioni, e il risultato dell'elaborazione è dato da una funzione $f(x)$ di queste, che trasforma il valore delle connessioni nel valore di un nuovo nodo. Il fatto di rendere dinamiche le connessioni produce quindi un netto distacco dal paradigma CNN.

Dal punto di vista del sistema dinamico una differenza evidente è la mancanza di retroazione della funzione $f(x)$ di uscita sullo stato del sistema e le differenze tra i due blocchi A e ΔW, dove nel primo caso l'invarianza spaziale e temporale sono la regola mentre per il secondo la struttura è sempre variante nello spazio e nel tempo.

Il diverso ruolo della funzione di uscita $f(x)$ nei due sistemi risulta evidente anche dalla varietà e dalla rilevanza delle funzioni $f(x)$ nel caso di ACM al contrario di CNN. Nel caso delle CNN la funzione $f(x)$ è usualmente la stessa, indipendentemente dal tipo di processamento richiesto; al contrario la $f(x)$ del sistema ACM a connessioni dinamiche è l'elemento che trasforma l'attrattore dell'evoluzione delle connessioni, nel risultato di uno specifico processamento dell'immagine. È forse possibile dire che l'evoluzione caratterizza le relazioni significative tra i punti dell'immagine e la $f(x)$ le "traduce" nell'obiettivo del trattamento dell'immagine.

Connessioni e nodi variabili

In questo caso il sistema ACM è il più generale possibile con entrambi gli elementi che lo costituiscono, nodi e connessioni, che si evolvono nel tempo interagendo tra loro. La Figura 6 ben rappresenta la complessità del sistema con i due sistemi dinamici, quello di evoluzione dei nodi e quello delle connessioni.

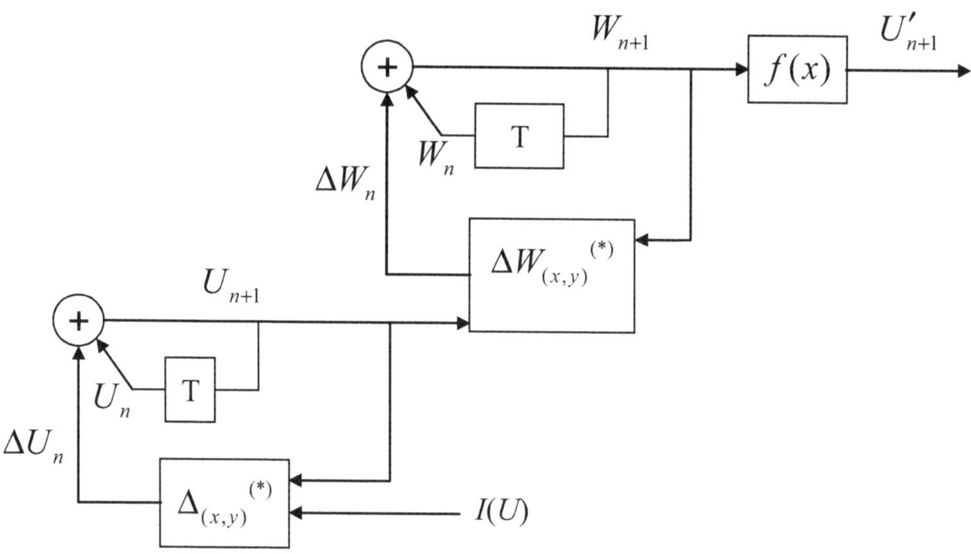

Fig. 6. Una cella di un sistema ACM con nodi e connessioni dinamiche

Anche in questo caso le analogie con le CNN esistono, le TDCNN sono state infatti utilizzate anche in una configurazione tempo variante [3,4]. In questo specifico caso i template varianti nel tempo appartengono ad una determinata categoria, i cyclic template, e la loro evoluzione non subisce influenze da parte dello sviluppo dinamico del resto del sistema.

Le CNN e i sistemi ACM presentano come abbiamo visto delle interessanti analogie, ma anche delle marcate differenze che si spera contribuiranno allo sviluppo dei sistemi di computazione a connessione locale. Come ulteriore elemento per sottolineare analogie e differenze riportiamo i risultati di alcune sperimentazioni condotte su immagini di esempio, utilizzando il programma ACM [5] per i sistemi ACM e il software Candy [6]. Ovviamente questi esempi non hanno presunzione di completezza, ma vogliono essere un ulteriore stimolo alla riflessione. Il template *edgegray* utilizzato per la sperimentazione è preso dalla CNN Software Library (CSL) Templates (Version 1.1).

L'elemento più rilevante che emerge dal primo confronto è il miglior comportamento di ACM nei confronti di input rumorosi. Come risulta evidente dalle immagini mostrate in Figura 7, i quattro i sistemi ACM rimuovono, in modo più efficiente rispetto alle CNN, il rumore dello sfondo. Inoltre, in modo particolare il sistema IAC, fornisce una precisione maggiore nella definizione delle strutture difficili all'interno dell'immagine; in particolare alcuni piccoli cerchi che sono solo accennati dagli altri sistemi sono chiaramente identificati da IAC.

Nella seconda immagine (Fig. 8) si ritrova lo stesso comportamento nel confronto sulla identificazione dei contorni delle immagini precedenti. Questo test in particolare presenta uno sfondo non uniforme che influenza in parte il risultato della CNN, ma non quello dei sistemi ACM. Questo risultato dipende probabilmente dalla definizione locale, in funzione dell'immagine di ingresso, del valore delle connessioni.

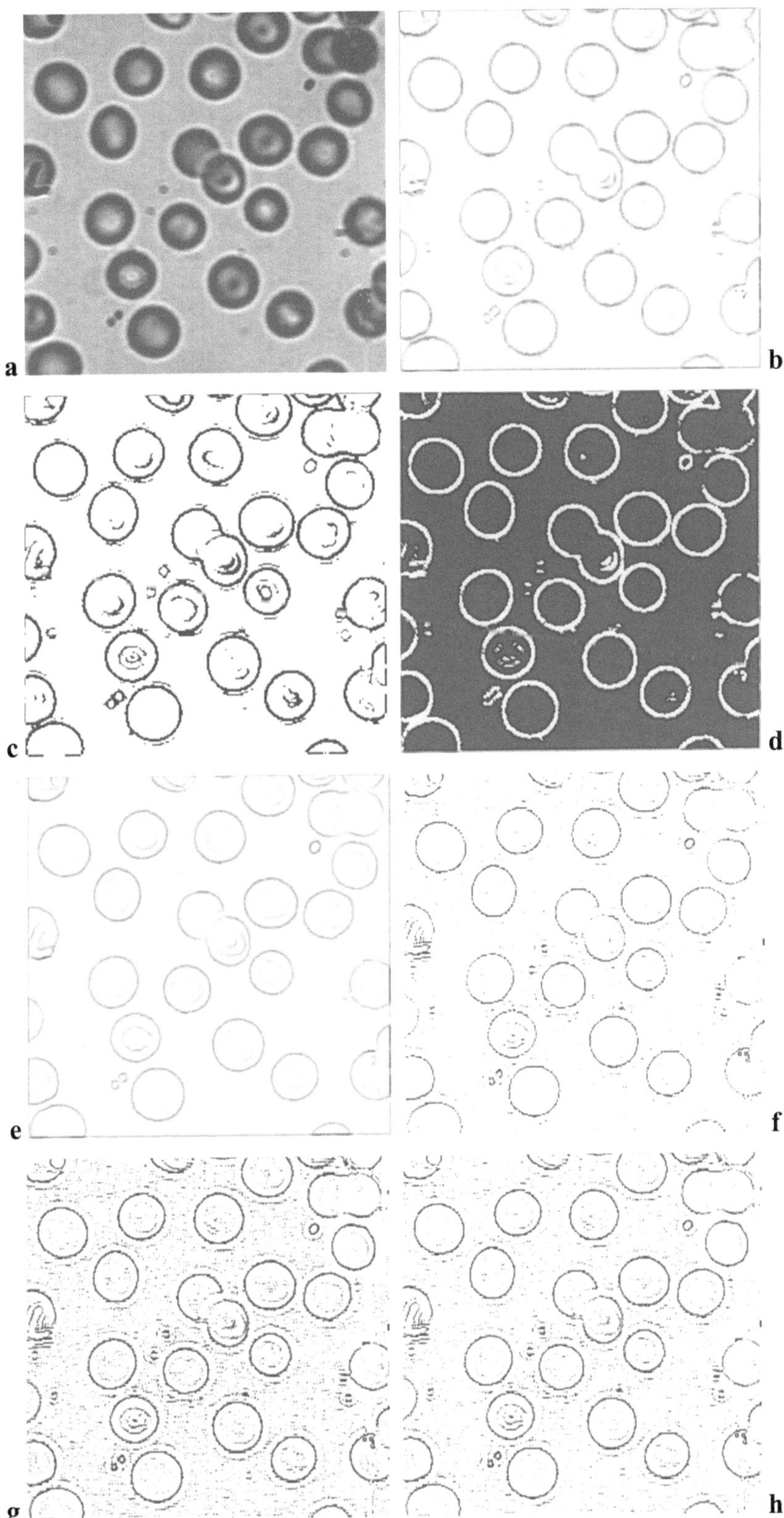

Fig. 7a-h. I risultati delle elaborazioni. **a** Originale; **b** Automata Rule; **c** IAC; **d** PmH; **e** CM Base (polarity); **f-h** CNN Edge Gray in tre modalità differenti

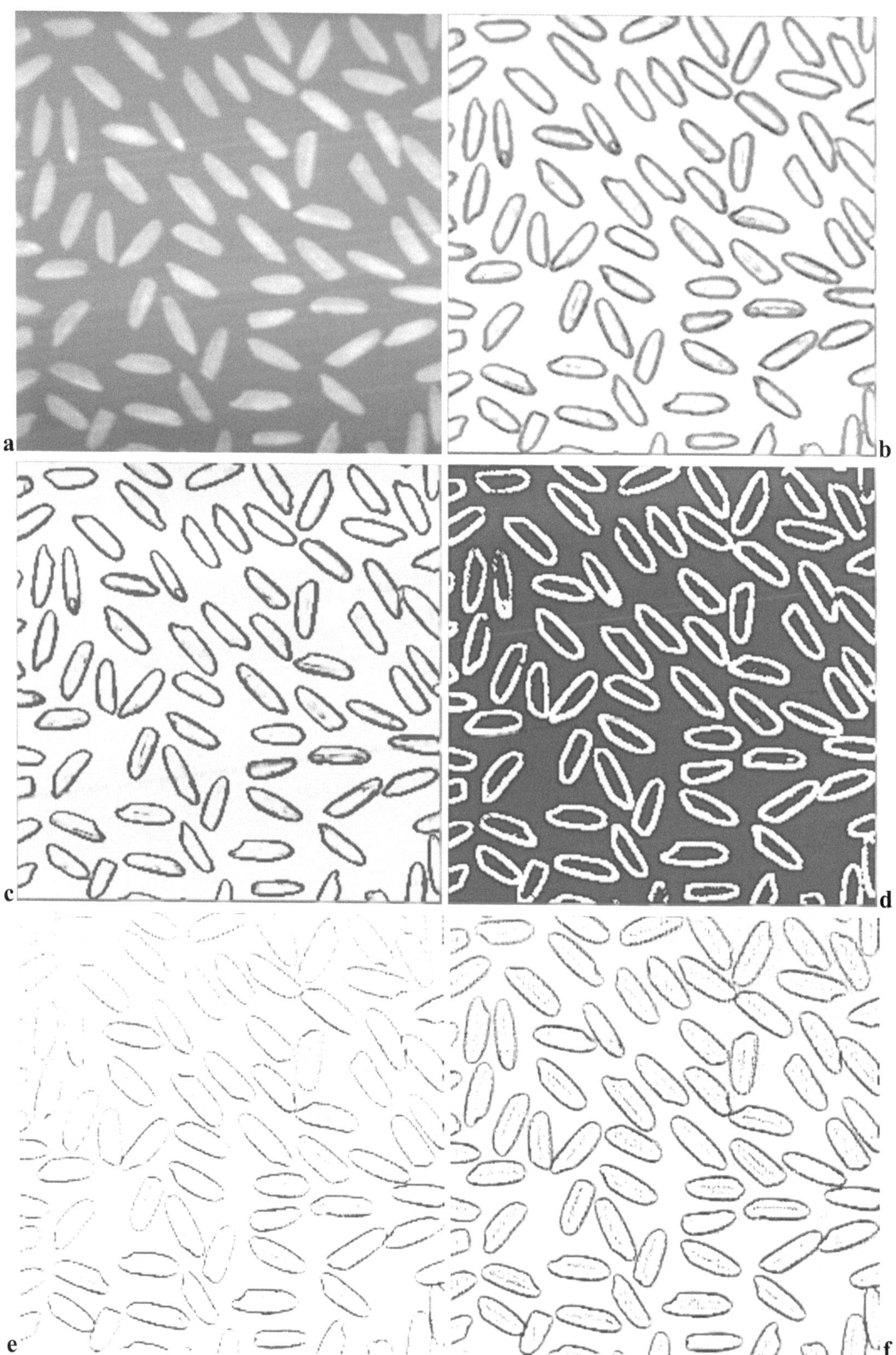

Fig. 8a-f. I risultati delle elaborazioni. **a** Originale; **b** Automata Rule; **c** IAC; **d** PmH; **e-f** CNN Edge Gray in due modalità differenti

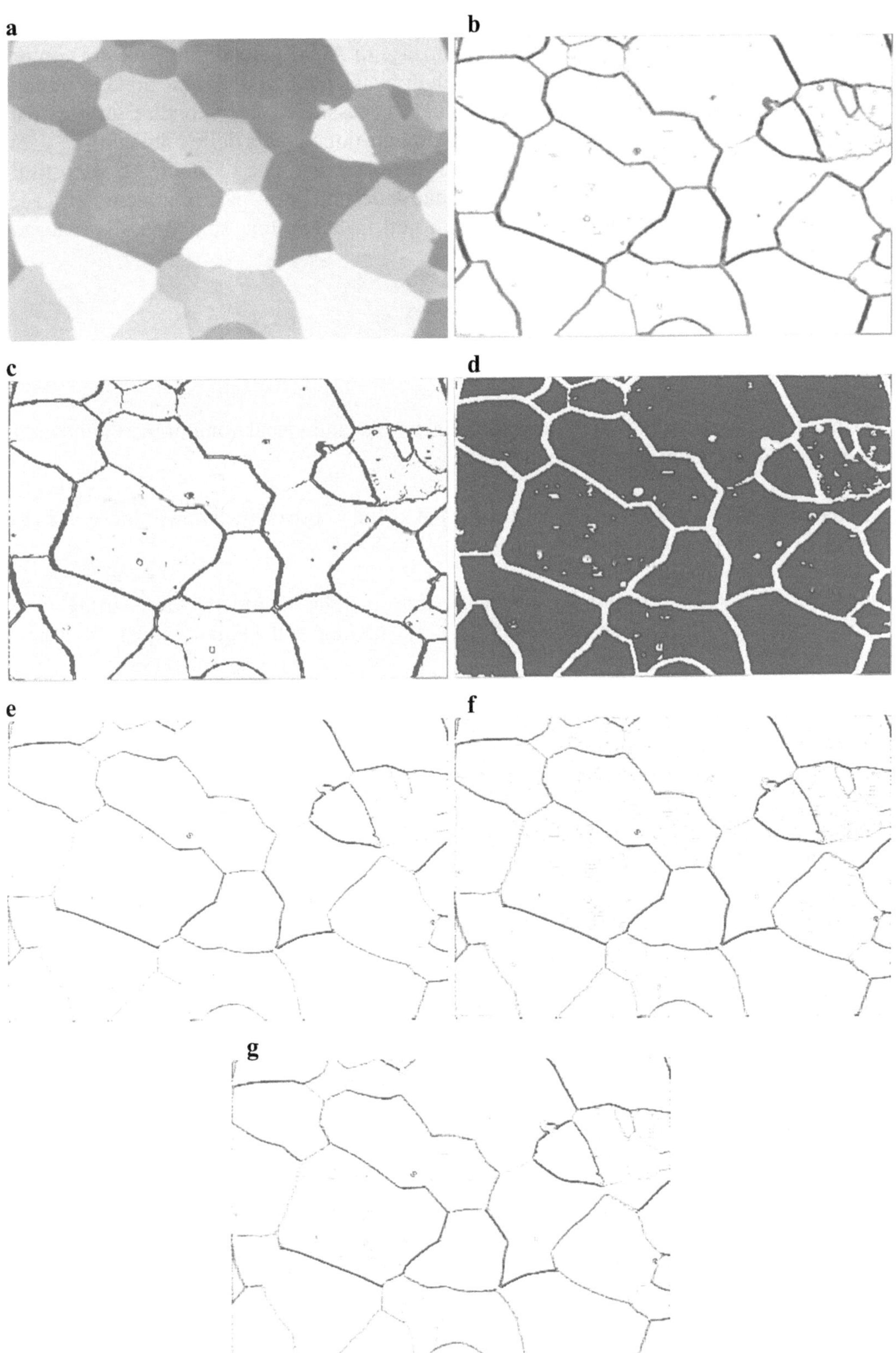

Fig. 9a-g. I risultati delle elaborazioni. **a** Originale; **b** Automata Rule; **c** IAC; **d** PmH; **e-g** CNN Edge Gray in tre modalità differenti

In questo ultimo gruppo di immagini (Fig. 9), come in altre che sono state analizzate ma non incluse per motivi di spazio, le performance di ACM nella definizione dei contorni (Edge Detection), sia dal punto di vista della precisione, che della reiezione al rumore sembrano decisamente migliori, confermando la necessità di approfondire gli elementi messi in luce da questo nuovo approccio alla computazione locale delle immagini.

Questi risultati confermano, laddove ce ne fosse bisogno, che i sistemi ACM costituiscono, perlomeno, un sistema di processamento delle immagini particolarmente efficace, e, viste le sostanziali differenze dai paradigmi noti in letteratura, spingono alla realizzazione di successive e più approfondite analisi.

Riferimenti bibliografici

(1) Chua LO, Roska T (2002) Cellular neural networks and visual computing. Foundations and applications. Cambridge University Press

(2) Harrer H, Nossek JA (1992) Discrete-time cellular neural networks. Int. J. Circuit Theory Appl. 20:453-468

(3) Harrer H (1993) Multiple layer discrete-time cellular neural networks using time-variant templates. IEEE Trans. Circuits Syst. II: Analog and Digital Signal Processing 40:191-199

(4) Harrer H, Nossek JA (1992) Skeletonization: a new application for discrete-time cellular neural networks using time-variant templates. Proocedings IEEE International, 10-13 May, San Diego, Circuits Syst. 6:2897-2900

(5) Buscema M (2003-2005) ACM: Active Connection Matrix, ver. 7.0, Semeion Software, Roma

(6) CANDY - Multilayer CNN Simulator © 2003 Analogic and Neural Computing Laboratory, MTA-SzTAKI, Budapest, Hungary

Perché i resti sono così potenti

Giovanni Pieri
Direttore dell'Istituto Donegani di Novara
Ingegnere chimico

La divisione tra due interi fornisce altri due interi: il quoziente e il resto. Benché il quoziente sembri la parte più importante ed il resto la parte secondaria del risultato dell'operazione, quest'ultimo è usato con grande successo nel trattamento delle immagini, quando si tratta di normalizzare il risultato di una elaborazione per riportarlo alla scala di luminosità dei pixel. Si può pensare che questa potenza del resto si dispieghi perché è usato congiuntamente ad algoritmi di elaborazione dell'immagine molto sofisticati (vedi per esempio il paragrafo 4.1.3 Gli algoritmi). Il contributo che segue cerca di mostrare che la potenza del resto dipende da sue proprietà intrinseche e che se ne possono mettere in luce i vantaggi anche usando metodi di elaborazione assolutamente elementari.

Un metodo semplificato per elaborare la luminosità di un pixel in funzione dei valori dell'intorno

Elaborare un'immagine in generale significa manipolare il valore di un pixel in funzione del valore dei pixel dell'intorno o del valore delle connessioni tra il pixel e quelli del suo intorno. Il modo più banale che riusciamo ad immaginare contempla tre passi:

a) sommare i valori dei pixel nell'intorno;
b) normalizzare il valore così ottenuto alla scala di luminosità dei pixel (ad es. tra 0 e 255);
c) sostituire il valore di luminosità così ottenuto al valore originale del pixel.

È bene notare che il metodo è banale ma non grossolanamente sbagliato: l'informazione contenuta nel valore del pixel di riferimento non va perduta, perché la si ritrova nell'elaborazione di tutti i pixel dell'intorno, i quali a loro volta hanno il pixel di riferimento nel loro intorno.

La somma dei valori dei pixel appartenenti all'intorno è data dalla seguente espressione:

$$S = \sum_{i=1}^{n} x_i$$

dove le x_i sono i valori dei pixel dell'intorno[1] e n è il numero di elementi dell'intorno (come è noto per raggio unitario si ha $n = 8$).

---

[1] Per semplicità l'indicizzazione è ad un solo indice, ferma restando la possibilità di indicizzare in modo più elaborato qualora la trattazione lo richiedesse.

Il parametro S viene utilizzato per sostituire il valore del pixel di riferimento con un nuovo valore che da S dipende. Non è possibile usare S direttamente perché in generale i suoi valori possono essere maggiori di 255 (possono raggiungere $255 \times n$). Per poterlo usare è quindi necessario convertire S (o comprimerlo) nell'intervallo 0-255.

Il modo più semplice per tale riduzione è la divisione per un intero P. Il numero S può essere decomposto nel seguente modo:

$$S = PQ + R$$

dove P è un intero qualunque, Q è il quoziente e R il resto. Con altro formalismo possiamo scrivere che la divisione di S per P è una funzione a due valori che può essere così rappresentata:

$$\bar{x} = f(S, P) = \begin{cases} Q \\ R \end{cases}$$

Ci sono solo due possibilità per far sì che $\bar{x}$ sia intero, vari nell'intervallo 0-255 e quindi possa essere usato come valore di luminosità per il pixel di riferimento. Le due possibilità saranno discusse e confrontate nel seguente paragrafo.

Il confronto tra resto e media è a favore del resto

Le due alternative di elaborazione sono:
a) scegliere $P = n$, tenere il quoziente e trascurare il resto;
b) scegliere $P = 2^m$, tralasciare il quoziente e tenere il resto.

Il caso a) è la media aritmetica tra gli elementi del contorno, mentre il caso b) è l'uso dei resti con luminosità dei pixel scalata tra 0 e 2^m-1. I due casi sono casi particolari della stessa procedura, quindi possiamo dire che il metodo del resto è qualcosa di simile alla media e come la media è rappresentativo di come l'intorno "vede" il pixel di riferimento.

Indubbiamente la procedura a) è più intuitiva e non lascia dubbi sul fatto che il contenuto informativo presente nella S sia ancora presente (salvo errori di arrotondamento) nella $\bar{x}$. Il caso b) lascia un pò perplessi perché sembra di perdere gran parte del contenuto informativo del tralasciato quoziente. Così non è perché il contenuto informativo non risiede tanto nel valore assoluto dei numeri, quanto nelle loro relazioni, pertanto se un evento fa aumentare di un'unità il valore di un pixel dell'intorno, l'informazione relativa all'evento va a finire immediatamente nel resto (che aumenta anch'esso di un'unità) e quindi non si perde niente dell'informazione sull'evento.

Oltre alle analogie tra il resto e la media, ci sono anche due importanti differenze che illustrano il perché della miglior performance del resto rispetto alla media:
a) la media ha un effetto di appiattimento: infatti è intuitivo che una sua applicazione ripetuta porterebbe ad ottenere pixel con valori uguali tra loro e quindi alla perdita totale dell'informazione. Il resto d'altra parte non ha questo inconveniente.
b) un'importante differenza sta nella derivata:

$$\frac{\partial \overline{x}_Q}{\partial x_i} = \frac{1}{n}$$

$$\frac{\partial \overline{x}_R}{\partial x_i} = 1$$

dove col pedice Q ed R si è indicato rispettivamente il valore del pixel calcolato con la media (o meglio col quoziente) ed il valore calcolato col resto. Le derivate sono parziali rispetto al valore di uno qualunque dei pixel dell'intorno.

Il fatto che con il metodo del resto la derivata sia maggiore dà conto della maggiore efficacia del resto: le variazioni dei pixel del contorno sono conservate nel valore attribuito al pixel di riferimento, mentre la media le riduce (di otto volte se la dimensionalità è D = 2). La media quindi annebbia l'immagine, mentre il resto ne conserva i contrasti.

Per il caso particolare di $m = 8$, $D = 2$ e $n = 8$, l'andamento della funzione $\overline{x}$ è riportato nella seguente Figura 1 in funzione del valore di S che varia da 0 a 255×8 = 2040. La media, come è ovvio, varia linearmente con S, raggiungendo il suo valore massimo pari a 255 quando S raggiunge il suo pari a 2040. Il resto ha un andamento a denti di sega e permette che: i) la funzione non superi mai 255 (esattamente come la media) e ii) la pendenza sia sempre più elevata (8 volte) di quella della media. Il vantaggio è una risoluzione 8 volte maggiore del resto rispetto alla media.

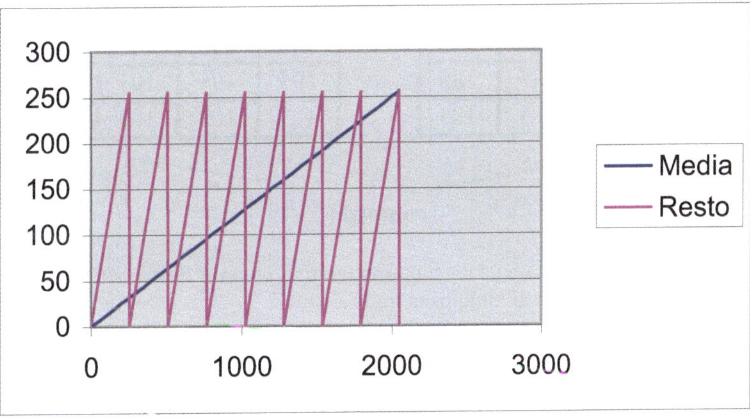

Fig. 1. Andamento della media e del resto (in ordinata) in funzione di S (in ascissa)

Naturalmente il vantaggio di una derivata più elevata si paga con la presenza di singolarità, che localmente portano a perdita di risoluzione e a possibili interpretazioni ambigue. Ci sono infatti otto punti dove la derivata crolla assumendo valori fortemente negativi. In tali casi la derivata è –255 (l'incremento di una unità in S fa decrescere il valore del resto da 255 a zero).

Bisogna peraltro considerare che:

a) i punti singolari sono pochi (8 su 2040, ovvero 1 su 255) e quindi pongono problemi solo locali;
b) la loro presenza non altera l'informazione contenuta nell'immagine, anzi possono fungere da marcatori di contorni, quali le linee di uguale luminosità, che nell'immagine originale non sono esplicite.

Infine notiamo che la miglior risoluzione data dal resto rispetto alla media può essere ancora aumentata aumentando il raggio dell'intorno. Con raggio = 2 l'intorno comprende 24 pixel ed il metodo del resto risulta 24 volte più potente di quello della media.

La marcatura dei contorni

Un contorno è una linea che separa due regioni con valori dei pixel decisamente diversi. Allo scopo di definire perché il metodo dei resti è particolarmente potente nell'identificare i contorni, facciamo riferimento a casi di prova artificiali: in un'immagine esiste un contorno che taglia l'immagine nel senso parallelo alle colonne di pixel ed isoliamo una regione di 18 pixel sistemata per metà da una parte e per metà dall'altra del contorno che si vuole individuare. Naturalmente questa porzione ridotta è rappresentativa di una porzione più estesa e deve essere immaginata indefinitamente prolungata nel senso delle colonne con numeri uguali a quelli che compaiono nella porzione ridotta. Il contorno separa due zone in cui i pixel hanno valori uniformi.

Sono stati predisposti tre casi: il caso A, più facile, perché la differenza di luminosità tra le due zone è forte (15 a sinistra e 185 a destra); il caso B, più critico, perché la differenza di luminosità è modesta (103 a sinistra e 105 a destra); e il caso C di pari difficoltà al caso B (95 a sinistra e 97 a destra), ma con particolarità che approfondiremo in seguito.

Nella Figura 2 sono riportati i casi A e B.

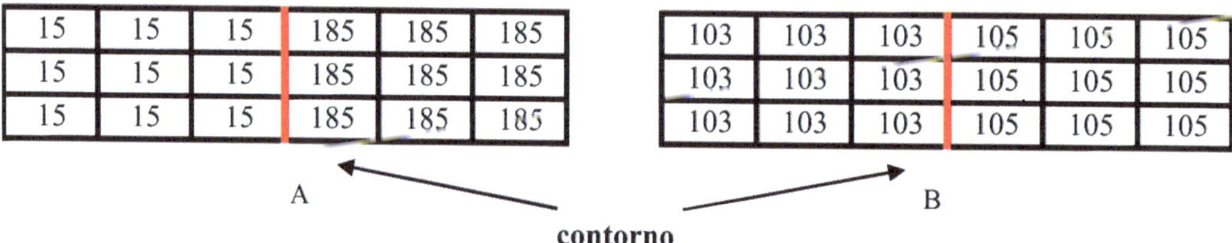

15	15	15	185	185	185
15	15	15	185	185	185
15	15	15	185	185	185

103	103	103	105	105	105
103	103	103	105	105	105
103	103	103	105	105	105

Fig. 2. Porzione di immagine attraversata da un contorno (caso di prova A, forte differenza di luminosità tra le zone; caso di prova B, lieve differenza di luminosità tra le zone)

Una semplice elaborazione alle differenze medie elimina i valori uniformi delle due zone e lascia individuato il contorno da valori >0. La formula per l'elaborazione è la seguente:

$$\overline{x}_{ij} = \frac{\sum_{k=1}^{8} \left| x_{ijk} - x_{ij} \right|}{8} = \left| \frac{\sum_{k=1}^{8} x_{ijk}}{8} - x_{ij} \right|$$

dove le sommatorie sono estese ai pixel che fanno parte dell'intorno di raggio $G = 1$ del pixel di riferimento. In questo caso l'elaborazione è ricondotta all'elaborazione con la media che abbiamo già visto al paragrafo 1. Usando la precedente formula per l'elaborazione si ottiene la Figura 3, che costituisce un *benchmark* per l'elaborazione con il metodo dei resti:

0	0	63	64	0	0
0	0	63	64	0	0
0	0	63	64	0	0

A

0	0	0	1	0	0
0	0	0	1	0	0
0	0	0	1	0	0

B

Fig. 3. Elaborazione del contorno con il metodo delle differenze (caso A: buona identificazione del contorno; caso B: identificazione debole)

In Figura 3 le differenze tra le due zone sono state eliminate dal procedimento alle differenze. Il valore dei pixel risulta diverso da zero solo in prossimità del contorno. Pertanto l'immagine viene ad assumere l'aspetto di un fondo nero (luminosità dei pixel = 0) solcato da una linea più chiara (luminosità dei pixel > 0). Naturalmente le linee di pixel non nulli seguono e marcano il contorno.

L'intensità delle linee che ne risultano è diversa nei due casi. Nel caso A, il più facile, ne risulta una linea la cui luminosità differisce da quella del fondo per circa il 40% dell'originale differenza di luminosità tra le zone separate dal contorno. Poiché la differenza originale era elevata la linea risultante è ben evidente, grazie anche al fatto che la linea risulta larga due pixel. Anche nel caso B, più difficile, la differenza tra fondo e linea risulta il 50% dell'originale differenza, ma trattandosi di differenza debolissima, altrettanto debole risulta la linea, che differisce per una sola unità dal fondo nero ed è larga un solo pixel. In conclusione il metodo alle differenza performa soddisfacentemente nei casi facili, ma cade nei casi di contorni caratterizzati solo da deboli differenze di luminosità.

Abbiamo già detto che il metodo dei resti è molto più potente del metodo della media, vediamo quindi come si comporta in questo caso, applicando in sequenza prima i resti e poi le differenze. Il risultato è nelle seguenti Figure 4 e 5 rispettivamente per il risultato dei resti e poi delle differenze

120	120	118	202	200	200
120	120	118	202	200	200
120	120	118	202	200	200

A

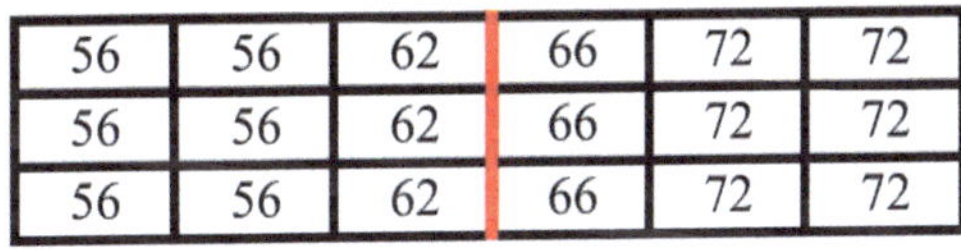

56	56	62	66	72	72
56	56	62	66	72	72
56	56	62	66	72	72

B

Fig. 4. Elaborazione con il metodo dei resti

L'elaborazione con i resti mostra di essere sensibile alla presenza del contorno, marcandolo con due linee che differiscono in luminosità, sia pure di poco, dalle zone uniformi senza arrivare all'eliminazione delle differenze di luminosità tra le zone. Per ottenere un risultato comparabile a quello di Figura 3, che è il nostro benchmark, applichiamo il metodo delle differenze al risultato ottenuto con il resto. Il risultato è riportato in Figura 10.

0	1	32	33	0	0
0	1	32	33	0	0
0	1	32	33	0	0

A

0	2	1	0	3	0
0	2	1	0	3	0
0	2	1	0	3	0

B

Fig. 5. Differenze applicate al risultato dei resti

L'applicazione delle differenze ai resti ha portato il valore del fondo uniformemente a zero, come nel caso della Figura 3. Nel caso A, il più facile, ha praticamente dimezzato la differenza di luminosità tra fondo e linea che marca il contorno. È un peggioramento di prestazione rispetto alle pure differenze di Figura 3, ma rimane sempre un ragguardevole risultato. Nel caso B, il più difficile, la prestazione è invece nettamente migliorata ed il contorno viene ora marcato da una linea larga 4 pixel (invece di uno) e la cui differenza massima di luminosità dal fondo è tripla di quella trovata con le differenze da sole superiore del 50% alla originale differenza di luminosità tra le zone che individuano il contorno. Nel caso difficile, dove più è necessario, i resti hanno dimostrato di consentire prestazioni migliori rispetto al metodo della media. Naturalmente questo confronto è tra casi elementari e sono da aspettarsi dai resti prestazioni ancora migliori se usati in connessione con metodi di elaborazione sofisticati.

Il caso B peraltro rappresenta la performance minima: vi sono casi in cui i risultati possono essere molto migliori. In Figura 6 è riportato il caso C, altrettanto difficile del caso B, perché la differenza di luminosità tra le zone è ugualmente pari a due unità:

95	95	95	97	97	97
95	95	95	97	97	97
95	95	95	97	97	97

Fig. 6. Elaborazione del contorno (caso C, lieve differenza di valori di luminosità in corrispondenza con una transizione del resto)

L'elaborazione con i resti e successivamente con le differenza dà i risultati di Figura 7:

248	248	254	2	8	8
248	248	254	2	8	8
248	248	254	2	8	8

solo resti

0	2	97	96	3	0
0	2	97	96	3	0
0	2	97	96	3	0

resti (+ differenze)

Fig. 7. Elaborazione del contorno con il metodo del resto (caso C, lieve differenza di valori di luminosità in corrispondenza con una transizione del resto)

Il caso C dà risultati spettacolari, portando ad una identificazione molto netta del contorno. L'originale differenza di luminosità di due unità tra le due zone è amplificata di circa 50 volte nella differenza di luminosità tra la linea e lo sfondo.

I risultati così trovati numericamente vengono ora tradotti in immagini. Nella Figura 8 sono confrontati i tre casi originali (A, B e C) e le elaborazioni con le differenze e con il resto già discussi.

Dalle immagini si vede con evidenza che i casi B e C sono veramente difficili: la differenza di luminosità tra le due metà dell'immagine è a malapena percepibile ad occhio nudo e i metodi di elaborazione alle differenze danno un'immagine del contorno impossibile da percepire. Le differenze danno un certo risultato solo nel caso A, il più facile.

Il resto dà risultati buoni nel caso A (nel quale il contorno è marcato debolmente, ma ancora percepibile, scarsi nel caso B, nonostante il miglioramento rispetto alle differenze, non sufficiente a rendere visibile il contorno ed eccezionali nel caso C dove il contorno è marcato in tutta evidenza.

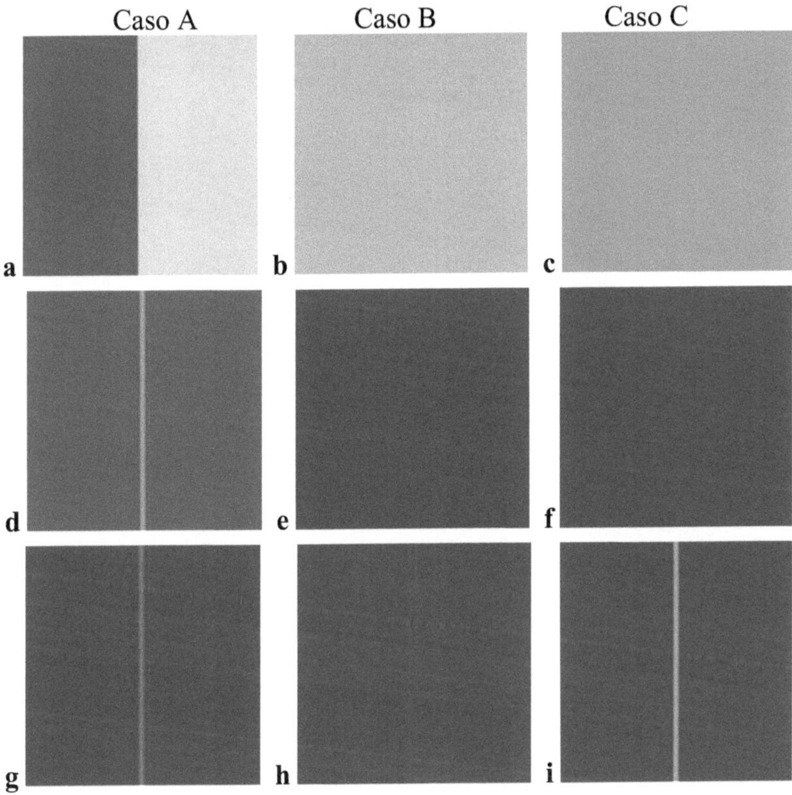

Fig. 8a-i. Confronto tra le elaborazioni con le differenze ed il resto. **a-c** Immagini originali dei casi A, B e C; **d-f** contorno con le differenze; **g-i** contorno con il resto

Resta così dimostrata la potenza assai superiore del resto rispetto alle differenze nell'identificare i contorni. Nei casi facili il resto può essere peggiore anche delle differenze, ma resta accettabile. I casi difficili sono proprio quelli che mettono il resto in condizione di lavorare meglio e di mettere in evidenza caratteristiche dell'immagine originali difficilmente visibili ad occhio nudo.

Effetti indesiderati del metodo dei resti

Dopo aver messo in luce la potenza del resto e a quale livello di prestazioni può giungere, dobbiamo mostrare anche gli eventuali inconvenienti cui va incontro, per mettere in guardia da cattive interpretazioni e da casi dubbi

Anche in questo caso ci serviamo di un'immagine di prova artificiale che rappresenta un piano uniformemente nero su cui è appoggiata una struttura circolare di luminosità crescente dalla periferia verso il centro. La luminosità varia linearmente da zero alla periferia (come il piano) fino a 255 (per il vertice). Ne risulta una immagine come quella che si vede in Figura 9 nella quale la struttura circolare si vede parzialmente e il punto più luminoso si trova decentrato in basso a destra. In Figura 9 si vede un alone sfumato, con una zona centrale molto chiara ed un contorno grigio tra la figura circolare e lo sfondo nero.

Fig. 9. Zona circolare di luminosità variabile tra un punto centrale (chiaro) e la periferia (scura)

Nella Figura 10 la stessa immagine è rappresentata dopo l'elaborazione con il metodo dei resti, che forniscono un'immagine dalla forma a bersaglio.

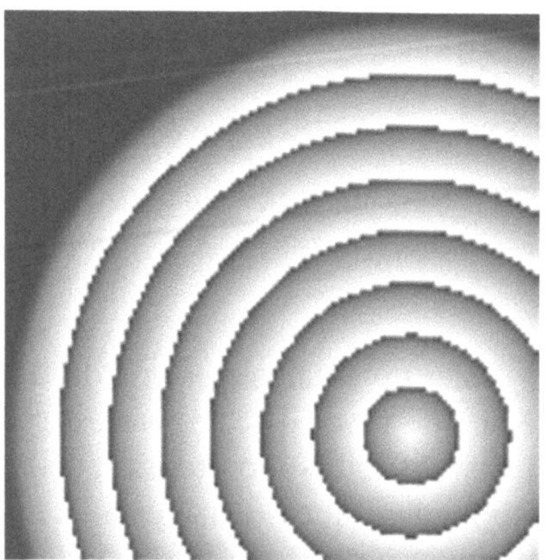

Fig. 10. Elaborazione dell'immagine di Figura 9. Metodo dei resti

L'immagine appare nettamente trasformata. I principali cambiamenti sono:

a) l'estensione della struttura circolare è delineata meglio: la struttura stessa appare nella sua vera dimensione, mentre in Figura 9 la parte esterna della struttura era confusa con lo sfondo;
b) la circolarità della struttura è ben evidenziata, mentre in Figura 9 la sfumatura non permette di stabilire con l'ispezione visiva quanto la circolarità sia perfetta;
c) il centro della struttura non è più il punto più luminoso, anzi appare meno luminoso di alcune zone degli anelli periferici;
d) i contorni degli anelli sono irregolari e permettono di individuare delle irregolarità sistematicamente ripetute nelle otto direzioni della Rosa dei venti.

Le prime due caratteristiche sono positive, infatti permettono di giudicare meglio la forma e l'estensione dell'oggetto. Le altre due al contrario sono degli artefatti dovuti il metodo dei resti. Nella figura sorgente non vi sono punti luminosi distanti dal centro e tantomeno vi sono strutture raggiate che si dipartono dal centro. Quest'ultimo punto merita un commento particolare: le strutture raggiate sorgono dal gioco degli arrotondamenti della luminosità: la struttura a perfetta simmetria raggiata dell'immagine interferisce con la griglia sostanzialmente cartesiana dei pixel e dà luogo ad irregolarità che nell'immagine originale non si percepiscono. Il metodo dei resti come intensifica altre caratteristiche dell'immagine esalta anche queste.

Gli anelli della Figura 10 mettono in evidenza le linee di uguale livello (di luminosità) nella figura originale e questo è un effetto che può essere desiderabile. Peraltro, quando si parla di linee di uguale livello si deve mettere in chiaro che le linee anulari della Figura 10 non marcano né livelli specificati a priori, né sono necessariamente uniformemente spaziate. Per questo si veda la Figura 11 dove è diagrammato per confronto l'andamento della luminosità nelle due figure lungo lo stesso diametro della struttura circolare.

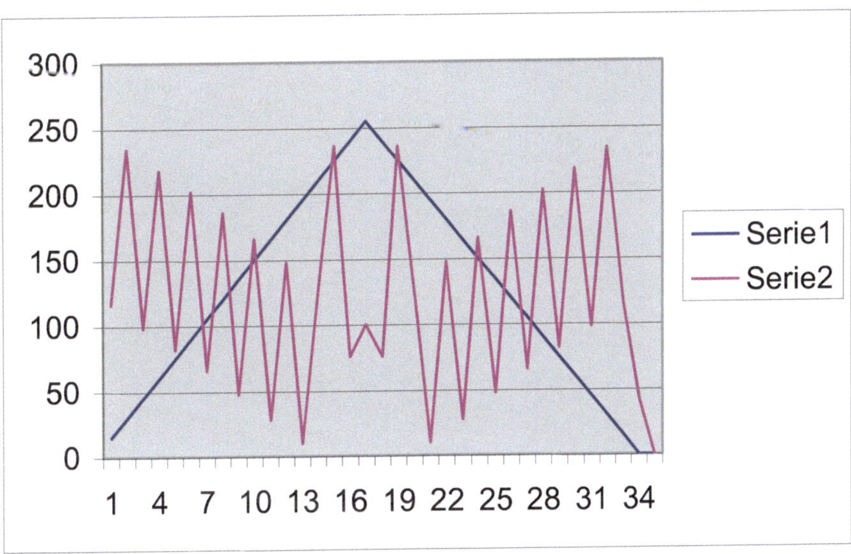

Fig. 11. Serie 1: luminosità lungo un diametro nell'immagine originale; serie 2 (in rosso): luminosità lungo lo stesso diametro con l'elaborazione dei resti

La figura mette in chiaro che i picchi ottenuti con l'elaborazione del resto hanno le seguenti particolarità:

i) non sempre sono uniformemente spaziati (i due più vicini al vertice sono più distanti tra loro di quanto non siano gli altri);
ii) il loro valore di luminosità non è in relazione semplice con la luminosità del corrispondente punto dell'immagine originale;
iii) la parte centrale risulta realmnente meno luminosa di alcuni anelli.

Tutto quanto sopra deve mettere in guardia contro possibili interpretazioni errate delle immagini ottenute con il metodo del resto. È chiaro quindi che prima di essere sicuri dell'interpretazione da dare alle immagini ottenute per mezzo dei resti è necessaria una estesa campagna empirica di correlazione tra quanto si vede e quanto c'è.

Conclusioni

Il metodo del resto si rivela molto più potente di quello della media perché a parità di stimolo dà una risposta 8 volte maggiore.

Il metodo dei resti risulta di particolare potenza nell'individuare le linee di contorno, che separano zone dell'immagine di luminosità differente. In condizioni favorevoli può esaltare una piccola differenza di luminosità tra le zone, dando luogo ad una linea di separazione fino a 50 volte più intensa della differenza di luminosità rilevata.

È necessario trovare correlazioni empiriche tra immagini elaborate con il metodo dei resti ed i particolari effettivi rappresentati sull'immagine originale, per evitare distorsioni dovute alla interferenza della tassellatura cartesiana del sistema dei pixel ed eventuali strutture a simmetria circolare presenti nell'immagine.

Utilità dei sistemi ACM nell'imaging medico

Ubaldo Bottigli
Professore Ordinario, Università di Sassari & Sezione INFN di Cagliari, Struttura Dipartimentale di Matematica e Fisica – Sassari

Nella fisica medica il software riveste un ruolo importante e di grande interesse. In particolare, negli ultimi anni, vi è una richiesta crescente di tool di sviluppo per l'analisi delle immagini digitali di tipo biomedicali.

La ricerca nel campo dell'Intelligenza Artificiale sta sviluppando degli importanti strumenti di analisi necessari a sopperire ai recenti bisogni in questo settore: l'interesse generale è centrato nello sviluppo di sistemi di **CAD** (Computer Aided Diagnosis) o **CADe** (Computer Aided Detection). Questi sistemi, di ausilio ai radiologi, sono in grado di evidenziare zone d'interesse dell'immagine potenzialmente assimilabili a patologie e, in alcuni casi, anche di effettuare una classificazione della malignità della patologia stessa.

Questi sistemi di riconoscimento hanno bisogno in generale di filtri in grado di elaborare al meglio l'immagine a disposizione, per aumentare il rapporto segnale/rumore; in altre parole vi è la necessità di evidenziare le patologie, riducendo il più possibile i falsi positivi, senza però perdere le informazioni utili. In seguito le zone trovate vengono caratterizzate da alcuni indici o proprietà complessive utili per costruire il vettore di dati d'ingresso per il sistema di classificazione. Purtroppo non esistono dei filtri abbastanza generali, capaci di lavorare correttamente su ogni tipologia di strutture da rilevare.

Prendendo ad esempio il mammogramma, nel caso di ricerca delle microcalcificazioni si tenta di individuare i cosidetti "cluster", ovvero gruppi di oggetti molto piccoli e brillanti rispetto allo sfondo scuro. Tali cluster però sono divisibili in varie tipologie essendo costituiti da elementi di intensità e/o forme diverse (Fig. 1). Spesso un filtro classico che enfattizza una certa classe di cluster si comporta meno bene con le altre: cluster di microcalcificazioni a bassa intensità possono essere tagliate da un filtro passa-alto, oppure cluster di piccole strutture allungate possono essere eliminate da filtri che evidenziano strutture puntiformi.

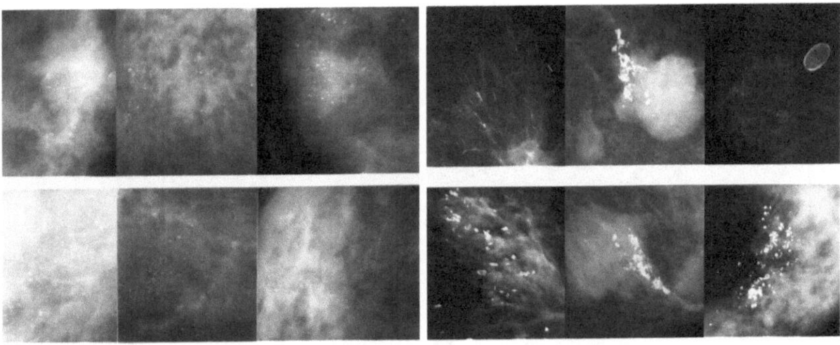

Fig. 1. Particolari di immagini mammografiche con presenza di microcalcificazioni di varie tipologie

Proprio in questo contesto di difficoltà di generalizzazione, sono interessanti i risultati, ottenuti dall'autore, basati sui sistemi filtri ACM, New IAC e PmH. Questi risultati sono interessanti in sé ed anche in comparazione alle prestazioni che si sono ottenute da filtri basati sulla trasformata wavelet (Figg. 2-5).

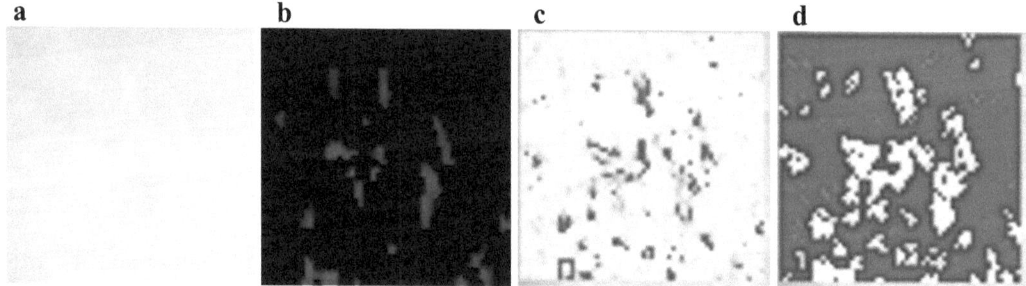

Fig. 2a-d. Microcalcificazioni a stampo maligne, finestra 60×60. **a** Sorgente; **b** filtro wavelet; **c** New IAC; **d** PmH

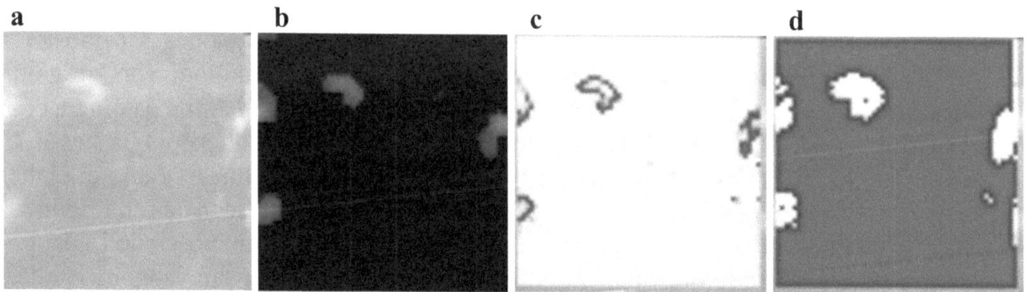

Fig. 3a-d. Microcalcificazioni a stampo sospette, finestra 60×60. **a** Sorgente; **b** filtro wavelet; **c** New IAC; **d** PmH

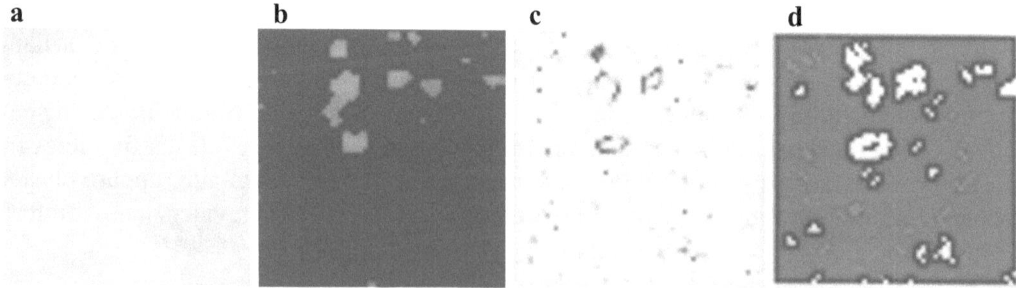

Fig. 4a-d. Microcalcificazioni miste maligne, finestra 60×60. **a** Sorgente; **b** filtro wavelet; **c** New IAC; **d** PmH

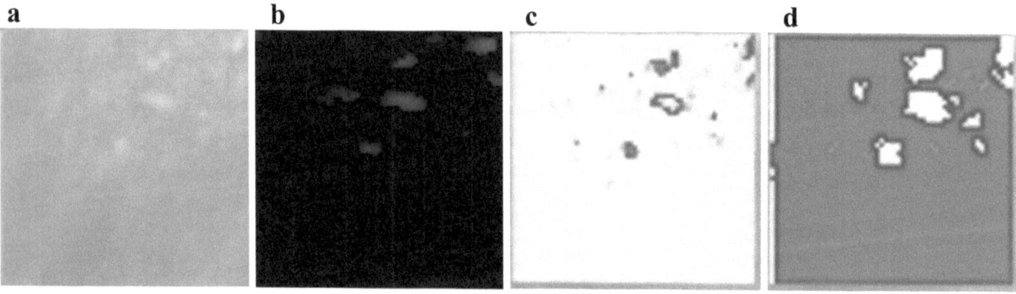

Fig. 5a-d. Microcalcificazioni miste maligne, finestra 60×60. **a** Sorgente; **b** filtro wavelet; **c** New IAC; **d** PmH

Altro caso d'interesse per la mammografia è dato dalle opacità ovvero strutture di qualche centimetro con contorni particolari. In questo caso l'interesse è ovviamente nel tracciamento puntuale dei contorni della patologia che risulta essere molto complicato a causa del tessuto ghiandolare della mammella. Il problema è così arduo che spesso, anche per il radiologo, è difficile definire quali siano i veri contorni della lesione, mascherati come sono da un tessuto simile. È evidente quindi come sia interessante sfruttare le potenzialità offerte dai sistemi ACM (Figg. 6, 7) per la gestione dei contorni.

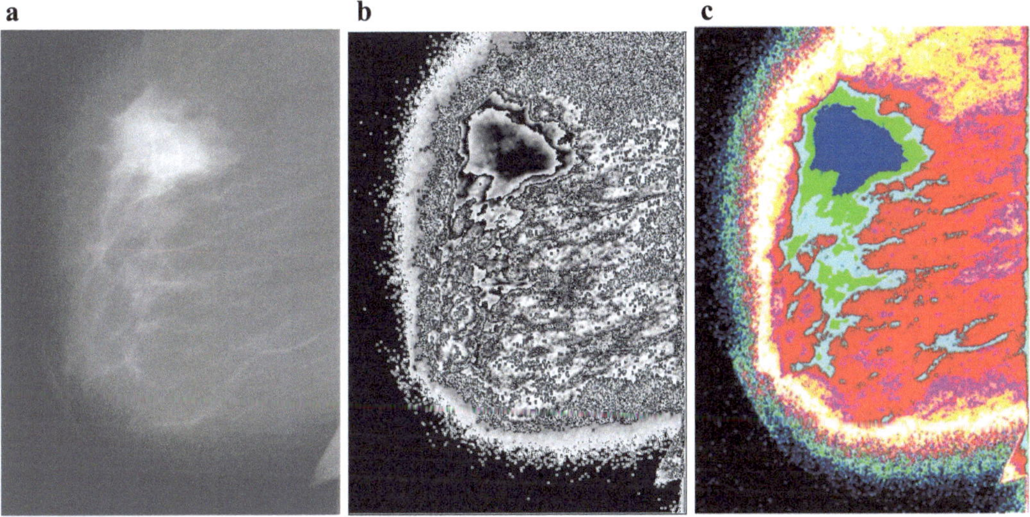

Fig. 6a-c. Lesione massiva maligna. **a** Sorgente; **b** CM Rem (media pesi); **c** CM Quot (media pesi)

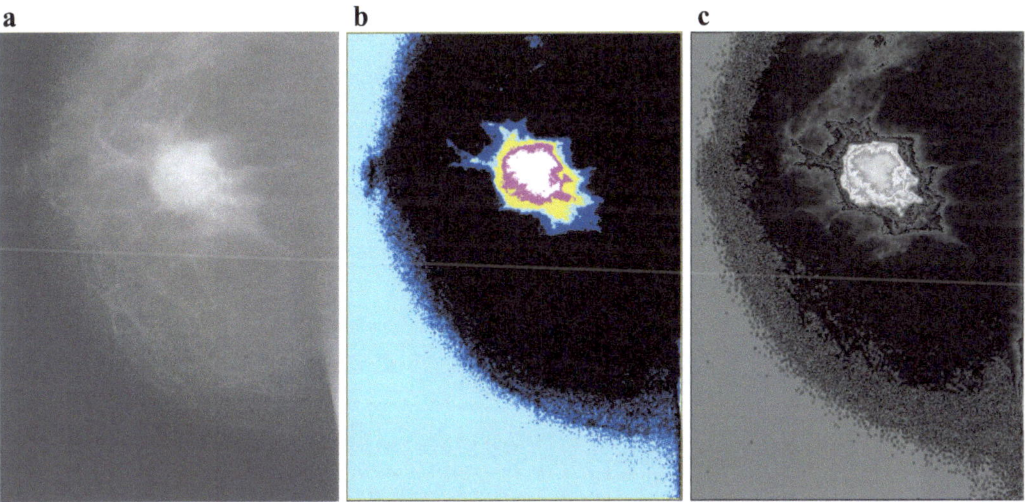

Fig. 7a-c. Lesione massiva maligna. **a** Sorgente; **b** Anti CM Squashed Quot (media pesi); **c** Anti CM Squashed Rem (media pesi)

In generale la validazione di ogni nuovo metodo di analisi dell'immagine biomedica richiede una stretta collaborazione con i medici interessati. L'utente finale deve riuscire a trovare una caratterizzazione delle strutture che realmente non è in grado di vedere, come nel caso delle stenosi di cui si parla nell'esempio angiografico. Solo in questo modo è possibile che il nuovo strumento entri a far parte della normale prassi clinica e in quel contesto dimostri le sue reali potenzialità in termini di aumento dell'accuratezza della diagnosi e riduzione dei falsi positivi.

In conclusione, sento di poter affermare che, gli algoritmi proposti in questa opera arricchiscono notevolmente le metodologie nel campo dell'elaborazione delle immagini mediche in aree di particolare interesse e sviluppo.

Angiografia: possibilità di analisi con i sistemi ACM

Franco Perona[1], Giorgio Castellazzi[1], Alessandra Curti[1], Guglielmo Maria Emanuelli[2]

[1] U.O Radiologia - Istituto Ortopedico Galeazzi, GSD - Milano
[2] Chirurgia Vascolare III - Istituto Ortopedico Galeazzi, GSD - Milano

La diagnostica per immagini ha avuto una crescita quasi inimmaginabile negli ultimi 30 anni per l'evoluzione e l'affinamento delle indagini tradizionali sia sul piano tecnico, sia su quello metodologico: tale progresso ha modificato in maniera sostanziale la possibilità di utilizzare le tecniche di imaging, quali opportuni e sempre più necessari supporti all'accertamento diagnostico, all'inquadramento prognostico ed al monitoraggio della malattia, grazie anche all'integrazione delle informazioni diagnostiche mediante sistemi di elaborazione post-processing e ricostruzione delle immagini.

Inoltre, l'incremento delle prestazioni dei computer e la migliorata affidabilità dei sistemi informatici offre la possibilità di analizzare immagini con elevati standard di accuratezza e consente parallelamente di mettere in relazione informazioni da plurime sorgenti.

Tra le varie metodiche di tipo radiologico, l'angiografia diagnostica riveste un ruolo di primaria importanza e rappresenta allo stato attuale l'indagine di riferimento nello studio dei vasi arteriosi (carotidi, aorta toraco-addominale, assi iliaco-femorali e femoro-poplitei) o venosi, costituendo sempre più spesso il momento preliminare alle procedure interventistiche: essa consiste nell'opacizzazione diretta del distretto vascolare interessato, ottenuta mediante iniezione del mezzo di contrasto per via arteriosa, tramite un catetere introdotto per via femorale o omerale.

Le prime esperienze angiografiche risalgono agli anni trenta grazie agli esperimenti di Moritz, che studiò i vasi encefalici tramite puntura intracarotidea di ioduro di sodio; successivamente, a metà degli anni cinquanta, Seldinger propose la tecnica dell'accesso transfemorale e infine, verso gli anni settanta, venne introdotto l'uso di mezzo di contrasto non ionico, molto meglio tollerato dal paziente.

La radiologia interventistica, invece, rappresenta la metodica endovascolare del XXI secolo che, se un tempo veniva riservata a circostanze particolari come nel caso di controindicazioni ad altre tecniche chirurgiche, attualmente è entrata nei protocolli usuali della cura di numerose patologie: comprende, infatti, un insieme di sofisticati trattamenti di tipo medico, realizzati attraverso cateterismo arterioso, quali interventi di esclusione di Mav e aneurismi sacculari, di chemioterapia intrarteriosa, di embolizzazione di tumori, di dilatazione di vasi stenotici e di impianto di protesi vascolari su dilatazioni aneurismatiche. Tale procedura, rispetto all'intervento chirurgico, comporta ridotte complicanze e tempi di ricovero, non richiede nella maggior parte dei casi anestesia generale, non determina l'utilizzo di punti di sutura e ha un costo sociale basso (tempi veloci di riabilitazione e di ripresa dell'attività lavorativa).

Essa nasce all'incirca negli anni sessanta grazie agli studi di Luessendorf e Spence, che per primi tentarono di embolizzare una MAV.

Dal punto di vista prettamente tecnico, rispetto alla forma tradizionale, ha preso il sopravvento quella digitale di tipo sottrattivo (DSA, Angiografia Digitale Sottrattiva) che impiega un sistema radiologico tradizionale (generatore Rx, tubo Rx, intensificatore di brillanza, TV camera) unitamente ad un sistema d'elaborazione digitale che consente l'acquisizione, l'elaborazione, la rappresentazione e la memorizzazione d'immagini sotto forma numerica; a tali valori numerici viene poi attribuita una gamma praticamente infinita di livelli di grigio (un singolo livello di grigio per ogni pixel), che forma l'immagine definitiva a monitor.

Il principio fondamentale su cui si basa la DSA è l'acquisizione di un certo numero di sequenze senza contrasto, dette *maschere*, che vengono successivamente sovrapposte e sottratte alle sequenze iniettate. Il risultato finale sarà, se il paziente ha mantenuto una immobilità, la completa cancellazione delle zone limitrofe con la sola e chiara visualizzazione dei vasi opacizzati: infatti il contrasto, quasi impercettibile in assenza di sottrazione, viene amplificato con metodi logaritmici e questo spiega come sia possibile apprezzare differenze di densità molto basse (1-2%).

L'esecuzione di un esame angiografico, previa accurata preparazione del paziente, consta di tre momenti principali:

- Puntura con aghi di vario calibro muniti o meno di mandrino, introduzione di guide, metalliche o non, attraverso l'ago e il successivo inserimento coassiale, sulla guida, di cateteri di calibro interno corrispondente. Il paziente in decubito supino sul piano operatorio viene medicato nella zona d'ingresso dopo tricotomia. Con teli sterili si provvede a coprire le zone limitrofe alla sezione d'accesso: viene eseguita quindi l'anestesia superficiale e profonda. Nel punto di maggior percezione del polso (solitamente femorale od omerale in base alla sede da esaminare) si esegue incisione di qualche mm per rendere più facile lo scorrimento sia dell'ago sia del catetere. Accertata la giusta posizione dell'ago si introduce la guida metallica fino alla zona da esaminare (ciò consente di valutare la pervietà intravasale). Si estrae quindi l'ago e si innestano l'introduttore e il catetere sulla guida della lunghezza desiderata; una volta posizionato il catetere si procede all'estrazione della guida e con ausilio radioscopico si perfeziona la localizzazione del catetere stesso.
- Iniezione del mezzo di contrasto con contemporanea acquisizione delle immagini radiologiche mediante uno studio di base (aorta toracica o addominale) e selettivo, ovvero eseguito direttamente nel contesto del vaso in esame (es a. renale, a. carotide, ecc.)
- Estrazione del catetere al termine della procedura, cui segue compressione mirata sulla zona di introduzione per evitare la comparsa di ematomi.

Le principali condizioni patologiche di cui si occupa l'imaging angiografico diagnostico e terapeutico sono le stenosi vascolari e le dilatazioni aneurismatiche.

La principale causa di stenosi del lume arterioso è l'arteriosclerosi, una malattia polidistrettuale che coinvolge diverse strutture vascolari con rischio di occlusioni e, come nel caso delle arterie carotidi, di eventi cerebrali acuti (attacchi ischemici transitori, lesioni ischemiche o infarti cerebrali); in secondo luogo, restrizioni del calibro vasale possono dipendere anche dalla presenza di coaguli sanguigni.

L'angiografia diagnostica permette di evidenziare dov'è localizzata con esattezza l'ostruzione vasale, di definirne la gravità e la causa.

Nei casi selezionati per la procedura endovascolare, i vasi affetti da stenosi possono essere trattati con una dilatazione (Percutaneous Transluminal Angioplasty – PTA), eventualmente associata al posizionamento di una struttura metallica (stent) che è destinata a mantenere pervio il distretto vascolare patologico. Entrambe le procedure – PTA o inserimento di stent – vengono effettuate senza un approccio chirurgico, mediante un accesso percutaneo generalmente trans-femorale e sempre più spesso in associazione l'una all'altra.

Lo scopo della dilatazione è quello di creare una pervietà del lume vasale tale da garantire la rivascolarizzazione del tratto stenotico. Gli stent sono catalogabili in due principali categorie:

- *Stent Autoespansibili*, caratterizzati dalla capacità di raggiungere autonomamente un diametro prefissato che verrà scelto in base alle caratteristiche del vaso da dilatare. Ad esempio, se la stenosi da trattare sarà diagnosticata all'interno di un vaso di circa 6mm di diametro, potrà essere scelto uno Stent di calibro adeguato rispetto a quello vasale così da garantire, grazie alla forza radiale della maglia metallica, un effetto di "tensione" sulla parete arteriosa che pertanto rimarrà pervia. L'utilizzo degli Stent autoepansibili è particolarmente frequente nella patologia carotidea e femorale, in quanto l'adattabilità e la maggiore delicatezza delle maglie proteiche garantiscono un rimedio alla condizione di stenosi, evitando traumatismi arteriosi (dissezioni o rotture arteriose) con "stress" meccanico da dilatazione per l'utilizzo di cateteri a palloncino.
- *Stent Balloon Expandable*, montati coassialmente al lume stenotico e poi fissati alla parete arteriosa grazie alla dilatazione di un catetere a palloncino da angioplastica. In passato erano caratterizzati da un profilo alto, che ne poteva ostacolare la veicolazione attraverso il vaso patologico; attualmente invece, grazie ai progressi della tecnologia, sono ampiamente diffusi in ambito coronarico, renale e periferico. Il loro utilizzo nei piccoli vasi è stato inoltre migliorato grazie alla tecnica coassiale di passaggio del filo guida "mono-rail", che permette un miglior controllo delle fasi di inserimento, passaggio ed espansione. Tali Stent, una volta espansi, hanno una significativa rigidità e ottimale capacità di espansione nel contesto del lume stenotico, benché la dilatazione comporti sempre un rischio di lesione sulla parete arteriosa. Attualmente, sono anche disponibili Stent di calibro ridotto, che permettono un agevole passaggio anche in vasi con stenosi estremamente serrate, e Stent che si caratterizzano per una "variabilità del diametro" in relazione alla pressione di dilatazione del catetere a palloncino. Quest'ultima caratteristica permette quindi di ottimizzare il calibro dello Stent con il diametro del vaso e di diminuire drasticamente l'insorgenza di complicanze.

La complicanza principale, soprattutto per quel che riguarda la patologia carotidea, è la restenosi ovvero la successiva riocclusione del vaso arterioso precedentemente trattato, sintomatica mediamente nel 2% dei casi. L'incidenza varia dal 9% al 32% e la sua comparsa è del 10% nel primo anno, 3% nel secondo, 2% nel terzo e 1% nei successivi. Il suo trattamento è indicato solo nei casi di grado elevato o in presenza di sintomi neurologici correlati.

Riguardo alla patologia aneurismatica, essa rappresenta la decima causa di morte nella popolazione americana, con netta prevalenza per il sesso maschile, e corrisponde ad una dilatazione permanente e irreversibile di un'arteria, qualora il diametro traverso superi almeno il 50% di quello che caratterizza il restante decorso del vaso stesso. La dilatazione del calibro di un'arteria risulta dalla concomitanza di più fattori, quali l'aterosclerosi, fattori flogistici, il fumo e l'invecchiamento, anomalie congenite e degenerazioni della tonaca media e comporta a livello della parete un eventuale assottigliamento, ispessimento, protrusione o fissurazione con conseguente rottura, stenosi o dissezione; se ne riconoscono diverse tipologie, tra cui quella fusiforme, sacculare, dissecante, pseudo-aneurismatica, ecc. Lo sviluppo di tale patologia può essere del tutto silente oppure correlarsi a sintomi quali senso di malessere e dolore addominale posteriore, soprattutto nelle condizioni in acuto di rottura o fissurazione.

L'angiografia diagnostica consente la valutazione delle dimensioni e dell'estensione della sacca e del colletto aneurismatico e l'eventuale interessamento dell'asse iliaco-femorale.

Lo scopo del trattamento endovascolare è quello di escludere in modo definitivo la sacca aneurismatica dal circolo arterioso principale: la procedura viene eseguita previa anestesia epidurale e tramite posizionamento all'interno del lume dilatato di una protesi ricoperta in PTFE (poli-tetra-fluoro-etilene), di cui deve essere mantenuta la pervietà e l'integrità nel tempo. L'approccio alla tecnica endovascolare deve avvenire solo dopo aver valutato con accuratezza le esatte misure dell'aneurisma, mediante angiografia diagnostica pre-operatoria oppure attraverso le innovative elaborazioni di post-processing delle immagini Tc/Rm con workstations dedicate: è necessario, infatti, valutare la lunghezza del colletto e i diametri della sacca aneurismatica, del colletto distale, delle iliache comuni ed esterne; è inoltre fondamentale per la corretta e soddisfacente esecuzione della procedura, che vengano rispettati alcuni requisiti anatomici, quali la presenza all'estremità dell'aneurisma di almeno 10-15mm di parete aortica normale, l'assenza di eccessive angolazioni del vaso di interesse e un calibro adeguato (>8-9mm) a livello dell'accesso iliaco-femorale.

Le protesi utilizzate possono essere sostanzialmente di due tipi, modulari o monoblocco: il primo tipo è quello più diffuso, in quanto applicabile anche in condizioni anatomiche complesse, ed è caratterizzato dall'assemblaggio di più segmenti di misure diverse; il secondo tipo, invece, è costitutito da un solo componente, fattore che esclude la possibilità di disconnessione.

La complicanza principale consiste nella formazione di un *endoleak*, ovvero la presenza di flusso ematico al di fuori della protesi, ma all'interno dell'aneurisma, condizione in grado di determinare successiva ulteriore dilatazione e rottura del vaso: la fonte dell'endoleak può dipendere da difetto delle anastomosi prossimali o distali dell'endoprotesi, da distacco di componenti modulari del device, da difetti del tessuto protesico e ancora da rami collaterali dell'aorta, il cui flusso sia invertito. È quindi necessario ricorrere a un follow-up su base Tc a una distanza dalla procedura di 2-4 giorni, 3-6-12 mesi e successivamente una volta all'anno, per monitorare l'evoluzione del quadro clinico e predisporre eventuali misure correttive.

Nel complesso, i vantaggi della metodica angiografica consistono prevalentemente nell'elevata sensibilità e rapidità con cui si ha la possibilità di documentare i vari gradi di stenosi vasale, permettendone un adeguato trattamento endovascolare; al contrario, i suoi limiti sono legati alla relativa invasività, alla possibilità, bassa ma non assente, di complicazioni di vario genere, quali dissecazioni e lesioni intimali, e alla necessità di assoluta immobilità da parte del paziente.

Queste considerazioni preliminari permettono di comprendere l'utilità, ma anche la complessità di tutte le manovre che caratterizzano un intervento correttivo nel contesto di una patologia vascolare.

Proprio in questa ottica, negli ultimi decenni, l'imaging radiologico è stato caratterizzato da un notevole affinamento e sofisticazione tecnologica grazie allo studio, alla progettazione e all'introduzione nel campo clinico di apparecchiature sempre più evolute e di protocolli di indagine meno invasivi e quindi meglio tollerati dai pazienti.

L'angiografia diagnostica è stata quindi affiancata da indagini alternative, quali l'ecodoppler, e soprattutto l'angio-Tc e l'angio-Rm, che hanno il pregio di poter processare e ricostruire le immagini vascolari secondo piani 2D-3D, così da consentire un'analisi computerizzata non-invasiva e poter pianificare prima del trattamento endovascolare le corrette e precise misure di stent, protesi per aneurismi, ecc. Per questo scopo sono state create delle particolari workstations (ad esempio, Dextroscope, Volume Interactions - Bracco), in grado di fondere un'interfaccia di realtà virtuale con la rappresentazione volumetrica in tempo reale: in questo ambiente stereoscopico, l'utente può lavorare interagendo con i dati

3D e utilizzare entrambe le mani per manipolare il volume con i diversi strumenti che il sistema mette a disposizione; questo permette un lavoro veloce ed intuitivo anche con complesse immagini multi-modali, per una chiara comprensione 3D dell'anatomia del caso.

Ad ogni modo, l'angiografia diagnostica, ampiamente codificata ed effettuata secondo linee guida accettate dalla comunità scientifica, non ha subito un decremento in interesse; anzi, si riscontra una sempre maggior spinta da parte della ricerca e delle industrie a rendere più efficiente tale sistema di imaging, in considerazione soprattutto delle recentissime innovazioni nel campo delle *Artificial Sciences* (AS): si tratta, infatti, di un insieme di metodiche complementari all'angiografia digitale che utilizzano elaborazioni computerizzate in grado di fornire un'analisi delle strutture vascolari, non possibile con le metodiche tradizionali, ma di fondamentale utilità nella pratica clinica.

In questo contesto rientrano gli studi sulle ACM o Active Connection Matrix, ovvero un insieme di algoritmi progettati da Semeion per il trattamento delle immagini: si tratta di una nuova modalità di processamento dell'immagine che non viene elaborata secondo criteri precedentemente stabiliti, né viene interpretata alla luce di specifici vincoli metodologici.

L'obiettivo di questa nuova metodologia computerizzata è in definitiva l'estrazione delle caratteristiche delle immagini a partire dai diversi gradi di luminosità.

In quest'ottica abbiamo analizzato, mediante il ricorso ad angiografia digitale selettiva (immagine originale), il caso di una paziente affetta da stenosi pre-occlusiva dell'arteria succlavia destra, ovvero uno dei principali vasi arteriosi del collo, documentando il grado di ostruzione prima, durante e dopo posizionamento in tale sede di stent dedicato; in un secondo tempo, questi dati sono stati integrati e confrontati con le analisi sperimentali dei sistemi ACM (immagine CM Rem+Quot, CM Anti Squashed, New IAC), per validarne la corrispondenza dal punto di vista diagnostico e la fattibilità di un utilizzo clinico futuro.

In particolare, previa puntura trans-femorale, è stata eseguita un'angiografia diagnostica dei tronchi sovraortici con particolare interesse per l'arteria succlavia di destra, come evidenzia l'immagine "originale" angiografica in Figura 1: a tale livello si osserva una forte riduzione di calibro per presenza di placca occlusiva, con conseguente decremento del flusso nei segmenti a valle; anche i corrispettivi 3 modelli esplicativi ottenuti con sistemi ACM riportano tale ostruzione, soprattutto quello CM Rem+Quot, ove il colore in blu all'interno del vaso equivale al punto critico di stenosi. In seguito, è stata eseguita la parte iniziale della metodica interventistica, ovvero il posizionamento dello Stent non ancora dilatato nel punto di interesse, come testimoniano le immagini in Figura 2: fino a questo punto della procedura, il grado di informazione ottenuto tramite l'integrazione dei suddetti processi computerizzati risulta sostanzialmente sovrapponibile.

Il momento esplicativo dell'utilità dei sistemi ACM coincide quindi con le fasi successive, ovvero con la dilatazione dello stent precedentemente posizionato, come si osserva in Figura 3: l'immagine angiografica "originale", infatti, è in grado di dimostrare l'avvenuto ripristino del flusso vascolare nel punto di stenosi, senza però definirne i parametri di velocità interna, cioè non fornisce informazioni esaustive sull'ottenimento di un risultato ottimale anche dal punto di vista dinamico; i modelli ACM, al contrario, evidenziano a tale livello un flusso a velocità ridotta rispetto ai tratti a monte e a valle, nonostante il lume sia stato ripristinato dalla procedura intervenzionale.

Questa valutazione sperimentale riveste notevole importanza dal punto di vista clinico-terapeutico: l'utilizzo, infatti, di questi sistemi integrati potrebbe consentire di risolvere il deficit dinamico accorso ricorrendo, direttamente durante la metodica originaria, a una seconda dilatazione del vaso senza necessità di un successivo trattamento invasivo. Nel caso della nostra paziente, l'operatore radiologo, grazie alla pluriennale esperienza pratica in angiografia, si è accorto direttamente dalle immagini "originali" del deficit dinamico, per cui è stato in grado di ricorrere con successo a una seconda dilatazione durante la procedura primitiva, come riportato in Figura 4: ad ogni modo, riteniamo che l'integrazione intra-procedurale di questi nuovi modelli di analisi delle immagini possa rappresentare un supporto diagnostico di indubbia utilità, per la valutazione estemporanea del successo o meno di una procedura, soprattutto nei casi di maggior complessità e urgenza, ove le sole immagini angiografiche non sono in grado di fornire informazioni esaustive sugli aspetti fluido-dinamici del vaso trattato.

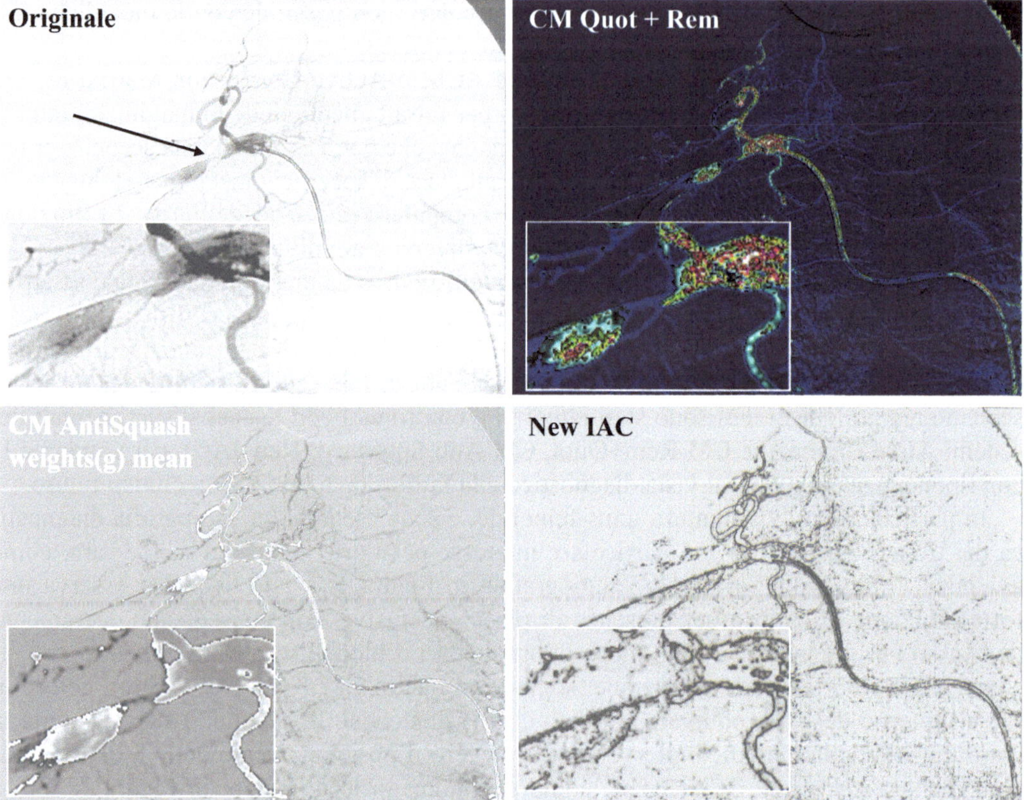

Fig. 1. Stenosi succlavia. Immagine originale prima dell'intervento, con la stenosi indicata dalla freccia e riportata nel riquadro, e i risultati di 3 sistemi ACM che mettono in evidenza particolari differenti

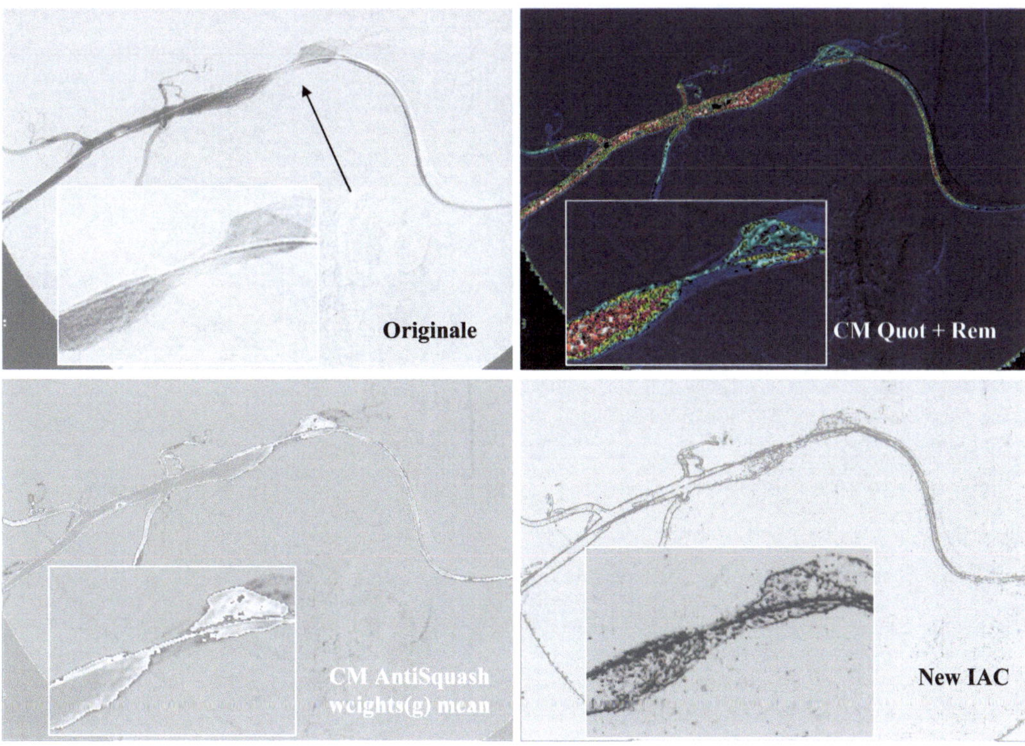

Fig. 2. Stenosi succlavia. Immagine ripresa durante l'intervento mentre il chirurgo sta inserendo lo stent nel punto indicato dalla freccia

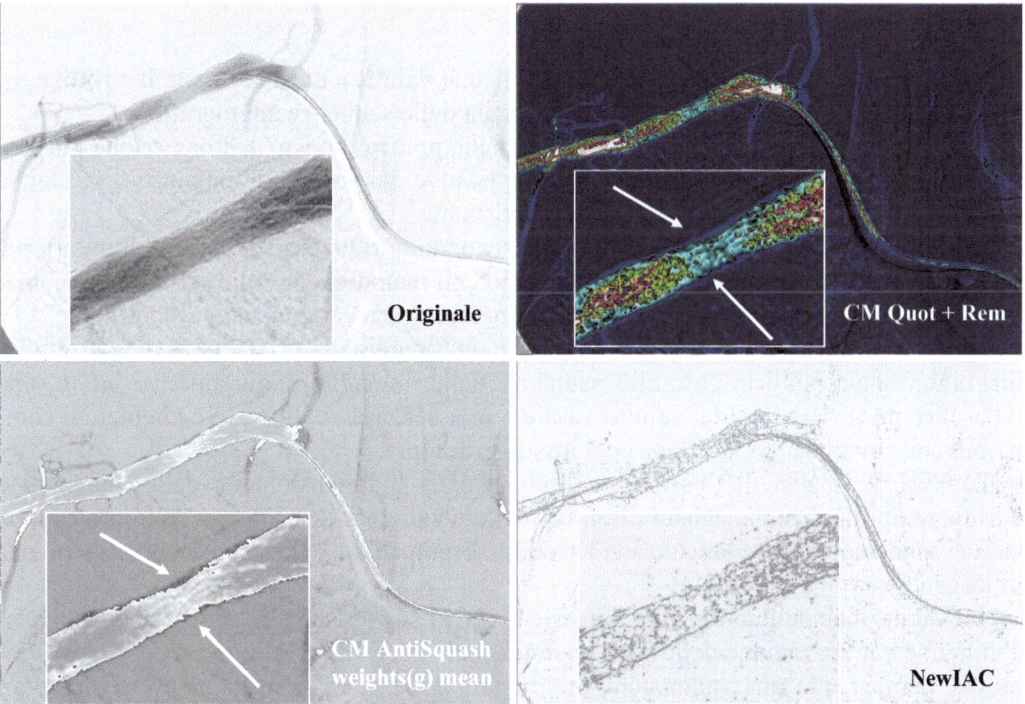

Fig. 3. Stenosi succlavia. Immagine ripresa durante l'intervento dopo che il chirurgo ha inserito lo stent nel punto indicato dalle frecce

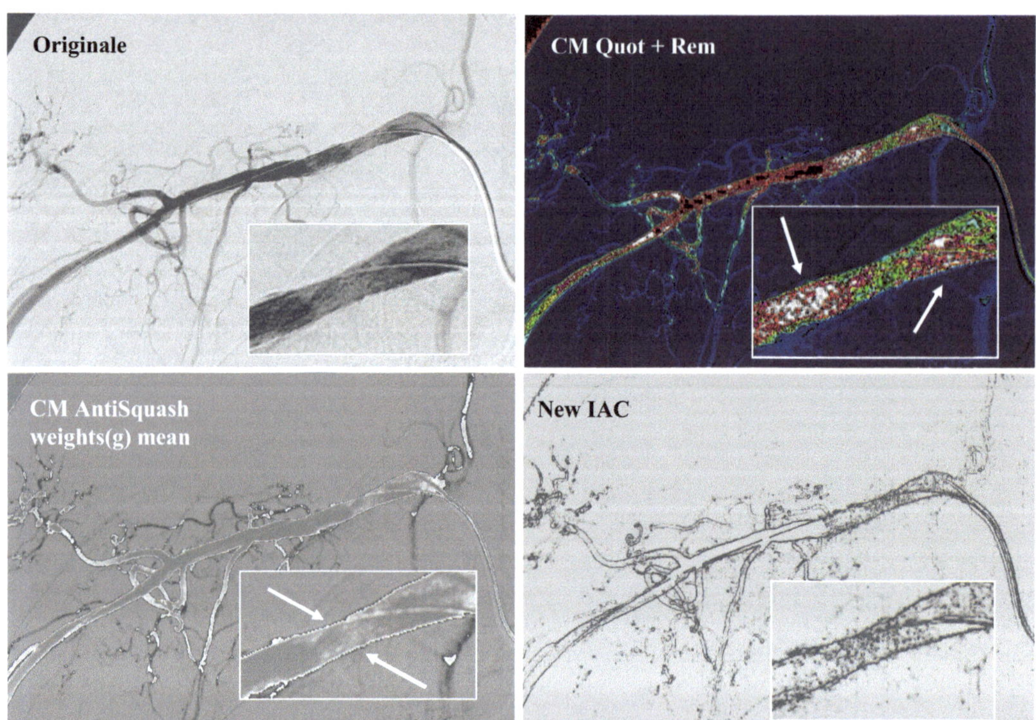

Fig. 4. Stenosi succlavia. Immagine ripresa al termine dell'intervento

Considerazioni finali

L'analisi delle immagini suggerisce, quindi, alcune valutazioni in base alle innovative informazioni ottenibili da un'analisi computerizzata delle sequenze angiografiche.

Quale utilità e quali possibilità d'impiego nella pratica clinica? L'impressione più evidente è legata alle interessanti opportunità applicative dei sistemi di diagnostica vascolare avanzata nell'ambito delle procedure interventistiche.

Ad esempio sappiamo che, quando viene scoperta la riduzione di calibro di un'arteria, esistono possibilità consolidate di un approccio con metodiche non invasive, come abbiamo esaminato nella descrizione preliminare: angioplastica – angioplastica/stent.

L'efficacia di queste procedure si basa sul monitoraggio diretto delle condizioni fluidodinamiche, analizzabili in base alle risultanze delle immagini angiografiche; infatti, una volta ottenuto il ripristino del calibro vasale e in assenza di significative alterazioni compatibili con complicanze, si ritiene conclusa la procedura.

Tuttavia, le analisi di flusso sono limitate dalla bidimensionalità delle immagini e dall'impossibilità di un'adeguata disamina delle condizioni di aderenza della protesi alla parete; sono inoltre scarsamente evidenziabili eventuali turbolenze nel contesto di una protesi endovascolare.

La valutazione delle immagini con sistemi ACM suggerisce allo stato attuale una possibilità di caratterizzazione delle stesse con un analisi del flusso all'interno del tratto di interesse, permettendo una valutazione preliminare delle condizioni di base e dei risultati della procedura sulla scorta della sequenza angiografica e, quindi, un'ulteriore analisi della parete vasale e della situazione della protesi da analizzare non in un momento successivo, ma sempre durante la procedura interventistica.

I vantaggi sono chiaramente percepibili: l'operatore può infatti identificare il target trattato ed analizzare il flusso nel contesto del segmento vascolare in esame, considerando le risultanze della procedura stessa.

La possibilità, quindi, di una più accurata percezione del rapporto parete-stent dovrà essere considerata come uno degli argomenti di maggiore interesse nello sviluppo delle nuove tecnologie endovascolari, mentre l'analisi mediante il sistema ACM rende ipotizzabile l'associazione di tale sistema ad una workstation DSA.

L'implementazione di un sistema di imaging angiografico comporta l'integrazione tra una metodica diagnostica ed un sistema di CAD (Computed Aided Diagnosis), così da creare un incremento delle informazioni diagnostiche e delle risultanze delle terapia endovascolare.

Nelle considerazioni esposte emergono con chiarezza le implicazioni di un abbinamento basato su individuazione del flusso e analisi della situazione e del posizionamento dello stent nell'ambito del lume vasale: si tratta di uno dei punti focali delle metodiche endovascolari, in quanto l'analisi della situazione dello stent costituisce non solo il momento primario della valutazione del risultato terapeutico, ma anche la garanzia della costanza del risultato stesso e, quindi, della pervietà vasale nel tempo.

Un processo di questo tipo assume un'enorme valenza clinica: infatti, le informazioni relative a pervietà, aderenza alla parete vascolare nativa e conformazione dello stent nel lume vasale costituiscono un progresso notevole nell'imaging diagnostico vascolare, ottenibile solo grazie all'utilizzo di metodiche diagnostiche integrate.

Possono i sistemi ACM essere descritti da una teoria di campo classica?

Gaetano Salina
Ricercatore, Istituto Nazionale di Fisica Nucleare, Sezione di Roma 2

Introduzione

Questo potrebbe sembrare un contributo del tutto inutile, parte con una domanda retorica, si sviluppa in otto pagine di formule e si conclude con una risposta, quasi ovviamente, negativa. Esso, però, vuol essere un punto di partenza per definire una metodologia che ci permetta di comprendere il perché i sistemi ACM funzionano così bene.

Le ipotesi esplicite alla base degli ACM (Sez.1.3.2) sono:

> "...Si può, a questo punto, affermare che tutte quelle *connessioni* e tutte quelle *equazioni di evoluzione delle connessioni* che nel loro sviluppo evidenziano e/o mostrano proprietà poco visibili o quasi invisibili dell'immagine, che invece sono *presenti* nell'oggetto dal quale l'immagine è stata generata, ..."
>
> "... *ogni immagine contiene al suo interno le matematiche inerenti che l'hanno prodotta.* L'esplicitazione di queste matematiche interne fornisce informazioni reali sull'oggetto dal quale l'immagine è stata prodotta. ..."

Mentre una ipotesi implicita che ci sembra cogliere è:

> "Le connessioni sono variabili correlate strettamente con la struttura del campo elettromagnetico dell'oggetto che ha generato l'immagine."

I sistemi ACM non sono, quindi, un semplice paradigma computazionale per estrarre informazione da una immagine, essi aspirano essere un modello teorico del processo di interazione luce-oggetto che da luogo all'immagine stessa.

Ora, è del tutto evidente che, per quanto complessa, l'interazione luce-oggetto è locale ed è di natura elettromagnetica. Risulta, quindi, del tutto naturale associare alle connessioni dei sistemi ACM il campo elettromagnetico ricordando come, nelle teorie di gauge, il campo elettromagnetico sia proprio la connessione dello spazio-tempo (Sez. 3). Il campo elettromagnetico si accoppia con campi dotati di carica elettrica, campi scalari complessi o campi spinoriali.

È, quindi, naturale chiedersi se le equazioni di evoluzione dei sistemi ACM sono quelle di un campo carico interagente con un campo elettromagnetico. Che la risposta sia negativa si può intuire subito, ricordando che le equazioni di Maxwell per il campo elettromagnetico sono equazioni alle derivate seconde mentre le leggi dell'evoluzioni delle connessioni sono equazioni lineari alle differenze prime.

Resta aperto il problema di identificare cosa siamo fisicamente connessioni e unità di un sistema ACM e resta la curiosità di vedere come evolve una immagine sotto le equazioni derivate nelle seguenti sezioni.

L'unico contributo positivo di questa riflessione è l'affermare che se vogliano che gli ACM siano dei modelli fisici dobbiamo cercare di scrivere le equazioni di evoluzione in termini di campi elettromagnetici e campi carichi.

1) Equazioni di Eulero – Lagrange

È noto come le equazioni del moto di un sistema meccanico classico siano dedotte dal principio di minima azione. Consideriamo come esempio una particella di massa m in un campo potenziale V(x). L'azione del sistema è

$$S=\int_{t_1}^{t_2} L(x,\dot{x})\,dt \qquad [1.1]$$

dove la lagrangiana è data da:

$$L(x,\dot{x})=K-V=\frac{1}{2}m\dot{x}^2-V(x) \qquad [1.2]$$

Il principio di minima azione richiede che le equazioni del moto rendano stazionaria l'azione rispetto a variazioni delle coordinate e del tempo, i.e. δS=0. Sia

$$\begin{aligned} t' &= t+\delta\tau \\ x'(t) &= x(t)+\delta x(t) \\ x'(t') &= x(t)+\delta x(t)+\dot{x}(t)\delta\tau = x(t)+\Delta x(t) \end{aligned} \qquad [1.3]$$

La richiesta δS=0 con condizioni di bordo fissate, $x(t_1) = x_1$ e $x(t_2) = x_2$, porta a

$$\begin{aligned} \delta S &= \int_{t_1}^{t_2} \left\{ \frac{\partial L}{\partial x}\delta x + \frac{\partial L}{\partial \dot{x}}\delta\dot{x} \right\} dt + L\,\delta\tau \Big|_{t_1}^{t_2} \\ &= \int_{t_1}^{t_2} \left\{ \frac{\partial L}{\partial x} - \frac{d}{dt}\left(\frac{\partial L}{\partial \dot{x}}\right) \right\} \delta x\, dt + \left(\frac{\partial L}{\partial \dot{x}}\delta x + H\,\delta\tau \right)\Bigg|_{t_1}^{t_2} = 0 \end{aligned} \qquad [1.4]$$

Il primo termine dà le equazioni di Eulero-Lagrange

$$\frac{\partial L}{\partial x} - \frac{d}{dt}\left(\frac{\partial L}{\partial \dot{x}}\right) = 0 \qquad [1.5]$$

mentre il secondo termine è nullo essendo

$$\begin{aligned} &\delta x(t_2) = \delta x(t_1) = 0 \\ &\text{e} \\ &H\left(\frac{\partial L}{\partial \dot{x}}, x, t_1\right) = H\left(\frac{\partial L}{\partial \dot{x}}, x, t_2\right) = \frac{\partial L}{\partial \dot{x}}\delta\dot{x} - L(\dot{x}, x) \end{aligned} \qquad [1.6]$$

dove H è l'Hamiltoniana del sistema che è una grandezza conservata.

L'equazione [1.5] per un sistema descritto dalla Lagrangiana data dalla [1.2] dà direttamente la legge di Newton per una particella classica: $m\ddot{x} = -\partial V / \partial x$.

Per una teoria di campo si procede in maniera totalmente analoga. Consideriamo un generico campo $\phi(x)$, una densità di Lagrangiana $\mathcal{L}$ che dipende dal campo e dalle derivate del campo rispetto le coordinate e una azione definite da

$$S[\phi] = \int_{t_1}^{t_2} L(\phi, \partial_\mu \phi)\, dt = \int \mathcal{L}(\phi(x), \partial_\mu \phi(x))\, dt\, d^3x = \int_R \mathcal{L}(\phi(x), \partial_\mu \phi(x))\, d^4x \qquad [1.7]$$

dove R indica un generico volume dello spazio-tempo delimitato da una superficie $\partial R = (R^3, t_2) - (R^3, t_1)$. Una generica variazione delle coordinate e dei campi

$$\begin{aligned} x'_\mu &= x_\mu + \delta x_\mu \\ \phi'(x) &= \phi(x) + \delta\phi(x) \\ \phi'(x') &= \phi(x) + \delta\phi(x) + (\partial_\mu \phi(x))\,\delta x_\mu = \phi(x) + \Delta\phi(x) \end{aligned} \qquad [1.8]$$

porta ad una variazione dell'azione data da

$$\begin{aligned} \delta S[\phi] &= \int_R \mathcal{L}(\phi'(x'), \partial_\mu \phi'(x'))\, d^4x - \int_R \mathcal{L}(\phi(x), \partial_\mu \phi(x))\, d^4x = \\ &= \int_R \left[\frac{\delta \mathcal{L}}{\delta \phi} - \partial_\mu \left(\frac{\delta \mathcal{L}}{\delta(\partial_\mu \phi)} \right) \right] \delta\phi\, d^4x + \int_{\partial R} \left[\frac{\delta \mathcal{L}}{\delta(\partial_\mu \phi)} \delta\phi + \mathcal{L}\, \delta x_\mu \right] d\sigma_\mu = 0 \end{aligned} \qquad [1.9]$$

l'integrale sulla superficie di confine si annulla e l'equazione [1.9] porta a

$$\frac{\delta \mathcal{L}}{\delta \phi} - \partial_\mu \left(\frac{\delta \mathcal{L}}{\delta(\partial_\mu \phi)} \right) = 0 \qquad [1.10]$$

che sono le equazioni di Eulero-Lagrange per il campo ϕ.

2) Invarianza di Gauge Locale: Elettrodinamica Scalare

Consideriamo un campo scalare complesso ϕ libero. Il campo può essere visto come la somma di due campi scalari reali $\phi = \frac{\phi_1 + i\phi_2}{\sqrt{2}}$. La densità di Lagrangiana $\mathcal{L}$ è

$$\mathcal{L} = \partial_\mu \phi^* \partial^\mu \phi - M^2 \phi^* \phi = -\phi^* (\partial_\mu \partial^\mu + M^2) \phi \qquad [2.1]$$

Dalle equazioni di Eulero-Lagrange [1.10] si ottiene facilmente

$$\begin{aligned}&\left(\partial_\mu \partial^\mu + M^2\right)\phi = 0\\&\left(\partial_\mu \partial^\mu + M^2\right)\phi^* = 0\end{aligned} \qquad [2.2]$$

che sono le equazioni del moto del campo scalare libero.

È facile osservare che la lagrangiana [2.1] è invariante sotto rotazioni, i.e. trasformazioni di gauge, globali rispetto il gruppo abeliano U(1)

$$\phi \to \mathrm{e}^{ie\Lambda}\phi \quad \mathrm{e} \quad \phi^* \to \mathrm{e}^{-ie\Lambda}\phi^* \qquad [2.3]$$

dove e è la carica elettrica. L'invarianza dell'equazione [2.1] rispetto all'equazione [2.3] porta, per il teorema della Noether, alla conservazione della quadricorrente:

$$\partial_\mu J^\mu = 0 \quad \text{con} \quad J_\mu = ie\phi^* \overleftrightarrow{\partial}_\mu \phi \qquad [2.4]$$

in particolare è conservata la carica totale $\mathrm{Q} = \int J^0(\mathrm{x}, \mathrm{t})\,\mathrm{d}^3\mathrm{x}$.

Le trasformazioni di gauge globali [2.3] ruotano il campo scalare di un angolo $e\Lambda$ indipendentemente da x. Possiamo definire trasformazioni di gauge locali trasformazioni del tipo

$$\phi \to \mathrm{e}^{ie\Lambda(\mathrm{x})}\phi \quad \mathrm{e} \quad \phi^* \to \mathrm{e}^{-ie\Lambda(\mathrm{x})}\phi^* \qquad [2.5]$$

i.e. la rotazione dipende dal punto x dello spazio-tempo. Richiedere che la Lagrangiana [2.1] sia invariante rispetto trasformazioni di gauge locali significa richiedere che le derivate dei campi si trasformino come i campi stessi. Si ha

$$\partial_\mu \phi \to \mathrm{e}^{ie\Lambda(\mathrm{x})}\partial_\mu \phi + i\,e\,\partial_\mu \Lambda(\mathrm{x})\mathrm{e}^{ie\Lambda(\mathrm{x})}\phi \qquad [2.6]$$

ed è evidente come la derivata ∂_μ non si trasforma correttamente sotto l'equazione [2.5] portando alla non invarianza della Lagrangiana. Una soluzione, nota come sostituzione minimale, consiste nel sostituire le derivate ∂_μ con una derivata covariante D_μ che sotto le equazioni [2.5] si trasforma in maniera corretta:

$$\mathrm{D}_\mu \phi \to \mathrm{e}^{ie\Lambda(\mathrm{x})}\mathrm{D}_\mu \phi \qquad [2.7]$$

Introduciamo a tal scopo un campo vettoriale A_μ e definiamo D_μ come

$$\mathrm{D}_\mu \phi \equiv \left(\partial_\mu + ie\,\mathrm{A}_\mu\right)\phi \qquad [2.8]$$

che si trasforma sotto l'equazione [2.5]

$$\begin{aligned}&\mathrm{A}_\mu \to \mathrm{A}_\mu - \partial_\mu \Lambda(\mathrm{x})\\&\mathrm{D}_\mu \phi \to \mathrm{e}^{ie\Lambda(\mathrm{x})}\partial_\mu \phi + i\,e\,\partial_\mu \Lambda(\mathrm{x})\mathrm{e}^{ie\Lambda(\mathrm{x})}\phi + i\,e\left(\mathrm{A}_\mu - \partial_\mu \Lambda(\mathrm{x})\right)\mathrm{e}^{ie\Lambda(\mathrm{x})}\phi\\&= \mathrm{e}^{ie\Lambda(\mathrm{x})}\left(\partial_\mu + ie\,\mathrm{A}_\mu\right)\phi\\&= \mathrm{e}^{ie\Lambda(\mathrm{x})}\mathrm{D}_\mu \phi\end{aligned} \qquad [2.9]$$

Si osservi come la richiesta di invarianza della lagrangiana per trasformazioni di gauge locali sotto il gruppo abeliano U(1) porti all'introduzione di un nuovo grado di libertà nella forma di un campo vettoriale privo di massa e densità (libera) di Lagrangiana $\mathcal{L}_{U(1)} = -(1/4)F_{\mu\upsilon}F^{\mu\upsilon}$, con $F_{\mu\upsilon} = \partial_\mu A_\upsilon - \partial_\upsilon A_\mu$. Sostituendo le derivate con le derivate covarianti e aggiungendo il pezzo di Lagrangiana $\mathcal{L}_{U(1)}$ otteniamo per il nostro sistema

$$\begin{aligned}&\mathcal{L} = D_\mu\phi^* D^\mu\phi - M^2\phi^*\phi - \frac{1}{4}F_{\mu\upsilon}F^{\mu\upsilon} = \\ &-\phi^*\left(\partial_\mu\partial^\mu + M^2\right)\phi + J_\mu A^\mu - e^2 A_\mu A^\mu - \frac{1}{4}F_{\mu\upsilon}F^{\mu\upsilon}\end{aligned} \qquad [2.10]$$

La Lagrangiana data dall'equazione [2.10] è invariante sotto le trasformazioni di gauge locali [Eq.2.5] e descrive un campo scalare complesso in interazione con il campo elettromagnetico, i.e. otteniamo una teoria di gauge classica per l'elettrodinamica scalare.

Dalla Lagrangiana [Eq.2.10] utilizzando le equazioni di Eulero-Lagrange [1.10] possiamo derivare le equazioni del moto per i campi ϕ, ϕ^* e A_μ. Otteniamo

$$\begin{aligned}&\left(D_\mu D^\mu + M^2\right)\phi = 0 \\ &\left(D_\mu D^\mu + M^2\right)\phi^* = 0 \\ &-\partial_\mu F^{\mu\upsilon} + ie\left(\phi\,\partial^\upsilon\,\phi^*\right) = 0\end{aligned} \qquad [2.11]$$

Imponendo la condizione di Lorentz, $\partial_\mu A^\mu = 0$ e per l'equazione [2.4] si ha:

$$\begin{aligned}&\left(\partial_\mu\partial^\mu - 2ieA_\mu\partial^\mu - e^2 A_\mu A^\mu + M^2\right)\phi = 0 \\ &\left(\partial_\mu\partial^\mu - 2ieA_\mu\partial^\mu - e^2 A_\mu A^\mu + M^2\right)\phi^* = 0 \\ &\partial_\mu\partial^\mu A^\upsilon = J^\upsilon\end{aligned} \qquad [2.12]$$

Le prime due equazioni descrivono il moto dei campi ϕ e ϕ^* in presenza di un campo elettromagnetico A_μ, mentre la terza, equazione di Maxwell, descrive il moto del campo elettromagnetico accoppiato alla corrente del campo ϕ. Si noti come le equazioni del moto siano equazioni differenziali del secondo ordine.

3) Invarianza di Gauge e Geometria

Nella precedente sezione l'introduzione del campo di gauge A_μ e della derivata covariante D_μ segue la richiesta di invarianza della Lagrangiana del sistema [Eq.2.1] sotto rotazioni di fase locali del campo scalare [Eq.2.5]. In questa sezione mostreremo come questi due oggetti sono una conseguenza di argomentazioni di natura geometrica.

Definiamo la derivata ordinaria del campo ϕ nella direzione del versore n^μ:

$$n^\mu\partial_\mu\phi = \lim_{\varepsilon\to 0}\frac{1}{\varepsilon}\left(\phi(x+\varepsilon n) - \phi(x)\right) \qquad [3.1]$$

È evidente come l'equazione [3.1] non si trasformi sotto le equazioni [2.5] come il campo ϕ, essendo la differenza del valore del campo in due punti differenti dello spazio-tempo. Al fine di costruire una derivata che si trasformi in maniera corretta introduciamo una funzione scalare U(y,x), *comparatore*, associato al *link* che connette il punto x ed il punto y (Fig. 1 con y = x+εn). Se, sotto le equazioni [2.5], si ha che

$$U(y,x) \rightarrow e^{ie\Lambda(y)} U(y,x) e^{-ie\Lambda(x)} \qquad [3.2]$$

e se U(x,x) =1 posso definire il seguente oggetto

$$n^{\mu} D_{\mu}\phi = \lim_{\varepsilon \to 0} \frac{1}{\varepsilon}(\phi(x+\varepsilon n) - U(x+\varepsilon n, x)\phi(x)) \qquad [3.3]$$

Nel limite in cui $\varepsilon \rightarrow 0$, posso espandere U, assumendo che il comparatore sia una funzione continua di x e y:

$$U(x+\varepsilon n, x) = 1 + \varepsilon n^{\mu} \partial_{\mu} U(x+\varepsilon n, x)\Big|_{\varepsilon=0} + O(\varepsilon^2) \qquad [3.4]$$

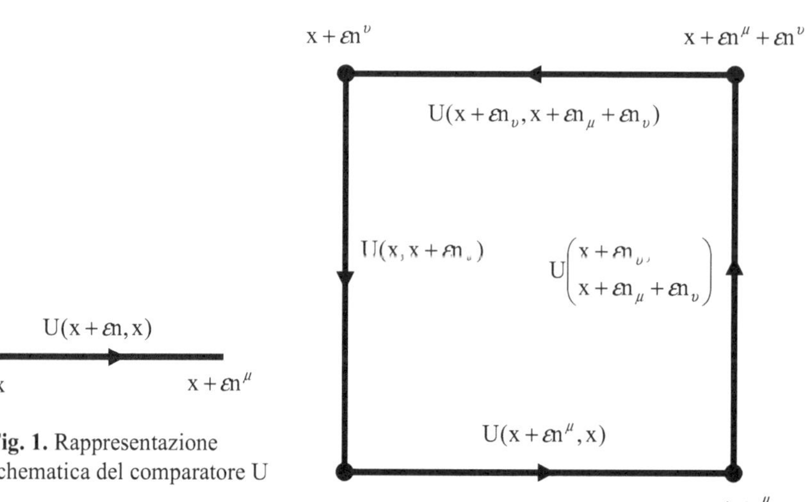

Fig. 1. Rappresentazione schematica del comparatore U

Fig. 2. Rappresentazione schematica della placchetta

Riscrivendo il secondo termine come $\varepsilon n^{\mu} \partial_{\mu} U(x+\varepsilon n, x)\big|_{\varepsilon=0} = -ie\varepsilon\, n^{\mu} A_{\mu}(x)$, dove A_{μ} è un nuovo campo vettoriale, ed inserendo l'equazione [3.4] nella [3.3] otteniamo

$$D_{\mu} = \partial_{\mu} + ieA_{\mu} \qquad [3.5]$$

che non è altro che la derivata covariante introdotta nella sezione 2. Il campo vettoriale A_{μ} è, nel linguaggio della geometria differenziale, conosciuto come connessione. La legge di trasformazione di A_{μ} segue da quella del comparatore U. Si ha, per $\varepsilon \rightarrow 0$, che:

$$\begin{aligned} &U(x+\varepsilon n, x) \to e^{ie\Lambda(x+\varepsilon n)}U(x+\varepsilon n, x)e^{-ie\Lambda(x)} = \\ &1 - ie\,\varepsilon\, n^{\mu}\left(A_{\mu}(x) - \partial_{\mu}\Lambda(x)\right) + O(\varepsilon^2) \end{aligned} \qquad [3.6]$$

Dall'equazione [3.6] segue che il campo vettoriale di gauge si trasforma come

$$A_{\mu}(x) \to \left(A_{\mu}(x) - \partial_{\mu}\Lambda(x)\right) \qquad [3.7]$$

identica alla prima riga dell'equazione [2.9]. In termini di U posso definire il seguente tensore, gauge invariante,

$$\begin{aligned} &T_{\mu\upsilon} = 1 - U(x, x+\varepsilon n_{\upsilon})U(x+\varepsilon n_{\upsilon}, x+\varepsilon n_{\mu}+\varepsilon n_{\upsilon}) \\ &U(x+\varepsilon n_{\mu}+\varepsilon n_{\upsilon}, x+\varepsilon n_{\mu})U(x+\varepsilon n_{\mu}, x) \end{aligned} \qquad [3.8]$$

costruendo un piccolo percorso quadrato (placchetta), di lato ε, connesso (Fig. 2). È facile mostrare che

$$T_{\mu\upsilon} \xrightarrow{\varepsilon \to 0} F_{\mu\upsilon} \qquad [3.9]$$

i.e. il tensore elettromagnetico introdotto nella sezione 2.

4) Discretizzazione delle equazioni del moto e ACM

I sistemi ACM (vedi Cap. 5) sono sistemi discreti definiti su un reticolo tridimensionale (di passo a=1) avente due dimensioni spaziali (x e y) ed una direzione temporale. Ad ogni sito del reticolo è associata una grandezza scalare $u_x^n \in [-1,1]$. Ogni sito è connesso agli otto siti spaziali primi vicini. Ad ogni connessione è associata una variabile reale $w_{x,x_s}^n \in \Re$. L'evoluzione delle grandezze u_x^n e w_{x,x_s}^n è data da equazioni lineari alle differenze prime.

Discretizziamo le equazioni del moto del nostro sistema [2.11] usando un reticolo tridimensionale di passo ε. Associamo ad ogni sito del reticolo I campi ϕ, ϕ^* ed ad ogni *link* un comparatore $U(x+\varepsilon n_{\mu}, x)$ con $(\mu = 0) \equiv t, (\mu = 1) \equiv x$ e $(\mu = 2) \equiv y$.

Definiamo

$$\begin{aligned} &\phi(x) \equiv \phi_x \;\; e \;\; \phi^*(x) \equiv \phi_x^* \\ &{}_{\varepsilon}\partial_{\mu} \equiv \frac{1}{\varepsilon}\left[\phi_{x+\hat{\mu}} - \phi_x\right] \\ &U_{x,\mu} \equiv U(x+\varepsilon n_{\mu}, x) \cong 1 - ieA_{x,\mu} \qquad (\varepsilon \ll 1) \\ &{}_{\varepsilon}D_{\mu}\phi = \frac{1}{\varepsilon}\left[\phi_{x+\hat{\mu}} - U_{x,\mu}\phi_x\right] \cong {}_{\varepsilon}\partial_{\mu} + ieA_{x,\mu} \end{aligned} \qquad [4.1]$$

dove ${}_{\varepsilon}\partial_{\mu}$ e ${}_{\varepsilon}D_{\mu}$ sono la discretizzazione della derivata e della derivata covariante.

Tenendo conto delle definizioni [4.1] le equazioni del moto [2.11 o 2.12] diventano:

$$
\begin{aligned}
&{}_{\varepsilon}\partial_{\mu}^{2}\phi_{x} - 2ie\mathrm{A}_{x,\mu}\left(\phi_{x+\hat{\mu}} - \phi_{x}\right) - e^{2}\mathrm{A}_{x,\mu}\mathrm{A}^{x,\mu}\phi_{x} + M^{2}\phi_{x} = 0 \\
&{}_{\varepsilon}\partial_{\mu}^{2}\phi_{x}^{*} - 2ie\mathrm{A}_{x,\mu}\left(\phi_{x+\hat{\mu}}^{*} - \phi_{x}^{*}\right) - e^{2}\mathrm{A}_{x,\mu}\mathrm{A}^{x,\mu}\phi_{x}^{*} + M^{2}\phi_{x}^{*} = 0 \\
&{}_{\varepsilon}\partial_{\mu}^{2}\mathrm{A}_{x,\upsilon} = \frac{ie}{\varepsilon}\left(\phi_{x}\phi_{x+\hat{\upsilon}}^{*} - \phi_{x+\hat{\upsilon}}\phi_{x}^{*}\right)
\end{aligned}
\qquad [4.2]
$$

dove ${}_{\varepsilon}\partial_{\mu}^{2} \equiv {}_{\varepsilon}\partial_{\mu}\,{}_{\varepsilon}\partial^{\mu}$ è la discretizzazione della derivate seconda.

Osserviamo che la discretizzazione delle equazioni del moto porta a leggi di evoluzione delle grandezze ϕ, ϕ^{*} e A_{μ} che sono delle equazioni lineari alle differenze seconde.

È chiaro, quindi che le leggi di evoluzione delle unità e delle connessioni dei sistema ACM non possano essere descritte da una teoria di campo in cui la connessione dello spazio tempo è un campo vettoriale A_{μ} associato al campo elettromagnetico.

Riferimenti bibliografici

Itzykson C, Zuber JB (1980) Quantum field theory. McGraw-Hill

Il panorama storico-scientifico dello studio ACM

Luigi Catzola
Ricercatore associato del Semeion
Ingegnere Elettronico

Introduzione

Questo, è un libro sulla *complessità*. La capacità di poter attribuire significati alle azioni e agli eventi che riempiono la nostra vita, equivale alla capacità di poter riconoscere forme e strutture nelle esperienze che abbiamo e a saper riconoscere gli isomorfismi che le connettono tra loro. Questa capacità umana si è sviluppata grazie alla multidimensionalità del mondo in cui viviamo. La dimensione temporale accompagna il vivere, le associazioni causali tra eventi, la loro storicizzazione e il formarsi della memoria nelle strutture adattive. La struttura tridimensionale dello spazio è coniugata indissolubilmente col tempo e, insieme, rappresentano il manifestarsi degli eventi e del loro interagire. Ciò che lega insieme gli eventi e i significati umani è un complesso di relazioni altamente non lineari che non sempre permettono di poter giudicare sulla loro prossimità logica o temporale, ovvero non sempre è possibile prevedere il comportamento successivo di un evento o di un fenomeno, nota la storia precedente. Le non linearità sono peculiarità della natura e in particolare lo sono dei sistemi viventi.

Questo libro parla delle non linearità che accompagnano i *fenomeni visivi*. In particolare, tratta le non linearità implicite nelle relazioni tra entità apparentemente disgiunte come sono i pixel di un'immagine digitale. Il libro svolge come un filmato questo gomitolo di relazioni tra le unità elementari di un'immagine e le fa parlare di esse stesse e degli isomorfismi che le tengono unite ai fenomeni di cui siamo abituati solo a vederne una istantanea statica. I sistemi studiati e descritti in questo libro, cercando di determinare queste non linearità, cercano la dinamica degli isomorfismi tra *fenomeno* e immagine. Dalla esplicitazione della geometria che descrive tali isomorfismi, gli organismi artificiali ACM riescono a catturare quanto di non visibile si cela nell'immagine statica di cui si dispone.

Ciò che ha mosso gli studi descritti in questo libro, è stata la convinzione che sia possibile conoscere la *dinamica* di un evento, di un fatto, nella realtà in cui esso è inserito, attraverso la conoscenza della sua geometria intrinseca studiata nello spazio la cui dimensione sia quella connaturata al fenomeno che si osserva. Ovvero in uno spazio con dimensioni maggiori di quelle a noi abituali.

È in tal modo che si può tener conto del fatto che la descrizione di un fenomeno e la scoperta di un suo significato, vengono fatti sulla base della conoscenza delle geometrie in gioco nello spazio dimensionale più idoneo a descrivere il fenomeno di interesse. Ciò che interessa determinare è la *topologia pertinente* di un *fenomeno*, cioè, la *geometria intrinseca* di un processo quando è collocato nel contesto reale di interesse, nel *suo* spazio multidimensionale. È in tale spazio, quello le cui dimensioni sono più adeguate a descrivere compiutamente l'interazione tra soggetto e contesto, che gli organismi ACM forniscono la descrizione del *fenomeno*.

Per questo motivo abbiamo costruito una serie di modelli che, partendo dall'analisi della geometria intrinseca in una immagine, hanno poi permesso di trovare le geometrie che sottendono ciò che abbiamo chiamato il *contenuto non culturale* di un'immagine, cioè la dinamica delle relazioni (conservate nei pixel) del processo di interazione soggetto-energia radiante. Questo è il motivo per cui gli organismi artificiali che abbiamo studiato e realizzato, indagano le geometrie che sono alla base dei processi che essi elaborano. Essi compiono, infatti, delle trasformazioni di tali processi e li descrivono attraverso i modelli matematico-geometrici che creano all'interno della propria struttura. L'analisi che svolgono indaga le relazioni tra le *cose* dello spazio in cui è immerso il processo (ovvero tutto quanto attiene al complesso soggetto-energia radiante) e misura come esse si trasformano quando si estendono le dimensioni di analisi a quelle di uno spazio con maggiore dimensionalità di quello di partenza: è qui che gli effetti assumono un significato intelligibile prima di essere riportati nel loro spazio di partenza per poterli visualizzare.

Questo, è un libro di *matematica sperimentale*. Partendo da alcune considerazioni basilari riguardanti gli elementi di base di una immagine digitale assegnata (ciò che comunemente, e che abbiamo già detto, sono chiamati pixel) mostra il modo in cui possa estrarsi da questi una nuova informazione. Essa è utile a rappresentare quanto normalmente non è direttamente visibile se non con ulteriori interventi diretti sul soggetto, come ad esempio facendo uso di liquidi di contrasto. I sistemi descritti in questo libro, non si limitano perciò a mostrare l'ovvia informazione racchiusa in ogni pixel, ovvero i valori statici di luminosità dell'immagine, ma vanno molto oltre. E, per poter spiegare ciò questo testo fa largo uso della matematica. Descrive le equazioni che sono da considerarsi metamodelli necessari a descrivere i modelli che esplicitano le informazioni nascoste nell'immagine stessa, e mostra come tali modelli vanno formandosi fino a raggiungere una condizione di equilibrio in cui il modello finalmente realizza e mostra l'isomorfismo strutturale che è alla base di tali informazioni. Per quanto appena detto, le equazioni alla base di ACM sono prima metamodelli, e poi modelli, della geometria intrinseca alle relazioni che si stabiliscono tra i valori dei pixel dell'immagine assegnata.

Questo, è un libro che stimola riflessioni e domande su concetti tipici delle *discipline filosofiche*. Ciò che è alla base delle strutture cui daremo forma nel seguito, è l'idea che la geometria racchiusa in una immagine non sia una semplice forma statica descrivente una rappresentazione delle varie intensità luminose del soggetto rappresentato. Ma, ciò che conserva una singola immagine apparentemente statica, è la dinamica di contrattazione che attimo per attimo ciascuna particella del soggetto opera con quelle ad essa prossime quando è irradiata dalla luce. Similmente, in modo isomorfo, i pixel dell'immagine conservano questa dinamica, in una "struttura matematica" isomorfa al *fenomeno* stesso che viene fotografato. La ricerca di tale "struttura matematica", che altro non è che la geometria implicita del *fenomeno*, è il compito di ACM. Ciò che questo libro descrive è come operano gli organismi ACM per determinare tale geometria implicita. Inoltre, illustra come l'uso appropriato di questa geometria, che l'immagine conserva nelle relazioni esistenti tra i suoi elementi base (i pixel), porti a determinare le informazioni del soggetto che ad una semplice e ovvia osservazione (o a trattamenti matematici usuali e canonici) non appaiono perché non visibili. Solo per il tramite di una rappresentazione dinamica delle geometrie in gioco, si riesce a ricostruire la matematica intrinseca al *fenomeno* che sta dietro l'immagine statica (ottenuta con le usuali metodiche di formazione di immagini digitali). Ma, questa dinamica nasconde aspetti concettuali profondi.

Cosa permette di poter estrarre informazione ulteriore che non sia una semplice, diversa pesatura di quanto già disponibile? Gli usuali filtri e algoritmi di *image processing* normalmente eliminano informazione e pesano opportunamente quella disponibile. Danno in tal modo effetti di maggiore contrasto oppure di migliore visibilità di bordi, contorni e di zone centrali o periferiche. Questo libro parte dall'idea che ulteriore informazione sia già presente nella semplice immagine statica e che questa possa essere estratta solo pensando che serva un ulteriore spazio dimensionale e una ulteriore dinamica che insieme riportino, nelle dimensioni dell'immagine originaria, tali informazioni. L'uso di un ulteriore spazio dimensionale e l'uso della variabile tempo, insieme, vedremo, permetteranno di semplificare e percorrere in tale spazio aggiuntivo, le non linearità del *fenomeno*. Queste troveranno, nelle relazioni tra i pixel di ciascun intorno locale dell'immagine, un modo cui tendere ad un isomorfismo del *fenomeno* fotografato, capace di approssimare, e ricondurre nello spazio dell'immagine assegnata, quanto non visibile con altre tecniche, ma presente nel *fenomeno* di interesse.

Iniziamo perciò gli argomenti di questo libro con una brevissima panoramica di come nella cultura umana si sia andata formando nel tempo la seguente convinzione: "Alla base della possibilità di riuscire a dare una descrizione fedele della realtà che ci circonda, c'è la capacità di poter individuare la *geometria* che ne è alla base".

Questa convinzione ha accompagnato gli studi compiuti per arrivare a disegnare e realizzare gli organismi ACM. È per questo motivo che iniziamo questo libro cercando di dare continuità al pensiero che i matematici avevano riguardo la geometria, pensiero che si è andato sviluppando dalla prima metà dell'ottocento in poi.

Conoscenza e realtà

La convinzione che esista una realtà indipendente e al di fuori dell'osservatore accompagna tutti gli scienziati. Chi fa scienza è convinto che esista una realtà che trascenda il soggetto e che essa possa perciò essere indagata ai fini della sua conoscenza. Per far ciò si utilizzano i concetti e i dati noti dall'esperienza, si formulano ipotesi, tesi e teorie e, con l'ausilio del linguaggio matematico e delle verifiche sperimentali, si procede all'analisi e alla validazione dei modelli ipotizzati e analizzati per approssimare la descrizione di tale realtà.

Il *realismo ontologico* suppone la presenza di una realtà strutturata e oggettiva, *sintetica a priori,* che l'uomo vuole conoscere e classificare tramite una rappresentazione fedele ottenibile per il tramite della Scienza. La conoscenza scientifica è perciò quanto resta dell'indagine scientifica che ha avuto conferma sperimentale: quanto resta è isomorfo alla struttura della realtà che si manifesta nello spazio a noi sensibile.

Lo scienziato è perciò convinto che la realtà sia indagabile e conoscibile. Tale convinzione possiamo definirla *principio di realtà.* Tale principio prescinde dalla possibilità che alla base della realtà vi sia l'esperienza del soggetto oppure le proprietà dell'oggetto in sé. Intuizione, ragione e sperimentazione accompagnano lo scienziato lungo tutto il percorso di ricerca dei modelli descrittivi della realtà che intende indagare. La matematica offre lo strumento di indagine e di rappresentazione dei modelli, la verifica sperimentale promuove o boccia le varie teorie che sono alla base di tali modelli.

Problema cruciale per filosofi e scienziati è sempre stato lo stabilire se alla base del *principio di realtà* vi sia l'esperienza del soggetto oppure l'essenza della "cosa in sé" che prescinde dalla esperienza del soggetto. Kant fu il primo filosofo che provò nella sua opera *Monadologia Fisica* (1756) a conciliare il metodo scientifico sperimentale di Newton basato sull'esperienza, con la metafisica di Leibniz che poneva alla base della realtà lo sviluppo continuo delle potenzialità offerte dalle sostanze individuali e semplici, centri di forza e di attività, spirituali e corporee allo stesso tempo: le *monadi.*

Ma il tentativo kantiano di conciliare Newton con Leibniz trovò grosso ostacolo nella impossibilità di trarre in modo induttivo dall'esperienza, l'idea oggettiva di uno *spazio* e di un *tempo* assoluti. Egli affrontò allora il problema analizzando la natura della nostra conoscenza sensibile: non possiamo conoscere l'oggetto così come esso è in sé, ma solo a causa delle modifiche che esso induce in noi e sulla nostra capacità di rappresentazione. All'oggetto della conoscenza sensibile (frutto del suo interagire coi nostri sensi) Kant dette il nome di *fenomeno.*

Sulla base di tali considerazioni, Kant pensava allo *spazio* e al *tempo* come forme caratteristiche della nostra capacità soggettiva di ricevere modifiche sensibili da parte degli oggetti: essi non derivano dall'esperienza ma sono forme *a priori* della nostra capacità di conoscere interagendo con gli oggetti della nostra realtà. Ogni *fenomeno* avviene perciò nello *spazio-tempo* che per sua natura (secondo Kant) non può che essere euclideo. Questi, essendo forme *a priori* della nostra sensibilità, non derivanti per nulla dall'esperienza, furono da Kant chiamati *intuizioni pure.*

La nuova concezione dello *spazio* e del *tempo,* diversa da quella di Newton e di Leibniz, portarono Kant ad elaborare una nuova concezione dell'*esperienza* basata ora sulla combinazione di 2 elementi: uno proveniente dall'oggetto e l'altro proveniente dal soggetto. Il primo agisce sulla nostra sensibilità attivando il processo conoscitivo, il secondo struttura il processo conoscitivo sulla base di alcuni elementi presenti *a priori* nelle nostre capacità intellettive: *le categorie.*

Per Kant la conoscenza della realtà non ci è data solo per le proprietà e le capacità implicite nell'oggetto, ma anche per il modo in cui il nostro intelletto unifica e pone in relazione (mediante *le categorie*) le modifiche suscitate dall'oggetto alla nostra sensibilità. Ciò che l'uomo conosce intellettivamente non sono "le cose in sé stesse" ma i *fenomeni,* gli oggetti elaborati dal nostro intelletto, ovvero ciò che a noi si presenta come *intuizione empirica.* La conoscenza umana della realtà scientificamente valida è da Kant ristretta all'ambito dei *fenomeni,* l'insieme dei dati sensibili unificati dall'intelletto per il tramite delle *categorie.*

La restrizione della conoscenza all'ambito dei *fenomeni,* tuttavia, non fa escludere a Kant ogni riferimento alla "cosa in sé". Il *fenomeno* esiste solo se nella realtà del soggetto c'è un oggetto che può dare origine alla conoscenza. A tale oggetto, inteso come "cosa in sé", che dà origine al processo conoscitivo agendo sulla nostra sensibilità, Kant dette il nome di *noumeno* e, come tale, dal soggetto non può essere conoscibile se non nelle vesti di *fenomeno.*

Il concetto di *fenomeno* è stato in seguito ripreso da molti filosofi, in particolare da Hegel (1807) e da Husserl (1901) ma entrambi hanno eliminato l'opposizione kantiana tra *fenomeno* e *noumeno: la cosa in sé* si manifesta e si identifica col rendersi *fenomeno.*

Per Husserl la *fenomenologia* è un ritorno alle cose stesse, per l'appunto i *fenomeni,* non contrapposti alle "cose in sé" ma come manifestarsi originario della realtà nella coscienza. La *fenomenologia* di Husserl si propone di descrivere il *fenomeno* così come esso si dà, per coglierne la pura forma, l'essenza, l'idea.

Fin qui, abbiamo mostrato una molto succinta sintesi che ha introdotto il problema millenario della "conoscenza" e della "realtà", di cosa si possa intendere per *fenomeno* e se sia lecito o no pensare di poter conoscere "le cose in sé" e non per quello che esse stimolano attraverso la nostra sensibilità.

Il problema della natura *a priori* dello *spazio,* della percezione euclidea che l'uomo ha di esso, di quanto ci sia dato conoscere attraverso i nostri sensi, e di quanto ci sia dato conoscere delle "cose in sé" attraverso la ragione, la logica, e quindi la matematica, è stato argomento eternamente dibattuto grazie al quale profonde rivoluzioni nella matematica, nella scienza, e nel pensiero umano in generale, sono avvenute nel corso dell'ottocento e del novecento portando alla revisione dei più antichi paradigmi e convinzioni che si erano radicati nel corso dei secoli precedenti.

I primi contributi che hanno iniziato a rivoluzionare il pensiero umano nel corso dei due secoli passati sono stati: prima l'introduzione della *geometria non euclidea*, e poi la *teoria della relatività*, ad inizio novecento. Ne accenniamo in tale sede perché alla base dei nostri studi c'è stata la convinzione che è la *geometria implicita* di un *fenomeno* che dà ad esso gli elementi di caratterizzazione, di distinzione e di identificazione necessaria ad assegnargli, poi, significato. Vediamo il perché.

Il primo è stato il più importante contributo rivoluzionario, introdotto ai primi dell'ottocento, al tema in questione. Esso ha permesso di approfondire la questione della geometria dello spazio e della sua natura non *a priori*. Ha permesso di far capire che l'uomo con la matematica poteva indagare e costruire strutture logiche coerenti che non necessariamente dovessero trovare immediato riscontro con la realtà e con la natura, attraverso l'esperienza.

Dalla ricerca, nata con Cartesio, delle equazioni delle *forme* geometriche note, si è passati così alla ricerca, nata con Riemann, delle *forme* geometriche, anche non note e non visualizzabili, ma, descritte da equazioni algebriche note. Come dire: "possono le equazioni matematiche avere una caratterizzazione geometrica dalla quale poterne trarre *forme* anche non visualizzabili o percepibili dai sensi umani?" Con Riemann la risposta è stata: "sì!"

Ma questi non sono stati gli unici cambiamenti. L'introduzione di una geometria nuova, non euclidea, ha gettato le basi per costruire la geometria e la matematica che permettesse di arrivare, ai primi del novecento, a ribaltare il concetto di *spazio assoluto* con quello di *spazio relativo*. Questo è stato uno dei compiti principali della teoria della relatività di Einstein. Egli ha poi trasformato il concetto empirico di *forza gravitazionale*, basato sulla percezione e sulla sperimentazione diretta, nel concetto strutturale di *geometria* dello spazio, e ha posto la geometria dello spazio-tempo alla base delle leggi della dinamica gravitazionale.

Vediamo brevemente, a questo punto, il percorso come è avvenuto. Ciò, al solo scopo di comprendere come, alla base della principale rivoluzione culturale che ha attraversato la fisica dei primi anni del novecento, ci sia stata la convinzione che la descrizione fisica della realtà fosse sempre riconducibile ad una descrizione geometrica della stessa. Questa stesso approccio riteniamo essere quello più adeguato a studiare non solo l'universo e la fisica in genere, ma anche gli organismi artificiali e le loro dinamiche di apprendimento e di caratterizzazione dei *fenomeni*. Questa stessa convinzione è, quindi, alla base degli studi degli organismi artificiali che progettiamo e realizziamo al Semeion Centro Ricerche, una parte dei quali riguarda le modalità di analisi delle immagini digitali che è oggetto dell'argomento di questo libro.

Le geometrie e lo spazio

Nonostante sia gli antichi greci che Newton avessero riconosciuto che lo *spazio matematico* astratto fosse distinto dalle percezioni sensoriali che l'uomo ha dello *spazio fisico*, tutti i matematici fino all'ottocento erano convinti che la *geometria euclidea* fosse la formalizzazione matematica della percezione umana dello *spazio fisico*.

Barrow, Locke, Leibniz e altri, ritenevano la *geometria euclidea* una necessità, scienza perfetta e certa, perché inerente al disegno di Dio di cui la percezione umana ne era la prova empirica. Unica eccezione significativa fu Hume che non credeva all'esistenza di leggi necessarie in natura ma considerava la scienza un'attività di analisi e conoscenza puramente empirica.

Come abbiamo già visto, Kant, nella seconda metà del settecento di tale convinzione ne traccia coerentemente il pensiero nella sua *Critica della ragion pura*. Egli riteneva che la *geometria* (euclidea, l'unica a lui nota) e lo *spazio* che ne formalizzava il significato, fossero *sintetici a priori*, ovvero esprimessero un contenuto conoscibile indipendente dall'esperienza, cioè preesistessero all'uomo (*a priori*) e fossero informativi, portatori di nuova informazione perché descrittivi del mondo fisico (*sintetici*). Fu solo dopo, nell'ottocento, con l'avvento delle geometrie non euclidee da parte di Gauss, Lobacevskij (1793-1856) e Bólyai (1802-1860), che si andò affermando la visione empiristica che vuole l'esperienza umana alla base della determinazione delle caratteristiche dello spazio.

I primi quattro assiomi su cui Euclide aveva costruito la sua geometria, erano considerati verità evidenti in sé sullo *spazio fisico* e sulle figure (le forme) in esso definibili ed esistenti perché percepite dall'uomo. Tuttavia il quinto, quello sulle rette parallele, non sembrava avere la stessa vera robusta evidenza in sé, come gli altri.

Poiché gli assiomi della geometria rappresentano le proprietà fondamentali dello spazio fisico su cui i matematici e i fisici costruiscono i propri studi, la comunità dei matematici di quell'epoca avvertiva in modo forte l'esigenza di essere certi di basare i propri studi su princìpi veri. Pertanto, il problema dell'assioma delle parallele era considerato il problema principale e fondamentale da risolvere per garantire certezza agli studi futuri.

Nel 1763 Klügel osservò che gli assiomi di Euclide, e in particolare il quinto, si basavano sull'esperienza umana invece che sull'evidenza. Fu allora che cominciò ad insinuarsi il dubbio sui limiti della percezione umana rispetto ad una realtà esterna ad essa forse più complessa. L'osservazione di Klügel indusse a far riflettere i matematici sul fatto che ad ogni insieme di ipotesi esente da contraddizioni (ipotesi coerenti), potesse corrispondere una possibile geometria logicamente coerente. Nessuno però credeva che tale possibile geometria potesse trovare evidenza reale e descrivere correttamente le proprietà dello *spazio fisico* così come la geometria euclidea.

Nel 1813 Gauss fu il primo che iniziò lo sviluppo della nuova geometria con la convinzione che essa potesse anche essere applicata. Contemporaneamente a Gauss, sia Lobacevskij che Bólyai erano convinti che, partendo da un enunciato che contraddicesse quello delle rette parallele, si potesse costruire una nuova geometria non euclidea.

La geometria, a differenza dell'aritmetica che è stata da sempre considerata *a priori* rispetto all'esperienza umana, con la scoperta delle geometrie non euclidee ha visto sempre più crescere il numero di geometri che hanno creduto di poter sperimentare direttamente la realtà geometrica per mezzo dello spazio che è percepibile e sperimentabile. I geometri dell'epoca danno perciò alla geometria un significato *empiristico*, in opposizione al concetto kantiano che considerava invece *a priori* la geometria e lo spazio. L'uso dei sensi, visto come elemento che dà la conferma per il tramite della percezione alle caratteristiche dello spazio fisico che si vive, si andò perciò affermando sempre più tra gli studiosi dell'ottocento.

Tra questi vi era Gauss che scrisse: "... se il numero è un mero prodotto della nostra mente, lo spazio ha al di fuori della nostra mente una realtà le cui leggi non possono essere fissate completamente a priori".

Egli nel 1827 pubblicò il suo lavoro denominato *Disquisitiones generales circa superficies curvas*. In esso Gauss, elaborò la geometria differenziale delle superfici dello spazio a tre dimensioni e introdusse il concetto completamente nuovo di *superficie come spazio in sé*. Introdusse cioè l'idea di studiare la *geometria* di una superficie da un *punto di vista intrinseco*, non considerandola inserita in uno spazio tridimensionale. Per fare ciò introdusse i concetti di coordinate curvilinee sulla superficie e si servì dell'elemento d'arco *ds* come lunghezza dell'arco infinitesimo di linea sulla superficie. Esso fu espresso come funzione delle coordinate parametriche e delle relative derivate, poi con l'uso dell'elemento d'arco *ds* definì anche la *curvatura* (totale) della superficie. Anch'essa risultava dipendente dalle sole coordinate parametriche sulla superficie e non da come la superficie era immersa nello spazio cartesiano a tre dimensioni.

Col suo trattato sulle superfici, Gauss permise l'avvio di nuove ricerche sulle geometrie a curvatura sia costante che variabile che includevano anche le problematiche delle geometrie non euclidee. Le conclusioni a cui il suo trattato *Disquisitiones* portava furono d'impatto enorme: la superficie può essere considerata come uno spazio in sé, in tal caso non solo non serve uno spazio tridimensionale in cui immergerla, ma non servono tre dimensioni, ne bastano solo due.

Come spazio in sé la superficie possiede una geometria non euclidea che non ha alcuna relazione con lo spazio che la circonda. Se invece è considerata immersa in uno spazio cartesiano tridimensionale la sua geometria è euclidea. In tal caso essa è di più semplice descrizione ma il prezzo da pagare è il disporre di uno spazio con una dimensione in più rispetto alle due che da sole basterebbero.

Questa apparentemente semplice considerazione fatta da Gauss, è stata punto di partenza per molte delle riflessioni da noi fatte che hanno portato a definire l'approccio geometrico per lo studio dei sistemi complessi adattivi. Tale approccio prevede che l'analisi di tali sistemi si svolga nello spazio la cui dimensione sia quella *naturale* espressa direttamente dalla dimensione del *fenomeno* oggetto di indagine. Tale dimensione è strettamente correlata alla quantità di relazioni che il soggetto ha nel contesto in cui è inserito per darsi, a noi, come *fenomeno*.

Il lavoro iniziato da Gauss fu poi ripreso da Riemann che lo estese e generalizzò per spazi a molte dimensioni che chiamò *varietà*. Egli elaborò (1854) una geometria intrinseca per uno spazio di qualsiasi dimensione *n*. La geometria differenziale delle *varietà* così come fu elaborata da Riemann non si limitò semplicemente ad estendere i risultati di Gauss agli spazi ad *n* dimensioni, ma rielaborò l'intero modo di considerare lo spazio stesso. Per Riemann gli assiomi di Euclide non erano realtà evidenti di per sé ma erano realtà empiriche, egli voleva allora determinare quali fossero le condizioni e le proprietà presenti nello spazio prima che queste si rendessero evidenti all'esperienza umana. In altre parole egli voleva trovare cosa fosse realmente *a priori* nello spazio prima che si potessero dedurne empiricamente le sue altre proprietà. Questo suo desiderio lo portò a studiare il comportamento locale dello spazio, ovvero l'approccio geometrico differenziale: Riemann abbandona l'approccio assiomatico per la geometria e sposa l'approccio analitico.

Dopo aver generalizzato gli studi sulle varietà ad *n* dimensioni, Riemann studiò gli spazi a curvatura costante positiva considerandoli come spazi fisici possibili, dove le forme geometriche potessero muoversi e ruotare senza cambiare di forma e di dimensione. In tal modo arrivò ad elaborare la geometria ellittica non euclidea. Qui si rese conto che la sua geometria volendola adattare ad uno spazio fisico non poteva essere derivata tutta sulla base delle nozioni introdotte sulle varietà, ma occorreva ricavare proprietà deducibili dall'esperienza che trovassero riscontro nel suo spazio ellittico. Finì perciò il lavoro con la seguente asserzione profetica che apriva la porta alla teoria della relatività generale di Einstein:

> "... Ne segue quindi che, o la realtà soggiacente allo spazio forma una varietà discreta, oppure bisognerà cercare il fondamento delle sue relazioni metriche fuori di esso, nelle forze connettive che vi agiscono ... Questo ci porta nel dominio di un'altra scienza, quella fisica, in cui l'oggetto delle nostre ricerche non ci consente di entrare oggi."

Egli riteneva, al contrario della maggior parte degli altri studiosi della sua epoca, che per determinare la vera natura dello spazio fisico occorresse associare tra loro *spazio* e *materia*. Con i lavori di Riemann sulle *varietà*, le basi principali per la geometria e la matematica necessarie ad elaborare una teoria fisica dello *spazio* erano state finalmente gettate.

Geometria e relatività

Se consideriamo i risultati che scaturiscono dalla fisica degli ultimi due secoli, notiamo che le equazioni descriventi i fenomeni naturali del mondo che viviamo e sperimentiamo, offrono una serie di simmetrie e di analogie strutturali e formali che in ambito matematico, fisico e filosofico, stimolano ad interrogarsi sulla natura dello *spazio* e del *tempo*. Non è un caso infatti che le teorie di Einstein abbiano rivoluzionato del tutto il concetto di spazio e tempo assoluto, sostituendo ad essi i concetti relativi ai diversi osservatori in moto tra loro e dando allo *spazio* e al *tempo* delle caratteristiche dinamiche, attive e partecipative, degli eventi che avvengono nell'universo.

Ogni *fenomeno* che osserviamo, viviamo e sperimentiamo, è collocato in un ambito che per poter essere compreso e descritto, deve fare riferimento alle dimensioni spaziali e a quella temporale. Qualunque sia il *fenomeno*, esso non può prescindere da queste due dimensioni che rappresentano molto più di semplici variabili e criteri metodologici e matematici usati per rendere chiara e maneggevole la loro rappresentazione. Lo *spazio* e il *tempo* non sono e non possono essere semplicemente dei contenitori simbolici o un palcoscenico su cui scorrono gli eventi del nostro universo. Essi partecipano la dinamica evolutiva dell'universo, la condizionano e al contempo sono anche risorse coinvolte e condizionate dagli eventi che riguardano la materia, l'energia dell'universo e la presenza degli organismi che lo popolano.

Come abbiamo avuto modo di illustrare, la geometria è stata uno dei principali punti di partenza dei tentativi umani di dare significato concettuale allo *spazio*. Essa ha via via assunto sempre più importanza finché è stato compiuto il salto concettuale che ha dato pieno significato anche alla *geometria non euclidea*, e con Riemann anche alla possibilità che lo *spazio* potesse essere molto più di una semplice rappresentazione piana, euclidea, della realtà percepita dall'uomo.

Dobbiamo però aspettare Einstein per coniugare insieme *spazio* e *tempo* in una visione geometrica integrata, non euclidea, dinamica e non lineare, che andasse ben al di là di semplici convenzioni formali e matematiche. Con lui lo *spazio* e il *tempo*, e con essi la geometria, assumono pieno significato: entità esistenti che interagiscono e condizionano l'esistente stesso. La dinamica evolutiva dell'universo è rappresentata da una serie di trasformazioni che riguardano lo *spazio-tempo,* il *movimento,* e la *materia* (equivalente all'*energia*).

Per Einstein la relatività (ristretta e generale) ha rappresentato molto più di una semplice corrispondenza tra la *geometria dello spazio-tempo,* la *materia-energia* e il *moto*. Con l'avvento della teoria della relatività questi tre concetti non hanno assunto solo un legame di tipo matematico, ma è apparso chiaramente che essi sono indissolubilmente congiunti nel condizionarsi reciprocamente per definire l'esistente e il suo modo di evolvere. Tutti i *fenomeni* che viviamo, che osserviamo e che descriviamo, possono essere ricondotti ad una serie di trasformazioni geometriche che vedono in gioco gli elementi connessi al *movimento* di *materia o energia* che interagiscono nello *spazio e nel tempo*, e le variazioni che ne scaturiscono e che si misurano o si riportano nelle equazioni, rappresentano le entità alla base di ogni trasformazione dinamica ed evolutiva.

Einstein ha sempre creduto nell'eleganza della natura, nella sua semplicità espressiva e perciò nella presenza di un ordine non dipendente e non condizionato dalla esistenza di sistemi di riferimento privilegiati, tecnicamente detti *sistemi di riferimento ontologicamente assoluti*. Egli ha sempre creduto che la natura fosse democratica, non avesse sistemi di riferimento privilegiati e che la geometria potesse essere il modo più conveniente di indagine per determinare le sue leggi: elemento partecipativo e attivo della fisica dei fenomeni naturali.

Einstein ha avuto come primo grande pregio, quello di intuire che la geometria dovesse essere il dominio cui riferirsi per indagare le relazioni di moto tra osservatori che descrivono i fenomeni naturali che si muovono di moto rettilineo uniforme tra loro (riferimenti inerziali). Poi, sulla base della semplicità e dell'eleganza richiesta alla natura, nonché del proprio gusto estetico maturato nella matematica e nella fisica, ha avuto la convinzione che le leggi di natura non potessero avere modalità di espressione diverse, dipendenti dal moto o dalla posizione dell'osservatore. Ha quindi ostinatamente ricercato il modo di poter esprimere l'invarianza delle leggi di natura, cioè la loro validità retta dalle medesime leggi, qualunque fosse il moto degli osservatori, anche se accelerati.

Egli ha dapprima ricondotto lo studio del moto da un dominio meccanico ad un dominio geometrico e poi, con ulteriore spinta di genialità, ha posto anche la massa-energia sotto il dominio geometrico. Ha così condotto anche il dominio della dinamica a quello della geometria, arrivando a definire il mutuo condizionamento tra struttura geometrica dello *spazio-tempo* e *materia-energia*.

Nel ridefinire la relatività del moto su base geometrica egli, sulla base della convinzione che la velocità della luce c fosse la stessa per qualunque riferimento inerziale, postulò a monte di tutta la sua teoria, il suo essere costante in ogni riferimento inerziale. Identificò, poi, l'*elemento di linea* spazio-tempo ds come la distanza pitagorica tra le tre componenti spaziali usuali e quella temporale (metrica di Minkowsky). In esso le variabili spazio e tempo sono, a meno del segno, unificate:

$$ds^2 = dx^2 + dy^2 + dz^2 - c^2dt^2$$

Da questa prima relazione risulta evidente che il tempo partecipa come lo spazio alla determinazione dell'elemento di linea ds: la variabile tempo è considerata allo stessa stregua dello spazio, ma con un segno cambiato (meno). Questa relazione esprime il concetto che le leggi di natura (le equazioni del moto) sono covarianti rispetto alle trasformazioni lineari (dette di Lorentz) tra osservatori in moto rettilineo uniforme (osservatori inerziali).

Ma ciò ancora non gli bastava, la sua convinzione principale era che le leggi di natura dovessero prescindere dal tipo di moto di un osservatore e quindi essere covarianti rispetto a qualunque trasformazione continua delle variabili *spazio-tempo* e non solo rispetto a quelle lineari di Lorentz. Ciò significa che assegnato un qualunque riferimento relativo ad un osservatore posto in un campo gravitazionale (oppure in moto accelerato), è possibile operare localmente una trasformazione di tale riferimento tale che, nel nuovo, si possano ancora applicare le leggi della relatività ristretta.

La sua convinzione era che la covarianza non potesse limitarsi al solo tipo di osservatori inerziali (ovvero trasformazioni di Lorentz), ma dovesse, invece, potersi estendere a qualunque osservatore. La generalizzazione dell'osservatore lo indusse ad allontanarsi dalla visione tradizionale del sistema cartesiano che considera le linee rette come il luogo geometrico dei punti più breve per connettere due distinti punti. Fu allora costretto ad abbandonare il classico sistema di riferimento cartesiano e ad introdurre l'analisi in un sistema di riferimento gaussiano. Poi, in base alla ipotesi di equivalenza tra massa inerziale e massa gravitazionale, pervenne al *Principio di Relatività Generale*, un equivalente del teorema di Pitagora generalizzato che scrisse nella forma:

$$ds^2 = \sum g_{\mu\nu}\, dx_\mu\, dx_\nu, u, v = 1,2,3,4 \qquad g_{\mu\nu} = g_{\nu\mu}$$

dove le $g_{\mu\nu}$ sono funzioni continue delle *coefficienti metrici* e costituiscono un tensore simmetrico che definisce la *metrica* dello spazio-tempo per mezzo dell'elemento di linea invariante ds^2.

Sulla base di quanto detto, una qualunque deviazione dei coefficienti metrici $g_{\mu\nu}$ dai valori costanti, sta a rappresentare una geometria di *spazio-tempo* curva. Spesso, si omette allora il termine geometria e si dice semplicemente che lo *spazio-tempo* è curvo, ma solo per indicare che la geometria necessaria a descrivere il moto di un corpo non è necessariamente piana ma curva, cioè non è euclidea.

In fisica classica e in relatività ristretta, quando cioè la geometria è piana, il moto inerziale è quello di un corpo non soggetto a forze, per esso vale il principio d'inerzia: tale corpo continuerà a stare nello stato di quiete o di moto rettilineo uniforme finché non interverranno forze a modificare tale stato. In relatività generale la luce si muove invece lungo linee curve dette geodetiche. Per spiegare l'incurvamento di una traiettoria, in meccanica classica si ricorre alla presenza di forze collegate alle accelerazioni centripete che creano cambi di direzione e incurvamento delle traiettorie. In relatività generale avremmo due possibilità di scelta, o considerare una geometria piana dello spazio-tempo e attribuire alla presenza di forze l'incurvamento delle traiettorie, oppure considerare l'assenza di forze ma in una geometria dello spazio-tempo non piana (non euclidea). In questo secondo caso significa dire che le traiettorie curve (geodetiche) percorse dalla luce non sono causate da forze, ma dalla geometria dello spazio-tempo che è curva. Ebbene, Einstein scelse questa seconda possibilità.

Mentre la meccanica classica interpreta la circostanza di un moto di caduta libera con la presenza di forze di attrazione gravitazionale, la relatività generale interpreta questo fatto come dovuto all'effetto della curvatura della geometria dello spazio-tempo. Curvatura che, dimostrerà poi Einstein, è prodotta dalla presenza di materia. La geometria con Einstein comincia ad assurgere a ruolo attivo, non più solamente strumento di indagine.

A questo punto, per Einstein il problema è trovare le equazioni che consentano la determinazione dei coefficienti metrici $g_{\mu\nu}$ per ogni punto del continuo *spazio-tempo* di un riferimento gaussiano. Tali equazioni devono, per quanto detto, essere covarianti per trasformazioni continue delle coordinate e devono essere determinate completamente dalla distribuzione della materia.

È ora che Einstein ha la seconda, geniale, intuizione. Poiché tutte le teorie dei campi note, sono rappresentate da equazioni differenziali del secondo ordine (in particolare nella gravitazione classica, è l'equazione di Poisson che relaziona il potenziale del campo alla sorgente dello stesso, cioè alla distribuzione di densità di massa), egli postula che le nuove leggi di gravitazione siano anch'esse del secondo ordine. In tal modo perviene ad un'equazione il cui secondo membro ha la distribuzione di materia rappresentata da un particolare invariante energia-quantità di moto, ad essa è proporzionale la quantità presente al primo membro che è la curvatura dello spazio tempo (detta tensore di Riemann) funzione delle derivate prime e seconde dei coefficienti metrici $g_{\mu\nu}$. Inoltre il fattore di proporzionalità è proprio la costante di gravitazione universale di Newton. Egli ottiene così le equazioni di campo della gravitazione. Da esse si deduce che, una volta nota la distribuzione spazio-temporale dell'energia e della quantità di moto, è possibile calcolare i coefficienti metrici $g_{\mu\nu}$. Essi, a loro volta determinano il moto dei corpi materiali e la distribuzione dell'energia. C'è quindi reciprocità di influenza, di condizionamento, tra materia e geometria dello *spazio-tempo*.

Quindi, non solo il moto accelerato ha un'origine di tipo geometrico (la curvatura intrinseca della geometria dello spazio-tempo), ma in più è la massa stessa (o se si vuole l'energia) che può considerarsi come generata dalla struttura geometrica *spazio-tempo*. Einstein soleva esprimersi dicendo che lo *spazio* dice alla *materia* come muoversi e la *materia* dice allo *spazio* come curvarsi.

Dalla relatività generale, alla cosmologia, il passo è breve. Non ci addentreremo ora nell'analisi delle possibili teorie cosmologiche ma vale la pena notare che alcuni modelli cosmologici assumono come origine della materia, la metrica dello spazio-tempo, e ipotizzano che essa nel suo curvarsi al momento del big-bang, abbia prodotto materia. Non dovrebbe però essere vero il contrario, cioè dalla materia non dovrebbe potersi generare spazio-tempo. C'è, in questa considerazione un poco platonica, una stretta analogia col 2° principio di Clausius, sembra, come se la materia fosse uno stato più degradato dello spazio-tempo e quindi non riconvertibile, almeno completamente, nello stato privilegiato, quello geometrico dello spazio-tempo. È la *geometria* l'informazione base, quella più nobile. Materia ed energia seguono da essa, non la precedono.

Con Einstein la struttura geometrica dello spazio-tempo assume pari dignità di materia e di energia. Ogni cosa reale in natura si esprime per il tramite della sua geometria, e di come essa varia. Capire la geometria che è alla base di un processo o della forma di un qualsiasi soggetto, serve per capire il processo o il soggetto stesso collocati nel proprio spazio sensibile, quello dove interagiscono per darsi come *fenomeno* nella realtà che interessa indagare. Tale geometria non è statica ma è dinamica, perché è alla base della contrattazione che il soggetto esegue continuamente col contesto in cui è immerso e col quale si manifesta come *fenomeno* nella nostra realtà.

È la geometria intrinseca della "cosa in sé" che stabilisce il modo in cui tale "cosa" si relaziona con la geometria del contesto in cui si colloca. Essa darà così luogo al *fenomeno.* Questo, sarà a sua volta caratterizzato da una sua propria geometria, anch'essa *implicita,* che stabilisce le relazioni pertinenti la sua realtà. In altre parole, il *fenomeno* è rappresentativo della "cosa" immersa nel contesto con il quale interagisce, ovvero con lo spazio dove l'uomo opera, ne assegna i significati, ne trae conoscenza, ed agisce. E, la sua geometria intrinseca, è rappresentativa della sua dinamica e dei significati che, in seguito, ad esso gli si attribuiscono.

Alla *geometria intrinseca* diamo allora anche il nome di *topologia pertinente* per intendere che essa è l'informazione di base che caratterizza il *fenomeno,* a partire dalla quale è possibile ricostruirlo e assegnarli significato. È essa la genesi della dinamica del *fenomeno.*

Riassumendo, il *principio di realtà* asserisce che la realtà sia indagabile e conoscibile, esso cerca di comprendere le dinamiche e i significati dei processi e delle entità con cui quotidianamente interagiamo durante il nostro vivere. La comprensione di ciò non può non passare attraverso l'analisi delle geometrie coinvolte nel *divenire* continuo del contesto della realtà che viviamo. La caratterizzazione della realtà deve perciò passare attraverso la conoscenza delle geometrie, ovvero della *topologia pertinente* dei *fenomeni* che si indagano.

Ciò che occorre studiare per analizzare e comprendere la realtà dei fenomeni, dei processi e dei soggetti con cui interagiamo, sono proprio le modalità con cui caratterizzare e mettere in evidenza la *topologia pertinente* di essi, quella che permette di individuare dinamica e poi significato, della realtà che ad essi compete.

Simmetria e sistemi dinamici complessi adattivi artificiali (SCA)

Per verificare se quanto crediamo sia lecito, occorre costruire una serie di modelli che, prima analizzino la geometria intrinseca dei processi che interagiscono col contesto in cui sono posti, e poi permettano di porre in relazione tali geometrie con la conoscenza che l'uomo ha di essi. Questo è il motivo per cui gli organismi artificiali che si studiano e si realizzano al Semeion, indagano le geometrie che sono alla base dei fenomeni che essi elaborano.

Tali organismi simulano la dinamica dei processi che interagiscono e li descrivono attraverso i modelli matematici che creano e che assumono forma geometrica all'interno della propria struttura. L'analisi che svolgono indaga le relazioni tra le "cose" dello spazio in cui è immerso il processo e misurano come esse si trasformano quando si estendono le dimensioni a quelle di uno spazio che tenga conto della dimensione aggiuntiva per gestire tali relazioni. È dai risultati ricavabili dal modello rappresentato in tale spazio che è possibile generare una o più nuove trasformazioni del *fenomeno* rappresentato dalla immagine assegnata.

Questo è quanto fa un sistema o organismo complesso artificiale adattivo: disponendo dei dati descrittivi di una situazione o di un fenomeno osservato, riproduce la dinamica che pone in relazione le variabili alla base del fenomeno, producendo così un modello del fenomeno elaborato. Ad essa, l'uomo è poi capace di attribuire significato in base alla percezione che ha di quel *fenomeno* nello spazio a lui sensibile. Si passa in tal modo dal *contenuto informativo* di un'immagine (che è quanto rappresentato da ACM) al suo *significato culturale*, in cui si integra il primo con le conoscenze dipendenti dall'osservatore, dal contesto e dagli obiettivi che si pongono. Ma, questo non sarà compito dei sistemi ACM ma dell'uomo che deve prima verificare e poi può utilizzare, i risultati proposti dagli organismi ACM.

Ciò che rende interessante il mondo in cui viviamo è il suo continuo *divenire*: il cambiare attimo per attimo di ogni configurazione e stato della materia, e dei relativi aggregati e relazioni, alle scale microscopiche, macroscopiche e cosmiche. Il *divenire* rappresenta perciò la *dinamica* della realtà esistente. L'esistente è in continuo cambiamento, quindi, continua *trasformazione*, perché siamo lontani dall'equilibrio dove ci sarebbe solo uniformità, assenza di diversità e di *trasformazione*. Le *trasformazioni* guidano perciò il *divenire* nel rispetto delle regole dettate dalle leggi di natura.

Osservando la natura alla luce della nostra esperienza e capacità critica, frutto dell'evoluzione, comprendiamo che ciò che ci aiuta a caratterizzare la realtà esperita, sono le relazioni tra gli eventi, gli oggetti, e i comportamenti che osserviamo, e come essi variano. Ciò a cui siamo sensibili sono le informazioni rappresentative di regolarità e irregolarità inattese e attese, cioè le differenze. Ciò che rileviamo è il cambiamento di forme e di ritmi, oppure la loro ripetitività, le invarianze di scala, le ciclicità, i rapporti regolari e le loro variazioni, di grandezze, forme e ritmi. In altre parole siamo sensibili alle regolarità delle irregolarità e alle irregolarità delle regolarità. Nel linguaggio moderno le informazioni di questo tipo, si dice, sono rappresentative di *simmetrie*. In effetti questo è un aspetto importante ma non completo del significato di *simmetria* nella cultura contemporanea. Concetto che, anche se apparentemente strano, coinvolge molto direttamente la *geometria*.

Infatti, fu Felix Klein che, per dare rigore e portare ordine tra le varie geometrie sviluppate nella seconda metà del 1800, definì come loro obiettivo lo studio delle *proprietà invarianti*, cioè di quelle proprietà che restano immutate dopo aver applicato un *gruppo di trasformazioni*.

Il significato di *simmetria* è invece associato al *gruppo di trasformazioni*. Pertanto, *simmetria* e *geometria* sono due aspetti di una stessa questione, essendo la simmetria rappresentativa delle *trasformazioni* che servono ad individuare le *proprietà invarianti* di una geometria.

Le simmetrie che osserviamo in natura sono suscettibili di descrizione e modellazione tramite la ricerca del *gruppo di trasformazioni* che applicate consentono di definire e illustrare le proprietà che restano immutate e che noi diciamo essere caratteristiche della simmetria che rileviamo.

Così, ad esempio, il ripetersi di un fenomeno $F(t)$ che varia nel tempo con ciclicità, ripetendosi, con periodo T_0, dopo un tempo T_0 poi $2T_0$, $3T_0$ ecc, esprime una simmetria temporale rappresentata da una semplice *traslazione temporale* che si esprime con la trasformazione: $T(F(t)) = F(t - nT_0)$ con $n = 0, 1, 2, \ldots$, in tal caso diciamo che la simmetria del fenomeno è espressa dalla *traslazione temporale* T, o, il che è lo stesso, il fenomeno è simmetrico per traslazioni temporali di periodo T_0.

Le proprietà di una *simmetria* sono espresse dal *gruppo di trasformazione* che le lascia immutate e tali proprietà definiscono anche una geometria.

Oggi il concetto di *simmetria* è sostanzialmente sinonimo di *invarianza.* Invarianza intesa come ripetersi di proprietà, di forme, di dimensioni, e di eventi nel tempo e/o nello spazio a fronte di trasformazioni che operano su oggetti, eventi e relazioni presenti in natura. Ma, soprattutto, intesa come il ripetersi e il conservarsi di *proprietà* esprimibili matematicamente seguenti all'osservazione e allo studio dei processi dinamici, caratteristici del comportamento della natura in generale. *Proprietà* che sono perciò portatrici di significato fisico e naturale, oltre che matematico.

I *princìpi di conservazione* altro non sono che un modo per lasciare invariate alcune proprietà dopo avere effettuato una trasformazione. Pertanto esistono alcune trasformazioni che rappresentano delle leggi fisiche e che al contempo caratterizzano anche una geometria. L'esempio della teoria della relatività di Einstein è forse l'esempio più eclatante di tale affermazione. La *geometria* è perciò fondamentale per comprendere la natura. Lo studio di forme, di proprietà e di princìpi invarianti, permette di interpretare la natura, ma anche di indagare la nostra interiorità, visto che i sensi operano trasformazioni delle forme spaziali e temporali dell'ambiente col quale interagiamo.

Qualunque variazione di una proprietà cui attribuiamo significato, può manifestare ulteriore regolarità o anche irregolarità regolare. Per contrapposizione, quindi, anche le *asimmetrie* contribuiscono a definire le *simmetrie.*

Riassumendo: *simmetria* è oggi significativa del ritrovare forme e proprietà rimaste inalterate a valle di trasformazioni e regole applicate: le regolarità delle irregolarità. Ma, non solo, *simmetria* è anche identificazione e determinazione di ciò che sembrerebbe essere il suo opposto: *l'asimmetria.* Perciò, *simmetria* è anche significativa della determinazione delle irregolarità che si trovano nelle regolarità attese: le irregolarità delle regolarità.

Quanto detto, riguarda tutte le tipologie dei fenomeni che osserviamo, siano essi fisici, chimici o biologici, ma anche sociali, economici, e quelli naturali in generale. Oggi, tutte le discipline umane sono interessate ad individuare, nei fenomeni e nei sistemi di proprio interesse, le proprietà invarianti rispetto ad operazioni e trasformazioni tipiche di determinate aree. Le simmetrie servono ad identificare tali proprietà invarianti (caratteristiche di processi e comportamenti) utili ad individuare, caratterizzare e classificare i *fenomeni*, i processi e i sistemi accomunati da stesse proprietà e dalle relative dinamiche, quando posti nella realtà di interesse dell'uomo.

I *sistemi dinamici complessi adattivi* sono sistemi capaci di apprendere, e perciò di conoscere, il contesto col quale interagiscono che è caratterizzato da una dinamica di relazioni, di comportamenti, e di mutazione, altamente non lineare e perciò complessa. Questi sistemi possono essere anche *sistemi artificiali.* Questi ultimi, simulano la complessità naturale in generale, e in particolare anche quella cognitiva umana, ovvero alcuni aspetti dell'intelligenza.

Uno degli impieghi più comuni dei *sistemi dinamici complessi adattivi artificiali,* che nel seguito denomineremo col termine SCA, è quello di determinare i princìpi e le regole che sono alla base delle dinamiche comportamentali complesse. La conoscenza di essi permette di poter prevedere con ragionevole stima, comportamenti futuri, classificare eventi, situazioni ed entità, determinare correlazioni causa-effetto non esplicite e per la maggior parte non lineari.

L'operazione che gli SCA compiono è perciò proprio quella di individuare, in una mole significativa di dati storici e consuntivi di risultati e comportamenti osservati, quelle correlazioni tra regolarità e irregolarità che possono essere esemplificate come periodicità, ripetitività e relazioni tra dati, forme, tempi. In altre parole gli SCA apprendono, e perciò consentono di individuare, le *proprietà invarianti* che restano immutate a fronte delle *trasformazioni* che la natura compie su entità, eventi e comportamenti. Essi riescono, in pratica, a identificare le particolari relazioni matematiche che caratterizzano le *proprietà invarianti* (esistenti nei dati disponibili che essi apprendono) che sono significative delle dinamiche, e quindi delle *trasformazioni*, che caratterizzano gli eventi e i comportamenti che si vogliono indagare. Gli SCA permettono quindi di caratterizzare le *proprietà delle simmetrie* che sono alla base dei fenomeni che si indagano, determinando le *geometrie* implicite dei fenomeni che apprendono, geometrie caratterizzate dal *gruppo di trasformazioni* che implicitamente gli SCA applicano per apprendere.

Uno SCA deve perciò necessariamente avere una struttura capace di acquisire informazioni dal contesto in cui lo si intende inserire. Ma, non deve necessariamente avere tra gli elementi della sua struttura, uno capace di dare un risultato, un cosiddetto *output*. Infatti, è la sua struttura interna che, assestandosi sulla base delle informazioni del *fenomeno* da conoscere, si trasforma e può diventare significativa delle dinamiche che ha appreso.

In tali casi, la struttura di uno SCA deve avere un elemento complesso capace di trasformare la sua struttura per renderla isomorfa alla geometria che deve apprendere. Tale elemento complesso, negli SCA che studiamo e realizziamo al Semeion, è rappresentato da uno strato di unità interconnesse tra loro tramite relazioni numeriche non lineari e pesate, detto *strato di nodi hidden*.

Il ruolo svolto da tali nodi e dalla relativa matrice delle connessioni, è fondamentale. Infatti, questi sono gli elementi che gli SCA impiegano per *trasformare* la propria struttura interna e renderla adeguata ad operare sui domini dei dati per caratterizzare correttamente i comportamenti da apprendere. Comportamenti, che altro non sono che le forme geometriche delle dinamiche dei *fenomeni* osservati. Dinamiche che sono implicitamente contenute nei dati descrittivi, raccolti o misurati, del fenomeno che si osserva.

Poiché gli SCA simulano adeguatamente il comportamento di un *fenomeno* complesso, essi distorcono la geometria della propria struttura per renderla simile a quella del *fenomeno* da apprendere. Ciò vuol dire che lo stesso *gruppo di trasformazione*, che è rappresentativo della simmetria alla base del *fenomeno* oggetto dell'apprendimento, è anche rappresentativo della dinamica di apprendimento degli SCA. Lo stesso *gruppo di trasformazione* che caratterizza la geometria del *fenomeno* oggetto di studio, caratterizza pure la struttura e la dinamica di apprendimento degli SCA. Gli SCA permettono quindi di scoprire isomorfismi, e perciò di attribuire significati.

Geometria, conoscenza e ACM

Abbiamo fino ad ora più volte sottolineato che la caratterizzazione di un soggetto, che si manifesta come *fenomeno* nella realtà oggetto della nostra indagine scientifica, è equivalente al problema di affrontare lo studio analitico della geometria del *fenomeno* rappresentativo del soggetto che interagisce nello spazio in cui esso è immerso.

Come abbiamo già anticipato, ciò che ha mosso gli studi descritti in questo libro è stata la convinzione che sia possibile conoscere un *fenomeno*, attraverso la conoscenza della sua geometria intrinseca. Quest'ultima va studiata nello spazio le cui dimensioni siano quelle connaturate alla "migliore" descrizione che si possa avere del *fenomeno* che si osserva. Il termine "migliore" va qui inteso come "più semplice, coerente e completa".

A tale scopo, ciò che interessa determinare è la *topologia pertinente* di un *fenomeno*, cioè la geometria intrinseca di un processo quando è collocato nello spazio nel quale (e col quale) interagisce.

Illustriamo ora, con un esempio, come la descrizione di un fenomeno dipenda strettamente dalla dimensione dello spazio in cui si effettua l'analisi e come l'uso di uno spazio con maggiore dimensionalità possa permettere di dare una migliore descrizione.

Quanto ci accingiamo a fare ha il solo scopo di spiegare perché, nei modelli ACM illustrati in questo libro, faremo uso di una ulteriore dimensione che risulterà essere di fondamentale importanza per mettere in luce le informazioni che altrimenti non sarebbero visibili con un usuale trattamento di elaborazione delle immagini. A tale dimensione daremo, poi, il nome di *dimensione dei pesi delle connessioni.*

È nostra convinzione, ed è il motivo per cui possiamo chiamarle ipotesi, che le equazioni delle *forme* geometriche nello spazio R^N (a $N > 1$ dimensioni) possano corrispondere ad equazioni cinematiche nello spazio R^{N-1} (a N - 1 dimensioni) e che esse siano espressione di una dinamica non locale in R^{N-1}. Questa dinamica conserva, nella sua espressione matematica, delle quantità che si conservano, esse sono perciò degli invarianti, e pertanto esprimono le regolarità di irregolarità che si riscontrano nello spazio R^{N-1}. Questo è il concetto che intendiamo trattare e mostrare le conclusioni alle quali tali ipotesi possano condurre.

Quanto appena espresso cercheremo di farlo esemplificandolo al massimo. Per renderlo comprensibile useremo l'esempio di una circonferenza (2 dimensioni) che nel suo moto, intersechi una retta (considerata spazio R^1 ad una dimensione) secondo una direzione ad essa ortogonale.

Consideriamo la *forma* di una circonferenza di raggio unitario centrata nell'origine. La sua equazione in uno spazio R^2 ($N = 2$) di coordinate x_1 e x_2 è: $x_1^2 + x_2^2 = 1$ che può anche scriversi:

$$x_1 = \sqrt{1 - x_2^2} \qquad [1]$$

Della circonferenza assegnata consideriamo per comodità la sola semicirconferenza con $x_1 > 0$. Supponiamo ora che essa si muova di moto uniforme lungo l'asse x_2 e vada ad intersecare un asse s parallelo ad x_1 (l'attraversamento, per quanto appena detto, avviene perpendicolarmente ad s). Questa retta s parallela ad x_1, è uno spazio R^{N-1}, cioè R^1. L'equazione del moto dei punti della semicirconferenza che attraversano tale retta s è data dalla legge oraria:

$$s(t) = \sqrt{1 - t^2} \qquad [2]$$

che è ricavabile direttamente dall'equazione della circonferenza in R^2 sostituendo a x_1 ed x_2 rispettivamente $s(t)$ e t e centrando per comodità in (0 , 0).

La velocità con cui i punti della semicirconferenza intersecano R^1 (cioè la retta s) è data dalla derivata prima della $s(t)$ (espressa dalla equazione oraria scritta prima), e risulta essere:

$$s'(t) = \frac{-t}{\sqrt{1 - t^2}} \qquad [3]$$

Essa non è perciò costante, e il moto del punto $s(t)$ non è uniforme ma accelerato. In R^1 sembrerebbe siano presenti delle forze non attribuibili a cause tangibili, che sono perciò espressione di una dinamica non locale. Queste forze rappresentano delle irregolarità in R^1 che meriterebbero di essere caratterizzate. Il *moto* di una forma in R^2 è diventato *dinamica* non locale in R^1.

L'accelerazione del punto s è data dalla derivata seconda della solita legge oraria e vale:

$$s''(t) = \frac{-1}{(1-t^2)\sqrt{1-t^2}} \qquad [4]$$

Osserviamo che la quantità a denominatore della derivata prima, è un termine non lineare presente anche al denominatore della derivata seconda. Tale termine si ritrova anche al denominatore delle derivate successive, e viene modulato sempre da un altro termine non lineare. Esso è un *invariante* del processo di derivazione e rappresenta una regolarità modulata da termini non lineari rappresentativi di irregolarità non lineari. In particolare, esso è una non linearità intrinseca alla *forma* della circonferenza, che è utile a caratterizzare la dinamica del moto di tale circonferenza quando può attraversare uno spazio R^1 di moto uniforme e perpendicolarmente.

In generale, questa non linearità invariante e intrinseca alla *forma* in R^2, è la regolarità che caratterizza l'irregolarità del moto dei punti della circonferenza in R^1. Inoltre, l'irregolarità del moto in R^1 (in generale in R^{N-1}) è dettata da una regolarità, quella della *forma* (la circonferenza), in R^2 (in generale in R^N).

Quanto visto nell'esempio partiva da una *forma* avente curvatura costante e perfettamente regolare perché era quella di una circonferenza. In generale, una *forma* a curvatura variabile in R^N, attraversando uno spazio R^{N-1}, può generare una dinamica non locale completamente irregolare la cui interpretazione (in tale spazio) potrebbe richiedere l'introduzione di forze inesistenti in R^N.

Proviamo ora a generalizzare e astrarre alle N dimensioni, quanto portato come esempio. Se la *forma* geometrica assegnata in R^N, sotto forma di equazione X nelle variabili x_j, rappresentative delle coordinate di ciascuna dimensione j dello spazio R^N, si muove di moto uniforme lungo una delle sue dimensioni q ortogonale ad uno qualsiasi dei piani formati da 2 degli assi coordinati rappresentativi delle dimensioni di R^{N-1}, allora i punti della *forma* che al trascorrere del tempo intersecano tale piano, tracciano i contorni di una curva piana descritta da un'equazione nelle variabili x_j dove si sia avuto cura di sostituire alla variabile x_q la variabile tempo t.

Questa equazione è proprio la stessa equazione [1] assegnata e rimasta invariata dove però, al posto di x_q compare ora il tempo t, ragion per cui essa si è ora trasformata in una *legge oraria*.

L'equazione [1] che era descrittiva della *forma* di una ipersuperficie nello spazio R^N nelle N variabili x_j ora è descrittiva di una *legge oraria* nelle N-1 variabili x_j restanti, la variabile x_q mancante è stata infatti sostituita dalla variabile tempo t. Quanto detto per l'invarianza della trasformazione della *equazione della forma* in *equazione oraria,* è basato sulle ipotesi di uniformità del moto nella direzione ortogonale a un piano dello spazio di dimensioni ridotte. In generale, in assenza di tali ipotesi, non sussiste l'invarianza dell'equazione, ma solo la trasformazione di essa in una *legge oraria generica e multidimensionale.* La geometria si è trasformata in moto.

Conseguenza di ciò è che la *forma geometrica* in R^N si trasforma in *moto* (ovvero in legge oraria) in R^{N-1} quando questa forma attraversa uno spazio R^{N-1} o, anche, quando uno spazio R^N, con le *forme* che esso contiene, si trova nelle condizioni di attraversare uno spazio R^{N-1}. Detto in altre parole ancora, anche se impropriamente ma solo a titolo esemplificativo, potremmo considerare la *forma* geometrica come una sorta di energia potenziale in R^N che si trasforma in energia cinetica in R^{N-1}, cioè nello spazio a $N - 1$ dimensioni, quando le sia data il modo di attraversarlo.

Se esistessero esseri (N–1)-dimensionali capaci di osservare i contorni della curva generata dalla *forma* in R^N durante l'attraversamento in R^{N-1}, penserebbero ad effetti non locali ed attribuirebbero le accelerazioni, deducibili dalla legge oraria, a forze presenti in R^{N-1}.

In generale, potremmo dire che la *dinamica* dei punti di uno spazio R^N si realizza per il tramite di una *forma* di una ipersuperficie dello spazio R^{N+1}. Partendo dalla conoscenza di una *dinamica* a N dimensioni e trovando il modo di esprimere in $N + 1$ dimensioni tale *dinamica*, troviamo una *forma* geometrica che ha informazioni aggiuntive lungo tale dimensione, strettamente correlate alla *dinamica* originaria poiché alla variabile temporale si è ora sostituita una variabile spaziale: la geometria è espressione di dinamica temporale.

I concetti sopra esposti, anche se non possono portare a formulare teorie ed esperimenti a loro sostegno, sono stati comunque da stimolo per investigare e modellare alcuni organismi artificiali capaci di evolvere sulla base delle informazioni che sono in grado di aggregare e trasformare in una forma diversa da quella originaria, offerta loro dal contesto in cui sono collocati, a questi abbiamo dato il nome di *Active Connections Matrix* (ACM). Questi organismi artificiali sono adatti per elaborare dati il cui contesto sia rappresentato da immagini visive. Ciò significa dire che in questo caso le entità di interesse sono soggetti investiti da radiazione elettromagnetica la cui immagine viene raccolta, con opportune tecnologie, su lastre sensibili alle variazioni della radiazione impiegata, ovvero del campo elettromagnetico applicato. L'insieme dei dati rappresentativi del *fenomeno* oggetto dell'indagine conoscitiva è rappresentato quindi dai pixel dell'immagine memorizzata sulla lastra fotografica.

La famiglia delle ACM utilizza questi princìpi per evidenziare le informazioni indicative della dinamica di un *fenomeno*. Il campo d'interesse al quale si applicano le ACM è quello dell'elaborazione delle immagini bidimensionali o tridimensionali, rappresentative di un *fenomeno* in cui un soggetto ha interagito con energia elettromagnetica. L'innovazione più rilevante è che non si applica una immagine ad un ordinario organismo artificiale, ma l'immagine stessa viene trasformata in un organismo artificiale molto particolare dove ogni pixel diventa un nodo in relazione pesata con i pixel che lo circondano. Sono proprio questi *pesi delle connessioni* (tra i pixel) che costituiscono la dimensione aggiuntiva che va ad incrementare le dimensioni dell'immagine di partenza. In pratica, si suppone che i pixel dell'immagine siano tra loro in mutua relazione dipendente dalla posizione e dai valori di intensità luminosa. I valori di tali relazioni si conservano in una apposita matrice che rappresenta la dimensione ulteriore da considerare per estrarre informazioni nuove non direttamente disponibili dalla semplice analisi o elaborazione dei pixel considerati a sé stanti. I valori delle relazioni anzidette sono chiamati *pesi delle connessioni* tra i pixel di un intorno locale.

In questo nuovo spazio (con le dimensioni incrementate dalla *dimensione dei pesi delle connessioni*), sulla base di equazioni non lineari (metamodelli) che legano pesi, loro correzioni e valori di luminosità dei pixel, i pesi sono fatti rilassare verso i loro attrattori naturali, arrivando così ad un modello della dinamica inerente la formazione dell'immagine assegnata. Questa dinamica esplicita la *geometria intrinseca* del *fenomeno* rappresentativo del processo di interazione soggetto-energia radiante che ha portato alla formazione dell'immagine.

Ovviamente la formazione dell'immagine era stata influenzata da fattori quali densità, fluidità, ispessimenti, rugosità, e quant'altro riguardava il soggetto alla base del *fenomeno*.

Questa geometria è portatrice di nuova informazione che era celata nelle relazioni di connessione tra i pixel di uno stesso intorno. Essa permette di ricostruire una immagine nelle sue dimensioni di partenza ponendo in evidenza le informazioni più naturali ritenute essere importanti durante il rilassamento dei nodi.

Da quanto detto, appare allora evidente che i pixel dell'immagine iniziale, la matrice dei pesi delle connessioni, e l'immagine formatasi all'equilibrio (costituita dalla matrice dei valori finali dei pixel), costituiscono tre entità tra loro *connesse.* Spieghiamo meglio cosa intendiamo dire col termine *connesse*.

I concetti alla base della determinazione di questi sistemi artificiali sono partiti dal principio che sia possibile approssimare processi non lineari con altri processi non lineari in grado di mantenere tra loro il necessario isomorfismo atto a garantire un risultato intelligibile, verificabile e utilizzabile dalla conoscenza umana.

Il primo concetto, ovvio, è il credere che l'interagire del soggetto con l'energia radiante abbia alla propria origine un processo altamente non lineare, quindi avente dinamica complessa.

Il secondo, si basa sulla convinzione che la semplice "istantanea", impressa nei pixel dal sensore fotografico, non possa dare ragione della complessità di tale dinamica che l'occhio umano non può percepire dalla semplice visione globale e piatta dei pixel dell'immagine impressionata.

Ma, d'altra parte, tale dinamica complessa, nonostante il rumore introdotto per la creazione dell'immagine, può lasciare tracce di sé solo nei pixel impressionati. Ecco, allora, il concetto basilare: tali tracce possono stare solo nelle informazioni di relazione tra i pixel.

Si è pensato, perciò, di indagare le differenze tra i valori dei pixel (appartenenti a ciascun intorno di ciascun altro) usando, come *sonde* matematiche, ulteriori funzioni matematiche non lineari. Il continuo processo abduttivo che accompagna l'indagine scientifica, ci ha indotto a prendere a prestito alcune equazioni che avessero similitudini con molte espressioni e relazioni usate nella fisica. È stata nostra convinzione che le non linearità di tali *sonde* potessero, meglio di altre approssimazioni, trovare un attrattore del sistema simulando la stessa dinamica originaria. E che esse, inoltre, permettessero di usare la matrice delle connessioni come una nuova "lastra matematica" da "impressionare" ad ogni ciclo evolutivo. Così, ad ogni ciclo evolutivo del metamodello, questo va via via a definire i parametri del modello secondo un processo isomorfo alla dinamica di interazione del soggetto-energia radiante, ed è capace di impressionare nella matrice delle connessioni la dinamica stessa. È così che l'immagine iniziale assegnata è portatrice di informazione, prima invisibile, rappresentativa della dinamica complessa (altamente non lineare) tra le caratteristiche fisico-chimiche del soggetto, quali densità, rugosità, ispessimenti etc, e l'energia radiante. Ma, è così che queste informazioni si sono potute estrarre dalla matrice delle *connessioni* formando via via un nuovo filmato terminato nell'immagine nuova creata da questi sistemi artificiali. Ecco perché diciamo *connesse* le tre entità coinvolte nella determinazione della geometria intrinseca del *fenomeno* impressionato nella immagine iniziale.

La *geometria intrinseca*, del soggetto che interagisce con l'energia radiante del contesto in cui è collocato, e che si dà quindi a noi come *fenomeno*, contiene informazione non direttamente catturabile dai nostri sensi. L'esplicitazione di essa lungo la dimensione aggiuntiva non presente originariamente (quella dei *pesi delle connessioni*), e quindi la sua conoscenza successiva, ci permette di mettere in rilievo aspetti non visibili della immagine originaria. In altre parole, la determinazione della *topologia pertinente* del fenomeno, esplicitata e caratterizzata in una dimensione aggiuntiva rispetto a quella originaria, permette di evidenziare informazione non catturabile direttamente dalla nostra sensibilità ma, in generale, presente già nei dati iniziali. Essa, è poi portata alla conoscenza nostra tramite altra

altra trasformazione che la ricolloca nelle dimensioni originarie. Ora, *vediamo* ciò che prima, alla nostra sensibilità, era precluso. Abbiamo catturato parte della "cosa in sé" racchiusa nel *fenomeno* osservato, e l'abbiamo resa disponibile alla conoscenza della nostra realtà sensibile.

Il punto di vista ACM

Quanta informazione è a noi precluso conoscere a causa della limitatezza della nostra sensibilità? Dei nostri sensi? Quanta informazione esiste al di fuori della nostra capacità di percezione? Quanta di questa informazione possiamo arrivare a scoprire con ausili diversi dalla nostra sensibilità e dai nostri sensi? Possiamo conoscere la realtà trovando un modo di elaborare quella informazione non catturabile direttamente dai nostri sensi? Come potremmo trasformare tale informazione e utilizzarla per approfondire *fenomeni* a noi già noti con l'ausilio delle informazioni usuali?

Queste domande sono molto più di un semplice problema filosofico, anzi, sono poste con un intento profondamente pratico. Esse intendono focalizzare la nostra attenzione sulla possibilità di poter aumentare la capacità di indagine dei *fenomeni* non usando solo l'informazione diretta, quella che la natura rende disponibile alla nostra percezione, ma anche quella che non ci è data direttamente perché "imprigionata" nell'*oggetto* della nostra indagine. Quella che, a causa dei limiti intrinseci all'interagire fisico, *resta* nell'oggetto quando interagisce in un contesto. Quella ricavabile tramite opportune trasformazioni matematiche del risultato posto nell'*oggetto*, dall'interagire dell'*oggetto* in un contesto che altro non è che un'altra entità naturale, della quale sia possibile disporre di un opportuno bagaglio e supporto matematico.

Racconterò un aneddoto per meglio chiarire la genesi di queste idee e come queste abbiano, poi, portato alla nascita di una delle varie tipologie di sistemi che rientrano nella famiglia ACM.

Una sera d'estate eravamo al mare e ci trovavamo, io e Massimo Buscema, a chiacchierare intorno a un bicchiere di birra sulle *proprietà* dei numeri interi e sulla loro importanza per poter caratterizzare adeguatamente i numeri. Ad un certo punto la discussione cadde sulla divisione tra due numeri. Massimo mi disse: "... credo sia sbagliato dare tanta importanza al *quoziente* tra *dividendo* e *divisore* e relegare il *resto* a ruoli secondari. È vero che il *quoziente* è rappresentativo dell'interagire tra *dividendo* e *divisore*. Anzi, ci informa di quante volte quest'ultimo entra nel primo, ovvero come essi si accoppiano. Ma, è anche errato pensare che il resto non sia anch'esso espressione del loro modo di interagire. In realtà, è il *resto* che ci dice se essi son capaci di accoppiarsi perfettamente o meno, se possono interagire al meglio o no. Esso, ci dà l'informazione controfattuale del loro modo di interagire. Il *resto* sembrerebbe in prima istanza non capace di rappresentare la loro interazione. Sembrerebbe quasi un fastidio da eliminare per avere l'accoppiamento migliore.

Pensa, invece, se i due numeri da dividere fossero funzioni esprimibili con le armoniche di Fourier. Il *resto* sarebbero le armoniche che normalmente vanno filtrate per avere la funzione *quoziente* pura. Pensa che errore. In realtà, le armoniche del *resto* sono quelle più rappresentative dell'interagire delle funzioni di partenza. Sono le armoniche del *resto* che possono permettere di definire la capacità e le proprietà che ha la funzione *dividendo,* di accoppiarsi alla funzione *divisore*. Esse, in modo controfattuale, permettono alle altre armoniche di interagire con la funzione *divisore*, il contesto in cui si colloca la funzione *dividendo*. E permettono, anche, di ricostruire integralmente la funzione di partenza. È il *resto* che rappresenta le peculiarità non banali e non ovvie della funzione *dividendo*, quelle che prescindono se il contesto, la funzione *divisore*, è più o meno confacente ad essa. Esso è l'informazione *pertinente* per inserire la funzione assegnata in un contesto, perché è ciò che rimane in forma implicita della funzione assegnata, quando la si inserisce in un contesto e le si attribuisce una realtà, quando si passa ad un *fenomeno*: è l'informazione che *resta* nell'oggetto quando interagisce in un contesto". Poi aggiunse: "... devo approfondire la questione utilizzando alcuni degli organismi di cui già disponiamo e devo metterli in condizione di utilizzare i *resti*."

Ora che abbiamo esemplificato uno dei concetti che hanno mosso i nostri studi su ACM, proviamo a identificare un contesto dove dare realtà a una entità, o a un processo, e studiare il *fenomeno* che emerge nello spazio sensibile all'uomo. Questo contesto potrebbe, ad esempio, essere la luce. Infatti, l'ambito dei fenomeni elettromagnetici, dove la luce a noi visibile di un oggetto è quanto riflesso dall'oggetto stesso, è quello dove più facilmente di altri si dispone di un apparato matematico noto ed anche di adeguata strumentazione e tecnologia per le verifiche e la validazione delle sperimentazioni.

Detto in altre parole, ci piacerebbe trovare un modo per trasformare l'*oggetto* della nostra analisi in un *soggetto* capace di esprimerci la propria dinamica interna per il tramite di opportune elaborazioni dell'informazione catturata da esso e trattenuta nel proprio interno, quando esso interagisce con la luce. Poi, l'analisi di questa dinamica interna vorremmo poterla associare correttamente a fenomeni noti. Arrivare cioè alla conoscenza dei *fenomeni* noti usando un percorso alternativo più semplice, in grado di aiutarci a comprendere ed a classificare fenomeni complessi e delicati da riconoscere e gestire.

Un'analisi del genere deve intanto dare una prima risposta ad una apparentemente semplice domanda: è pensabile poter individuare un modo indiretto di analisi di un fenomeno elettromagnetico (riguardante un oggetto colpito da fascio luminoso) che sia tale da poter ricavare informazione elettromagnetica significativa dell'oggetto in sé e non quanto esso ci mette in condizioni di poter vedere di esso stesso? In parole più semplici: possiamo trovare un modo di conoscere le proprietà di un oggetto colpito da fascio luminoso non osservando banalmente la luce che esso riflette?

Per analizzare le proprietà di un oggetto colpito da un fascio luminoso anziché osservare banalmente la luce riflessa, perché non determinare e studiare la luce assorbita dall'oggetto stesso? Analizzare cioè quanto è il risultato della differenza tra la luce incidente sull'oggetto e quella da esso riflessa. Tale differenza è quanto "resta" della luce incidente nell'oggetto, forse essa può dire qualcosa che non è visibile come informazione nell'immagine che dell'oggetto ricostruiamo dalla sola luce riflessa. Infatti, la ricostruzione dell'immagine tramite la sola luce riflessa dall'oggetto, colloca l'oggetto su una geometria che è quella a noi nota perché stabilita dal soggetto che osserva. Invece, la ricostruzione dell'immagine tramite la luce assorbita dall'oggetto, esprime la dinamica dell'oggetto che cattura la luce e quindi la geometria dell'oggetto stesso quando gli è dato modo di interagire con la luce e di darsi, a noi, come *fenomeno*. La conoscenza della sua dinamica, ovvero la geometria dell'*oggetto* in interazione con l'energia radiante, fa sì che esso diventi *soggetto* capace di esprimere e mostrare cose che la semplice analisi della luce riflessa non potrebbe mai dirci.

Nuovi significati potrebbero perciò essere resi evidenti dalle nuove immagini ottenute. Ma, *nuovi significati* identificano nuovi isomorfismi tra quanto di nuovo è visualizzabile nelle immagini e quanto concettualmente ci è noto del *fenomeno*. Occorre quindi individuare nuove modalità capaci di ricostruire tali isomorfismi. Tali modalità, quella dell'uso dei resti è solo una delle tante, sono l'argomento oggetto di studio della famiglia di sistemi ACM protagonista di questo libro.

Le modalità capaci di individuare le regolarità e le irregolarità delle dinamiche implicite in una immagine digitale, come già anticipato, non sono la semplice applicazione di una rete neurale a un'immagine, ma sono un modo per trasformare l'immagine stessa in un organismo artificiale molto particolare, tale da rendere isomorfi gli elementi dell'immagine, alla semantica che si vuole catturare. Per far ciò ogni pixel dell'immagine diventa un nodo della rete posto in una relazione pesata con ciascun pixel (ovvero nodo) che lo circonda.

Questo libro vuole introdurre, spiegare e raccontare le architetture dei sistemi appartenenti alla famiglia ACM, sviluppata sulla base di tutte le riflessioni sino a qui esposte.

Postfazione – Semeion: il miracolo segreto

Pier Luigi Sacco
Pro-rettore alla Comunicazione e Direttore del Dipartimento di Design e Arti, Università IUAV – Venezia

Da che cosa dipende lo sviluppo o il declino di una potenza economica nello scenario dell'inizio del XXI secolo? Sicuramente da fattori molto diversi da quelli che ne hanno determinato il successo e la crescita nei decenni precedenti. La dotazione di capitale fisico – gli edifici, le infrastrutture di trasporto, i macchinari – è sicuramente molto importante, ma non è più decisiva, semplicemente perché è ormai alla portata di tutti i paesi, anche dei meno sviluppati. È, anzi, sulla base di una nuova capacità di attrazione degli investimenti, e di una loro efficace conversione nelle forme necessarie di capitale fisico, che alcuni paesi un tempo simbolo di arretratezza economica stanno oggi diventando delle vere e proprie "tigri" dell'economia. La crescita della popolazione, e quindi la possibilità di disporre di manodopera a costi competitivi, è ancora meno decisiva: sia perché, a fronte di un fortissimo rallentamento della crescita demografica, è possibile attrarre tutta la manodopera di cui c'è bisogno dai paesi meno sviluppati, ma soprattutto perché non esistono più le condizioni per continuare a produrre nei paesi del capitalismo maturo e consolidato beni e servizi il cui potenziale competitivo dipende in primo luogo dal contenimento dei costi.

Si tratta di considerazioni ormai ampiamente note, che per di più vengono continuamente reiterate da tutti i media, e quindi non è necessario dilungarsi. Anche sulle nuove prospettive di sviluppo le indicazioni sembrano, almeno in apparenza, chiare e concordanti: per continuare la propria traiettoria di sviluppo, i paesi economicamente più avanzati devono spostarsi verso produzioni a più alta intensità di conoscenza, devono inserirsi a pieno titolo nella logica della nuova economia dell'intangibile. Se le parole d'ordine sono senza dubbio queste, si fa però un pò fatica, da un lato, a dare loro una piena ed effettiva concretezza, e, dall'altro, a trasformare queste indicazioni in strategie di intervento.

Si parla molto di investimenti in ricerca e sviluppo, di finanziamenti al sistema universitario, di sostegno all'innovazione tecnologica. Sono ricette che nascono dall'osservazione e dallo studio più o meno attenti delle realtà più avanzate del capitalismo maturo, e dai loro successi: i paesi nord-americani, USA e Canada, e alcuni di quelli nord-europei come la Finlandia, la Svezia, la Danimarca, l'Olanda, ma anche il Regno Unito e persino l'Irlanda. Questi paesi ci appaiono come la dimostrazione vivente di cosa voglia dire costruire un'economia fondata sulla produzione di conoscenza e sull'innovazione: grandi università e centri di ricerca sorretti dalla disponibilità di fondi pubblici e privati di ingenti dimensioni; elevato dinamismo imprenditoriale nei nuovi settori ad alta intensità tecnologica; elevata diffusione delle competenze necessarie all'uso economicamente e socialmente produttivo delle nuove tecnologie, e così via.

Si tratta senza dubbio di esempi importanti ed eloquenti, che però rischiano di dare vita, se presi alla lettera senza la giusta dose di consapevolezza critica, ad una visione estremamente semplificata e meccanicistica dei nuovi processi di sviluppo, e soprattutto di portarci a scambiare l'effetto per la causa. È evidente che un paese economicamente avanzato spenda molto in ricerca e sviluppo, ma è sufficiente spendere molto in ricerca e sviluppo per rendere un paese economicamente avanzato? Ci sono molte buone ragioni per pensare che non sia così. L'economia industriale da cui veniamo è molto diversa dall'economia della conoscenza, se così vogliamo chiamarla, verso cui stiamo andando, e per compiere il passaggio non basta spostare qualche risorsa da un uso ad un altro. Occorre una vera e propria rivoluzione sociale e culturale. Ed è questo aspetto che determina, in ultima analisi, il successo o il fallimento: la capacità dell'intero corpo sociale di rimettersi in gioco e dare vita ad un nuovo progetto collettivo, a una vera e propria sfida generazionale che comporta profondi mutamenti strutturali e una elevata e diffusa responsabilizzazione. Una società orientata alla produzione di conoscenza non si costruisce sulle brillanti idee di uno sparuto gruppetto di "teste d'uovo" o di "cervelli" (per riferirci ad una consolidata quanto aberrante terminologia, evidentemente coniata da società che disprezzano nel loro intimo la conoscenza e fondamentalmente ne hanno paura), ma su una propensione diffusa e generalizzata a contribuire alla sua produzione e a fare spazio ad essa dentro il proprio mondo esperienziale, dentro il proprio spazio mentale.

Ciò che rende il Semeion qualcosa di più e di diverso da un "semplice" centro di ricerca di eccellenza è il fatto che, fin dalla sua costituzione, esso non ambisce ad essere una enclave tecnocratica ma un generatore di opportunità per l'intera comunità, e che lo ha portato ad interagire, con lo stesso interesse e la stessa passione, con le grandi università e con le piccole cooperative sociali, con la grande industria e con i piccoli circoli culturali. È questo aspetto che ha portato nel tempo il Semeion a non chiudersi in un contesto per quanto dorato di specialismo disciplinare ma a lavorare soprattutto sulla fertilizzazione incrociata tra diversi domini della ricerca e del pensiero, dalla fisica alle scienze sociali, dalla medicina all'economia. Allo stesso tempo il Semeion è un centro piccolo, che ha sempre operato con pochissime risorse, e che è sempre stato profondamente radicato nella realtà italiana, costruendo da qui la quasi totalità delle sue pur notevoli relazioni internazionali.

Vedo già qualcuno storcere il naso e sentenziare che è impossibile, per un centro che non impiega più di una dozzina di persone (ma ha una rete vasta di cooperazione con decine di dipartimenti universitari italiani e stranieri), non dispone di grandi fondi pubblici e non gode di alcun traino istituzionale importante, raggiungere livelli di reale eccellenza in tutti questi campi. Tutto il pensiero convenzionale ci dice il contrario: delimitare il campo di ricerca il più possibile, fino a far sparire ogni traccia di pensiero che fuoriesca dalla logica incrementale delle grandi riviste internazionali di settore. Ma tra il pensiero convenzionale e il Semeion c'è una incompatibilità che definirei costituzionale. Nessuna delle più importanti scoperte prodotte in questo centro negli ultimi anni, e sicuramente nessuno dei risultati descritti in questo libro, è stato prodotto seguendo una logica incrementale. Si è scelta una strada, per così dire, totalmente insensata ma allo stesso tempo consequenziale, ma non a ciò che emergeva dalla letteratura disciplinare del momento, bensì al modo in cui in questi ultimi anni al Semeion si sono costruite architetture adattive complesse inseguendo intuizioni estetiche, costruendo metafore della socializzazione primaria e secondaria, riportando alla luce le semiosi profonde che tengono insieme la struttura dei processi inferenziali: il non visto che si nasconde nell'invisibile, il rispecchiamento del pensiero nel pensiero dell'altro e la reciprocità inevitabile che esso sottende, la capacità generativa della struttura latente.

Secondo il pensiero convenzionale, ciò che ha fatto il Semeion in questi anni, per di più contando soltanto sulla propria capacità di *fund raising* senza alcun finanziamento pubblico a fondo perduto, è semplicemente impossibile. Ma dato che questa impossibilità si è avverata, è forse il caso di rivedere i vecchi dogmatismi su cosa è ricerca, su come si ottengono i risultati importanti, su come questi possono essere trasferiti all'interno del corpo sociale. Il Semeion ci parla di un pezzo della futura Italia possibile, di un paese che non ha affatto perso la capacità di pensare e di innovare, ma che in questi ultimi anni di buio si è nascosta nelle nicchie più impensabili. Per molti anni, il Semeion è stato un miracolo segreto. È ora che venga alla luce, e che faccia riflettere tutti.